RIEMANN
VERLAG

DR. MED KURT MOSETTER & ANNA CAVELIUS

ZUCKER-KRANKHEIT ALZHEIMER

Warum Zucker dement macht und was gegen das Vergessen hilft

RIEMANN
VERLAG

Der Verlag weist ausdrücklich darauf hin, dass im Text enthaltene externe Links vom Verlag nur bis zum Zeitpunkt der Buchveröffentlichung eingesehen werden konnten. Auf spätere Veränderungen hat der Verlag keinerlei Einfluss. Eine Haftung des Verlags ist daher ausgeschlossen.

MIX
Papier aus verantwortungsvollen Quellen
FSC® C083411
FSC www.fsc.org

Verlagsgruppe Random House FSC® N001967

1. Auflage
Originalausgabe

Lektorat: Ralf Lay
Umschlaggestaltung: Martina Baldauf, herzblut02, München
Satz: Satzwerk Huber, Germering
Druck und Bindung: CPI books GmbH, Leck
Printed in Germany
ISBN 978-3-570-50194-8
www.riemann-verlag.de

Inhalt

Ein Wort zuvor

Sie raubt das kostbarste Gut des Menschen: die Fähigkeit nachzudenken, zu lernen und die Welt in ihren vielen Facetten so zusammenzusetzen, dass man sie versteht – sie höhlt einen aus, bis vom Selbst nichts mehr übrig ist außer einem funktionierenden Körper. Die Rede ist von Demenz, einer Krankheit, die jeden von uns etwas angeht, selbst wenn man nicht davon betroffen sein sollte. Es wird in den nächsten Jahren kaum jemanden geben, in dessen familiärem und Freundesumfeld diese Störung keine Rolle spielt. Zu den Alzheimer-Erkrankten, die jeder kennt, zählen der ehemalige US-Präsident Ronald Reagan, die frühere englische Premierministerin Margaret Thatcher, der deutsche Literaturwissenschaftler Walter Jens, der SPD-Politiker Herbert Wehner, Niedersachsens ehemaliger Ministerpräsident Ernst Albrecht, der frühere Nationalspieler Gerd Müller und der Industriellenerbe Gunter Sachs, der sich angesichts der Erkrankung entschied, vorzeitig aus dem Leben zu scheiden.

Wir sitzen, was die voraussichtliche Entwicklung der Demenz weltweit anbelangt, auf einer Zeitbombe. Und kaum ein anderes Gesundheitsthema macht den Menschen so Angst. Die Zahl der von der Alzheimer-Demenz Betroffenen nimmt weltweit stark zu. Sieht man sich nur die Situation in Deutschland an, so leben hier aktuell 1,4 Millionen Demenzkranke. Davon leiden zwei Drittel an der Alzheimer-Variante. Nimmt man Patienten mit leichten kognitiven Störungen (sogenanntem *Mild Cognitive Impairment* [MCI], eine Alzheimer-Vorstufe) hinzu und setzt noch eine gewisse Dunkelziffer voraus, so kann man von einer weiteren Million Betroffenen ausgehen. Seit

Anfang des Jahres 2012 hat die Zahl der Alzheimer-Erkrankungen um 30 Prozent zugenommen. Mit 300 000 Neuerkrankungen pro Jahr werden bis 2050 mindestens vier von hundert Menschen betroffen sein.[1] Mit steigender Lebenserwartung drohen 30 Prozent der 85-Jährigen an dieser Demenz zu erkranken. Schlimmer noch: Immer häufiger sind jüngere Menschen betroffen. Auch in Afrika und Asien kann man in den nächsten Jahrzehnten mit einer Vervierfachung der Erkrankungen rechnen. Demenz wird damit zu einer der größten Herausforderungen der Gesellschaften auf der ganzen Welt sowie ihrer Gesundheitssysteme. Außerdem reißt die Alzheimer-Demenz ein immer größeres Loch in die Arbeitskraft in den Industrieländern, da Millionen von Familienmitgliedern und Helfern Milliarden von Arbeitsstunden für die Pflege von Erkrankten aufwenden. Schätzungsweise 60 Prozent der Leistungen werden von (Ehe-)Partnern und erwachsenen Kindern erbracht. Das kostet sie nicht nur Geld, sie sind auch emotional hochgradig belastet.

Als Ursachen für die Erkrankung führten Forscher noch bis in die Neunzigerjahre an, dass sie erblich bedingt sei und man daher nur wenig vorbeugend tun könne. Diese Behauptung ist dank der wissenschaftlichen Arbeiten der letzten zehn Jahre gründlich entkräftet. Auch der Verdacht, dass die symptomatischen, herdförmigen Plaques im Gehirn beziehungsweise die Eiweiße darin – Amyloid-beta (Abeta) – die Hauptverursacher seien sowie chemische Veränderungen darin, blieb nur ein Verdacht. Denn dieses Amyloid findet sich nicht nur bei Alzheimer-Kranken, sondern auch bei älteren nicht dementen Menschen. Es müssen zum Amyloid also offenbar noch andere Krankheitsfaktoren hinzukommen. Nach wie vor wird nach einer Ursache dafür gesucht, dass die kognitiven Fähigkeiten eines Menschen nachlassen, er mit der Zeit alles vergisst und sein Selbst verliert. In die Erforschung von Medikamenten stecken Forscher und Pharmaunternehmen viele Milliarden Euro, bislang ohne nennenswerte Erfolge.

Sehr viele Forschungs- und Arbeitsgruppen konnten indessen zeigen, dass zahlreichen neurodegenerativen Erkrankungen ein gestörter Energiestoffwechsel, eine verminderte Glukoseverwertung und gestörte Insulinresistenzverhältnisse im Gehirn vorgeschaltet sind. So konnte belegt werden, dass die daraus resultierende Mangelversorgung der Nervenzellen eine wesentliche Rolle bei der Entstehung der Alzheimer-Demenz spielt. Demenz geht demnach mit derselben Stoffwechselstörung in den Zellen einher wie ein Typ-2-Diabetes: Das Hormon Insulin ist aufgrund eines latenten Zucker- und Insulinüberschusses im Blut unwirksam.

Besonders für das Verständnis frühester Entgleisungen bei der Alzheimer-Erkrankung sind die Mechanismen der Insulinresistenz grundlegend. Neben den bisherigen Theorien zur Alzheimer-Erkrankung wird dieses Krankheitsbild deshalb in neueren Publikationen als Typ-3-Diabetes beschrieben, worauf wir auch in diesem Buch eingehen werden. In Abgrenzung zu einem Typ-2-Diabetes ist bei einem Typ-3-Diabetes allein das Zentralnervensystem betroffen und hat keine Auswirkung auf den Blutzucker. Gemeinsam ist beiden Formen der Zuckerkrankheit, dass eine Insulinresistenz vorliegt. Bei einem Typ-3-Diabetes können die Gehirnzellen aufgrund dessen nicht adäquat mit Energie in Form von Glukose versorgt werden, da diese infolge der Unwirksamkeit des Insulins nicht in die Zellen eingeschleust werden kann. Struktur und Funktion der Zellen, der Bau- und der Energiestoffwechsel in unserer Steuerzentrale im Kopf nehmen dabei massiven Schaden. Erst am Ende der verminderten Insulinfunktion entsteht das für die Alzheimer-Erkrankung toxische Abeta.

Diese Erkenntnis ist insofern so aufsehenerregend, als sie die bisherige Alzheimer-Forschung ad absurdum führt. Alzheimer ist also kein Schicksal, das einen zwangsläufig im Laufe eines langen Lebens ereilt, Alzheimer ist Folge eines für die westliche Welt heute üblichen Lebensstils. Der ist geprägt von zu wenig körperlicher Aktivität, einer zu zucker- und stärkereichen Ernährung, Alkohol- und Zigarettenkonsum, zu viel Stress, dem Fehlen bestimmter essenzieller sozialer und seelischer Komponenten sowie posttraumatischer Belastungsstörungen. All diese Aspekte haben eine Gemeinsamkeit: Sie lassen sich nicht medikamentös behandeln.

Die gute Botschaft lautet daher: Wir können zwar nicht verhindern, dass unser Körper und damit auch unser Gehirn altern. Aber eine Vorbeugung der Alzheimer-Demenz und ihrer Vorstufen ist möglich – und sogar eine potenzielle Altersdemenz lässt sich hinauszögern, dafür gibt es zahlreiche Wege. Dies bestätigen aktuelle Studien wie etwa an der Universität von Kalifornien in Los Angeles durch den Neurologen Dale Bredesen oder die FINGER-Studie (siehe hierzu auch Seite 195f.), die erst im März 2015 in dem Wissenschaftsmagazin *The Lancet* publiziert wurde. Sie zeigen, dass schon mit wenigen Maßnahmen (Ernährung, Bewegung und Hirntraining) die Entwicklung und das Fortschreiten der Gedächtnisstörung aufgehalten werden konnen.

Denn unser Gehirn und insbesondere der Hippocampus, das Areal, in dem unsere persönlichen Erinnerungen aufbewahrt werden, verfügt über enorme Selbstheilungskräfte (allerdings nur, solange ausschließlich der Hippocampus befallen ist). So mag unser Gehirn das, was beispielsweise auch dem Herzen guttut: Bewegung und Training – in körperlicher wie geistiger Hinsicht. Dann können wir viel für unsere grauen Zellen tun, indem wir das Richtige essen und trinken, auf unsere Schlafqualität achten und ein anregendes Leben führen mit liebevollen Sozialkontakten und einer beständigen, vielfältigen Forderung unseres Denkorgans. All dies bringt gute Resultate. Ergänzend helfen bestimmte Superfoods, das Insulinsystem im Gehirn wieder zu stabilisieren und die Krankheit aufzuhalten. In der Summe können diese einfach umzusetzenden und das Leben im Hier und Jetzt bereichernden Maßnahmen, die wir Ihnen in diesem Buch vorstellen, die Angst vor dem Gespenst der Vergessenskrankheit nehmen!

So ließ selbst das Bundesministerium für Gesundheit im August 2013 verlauten: »Auch wenn die Ursachen der Alzheimer-Demenz noch nicht im Detail bekannt sind, lässt sich aus epidemiologischen Daten ableiten, dass zum Beispiel durch körperliche Bewegung und gesunde Ernährung, geistige Aktivität und soziale Teilhabe das Risiko, im späteren Leben an Demenz zu erkranken, verringert werden kann. Da der neurobiologische Krankheitsprozess bereits 15 bis 30 Jahre vor dem Auftreten der klinischen Symptome beginnt, ist die Prävention vor allem für die Altersgruppe ab 40 Jahren relevant.«[2]

Die Vergessenskrankheit

Ich wollte doch gerade irgendetwas sagen? Wie heißt noch mal der Schauspieler aus dem Film vom Samstag? Weißt du, wohin ich meinen Schlüssel gelegt habe? Was sollte ich jetzt noch mal einkaufen? Die Adresse von Tante Marie? Mir fällt das Wort nicht ein ...

Diese Fragen kommen Ihnen vielleicht bekannt vor. Und auch wenn Sie diese hin und wieder stellen, heißt das vielleicht nur, dass Sie momentan etwas unter Stress stehen, schlecht geschlafen haben oder unterzuckert sind, oder dass Ihr Gedächtnis ein bisschen nachlässt. Es heißt jedoch nicht, dass Sie eine beginnende Alzheimer-Demenz haben. Wichtig ist allerdings, dass Sie Gedächtnisstörungen nicht verdrängen, sondern ihnen im Zweifelsfall nachspüren sollten. Denn es lässt sich einiges für die grauen Zellen tun.

Wie alles begann

Die Alzheimer-Krankheit ist nach dem deutschen Neurologen Alois Alzheimer (1864–1915) benannt, der die Krankheit erstmals im Jahr 1906 wissenschaftlich beschrieben hat. Er zeichnete den Fall der 51-jährigen Auguste Deter aus Frankfurt am Main auf. Die Frau zeigte bei ihrer Einlieferung in eine »Irrenanstalt« Symptome der bislang für eher ältere Menschen typischen Kombination aus Misstrauen und Vergesslichkeit. Sie konnte sich nur noch an ihren Namen erinnern, aber keinem Gespräch folgen, da sie die Fragen sofort vergaß. Zwischendurch hatte sie immer wieder klare Momente und schilderte ihrem Arzt ihr Erleben: »Ich habe mich sozusagen selbst verloren.« Frau Deters Zustand verschlechterte sich rapide, und sie starb fünf Jahre später an Auszehrung.

Nach ihrem Tod obduzierte Alzheimer die Patientin und fand in dem geöffneten Schädel eine gelbliche Masse, die sich um das Gehirn und degenerierte Nervenzellen lagerte – die für die Erkrankung typischen Plaques. Diese werden erst seit etwa dreißig Jahren erforscht. George Glenner und Caine Wong von der University of California in San Diego beschrieben als Erste den Bestandteil dieser Plaques: Amyloid-Eiweiß. Fast zeitgleich entdeckte der deutsche Molekularbiologe Konrad Beyreuther von der Universität Köln das Protein. Gemeinsam mit dem australischen Forscher Colin Masters beschäftigte er sich mit der nach wie vor ungeklärten Frage, ob die Amyloid-Plaques dem Absterben der Nervenzellen vorangingen oder auf diese folgten. Auch spekulierten die Wissenschaftler darüber, ob die Erkrankung ähnlich wie die Creutzfeldt-Jakob-Krankheit (CJK/Rinderwahn) infektiös sei. So argumentiert der britische Nobelpreisträger Stanley Prusiner schon seit Längerem, dass zahlreiche neurodegenerative Erkrankungen infektiöse sogenannte Prionenerkrankungen seien. Andere Forscher wie Mathias Juncker, Alzheimer-Experte am Hertie-Institut für klinische Hirnforschung an der Universität Tübingen, gehen davon aus, dass Alzheimer nicht zu dieser Krankheitsform gehört, sich aber ähnlich entwickelt. So könnte ein Kern fehlgefalteter Eiweiße lange vor Manifestation der Erkrankung entstehen, die wie bei einer Prionenerkrankung wachsen. Fakt ist, dass die Rolle der Amyloid-Klumpen bis heute ungeklärt ist und es keine wirksame medikamentöse Therapie gegen Alzheimer gibt.

Bei den für die Alzheimer-Erkrankung typischen Ablagerungen handelt es sich zum einen um sogenannte senile Plaques. Sie bestehen aus Eiweißbruchstücken (Beta-Amyloid-Peptiden). Die anderen sind faserförmige Ablagerungen, sogenannte Neurofibrillenbündel aus abnormem, verklumptem Eiweiß (Tau-Protein mit zu viel angehängten Phosphatgruppen).

In der grauen Gehirnsubstanz von Alzheimer-Patienten finden sich nach der Autopsie Plaques in besonders hoher Dichte. Die Ablagerungen bestehen aus einem zentralen Amyloid-Kern. Er wird umgeben von krankhaft veränderten Nervenzellfortsätzen, verminderten Synapsen (das sind spezielle Kontaktstellen zwischen den Nervenzellen) und aktivierten Astrozyten (der häufigste Zelltyp im Gehirn). Bei vielen Patienten lagert sich das Amyloid auch in der Wand kleiner Blutgefäße ab. Dadurch kann sich deren Durchlässigkeit verschlechtern, was die Sauerstoff- und Energieversorgung des Gehirns beeinträchtigt.

Warum es zu der krankhaften Anhäufung des Beta-Amyloids kommt, ist ungeklärt. Denn das Eiweiß wird bei jedem Menschen ständig und ein Leben lang hergestellt. Die höchsten Konzentrationen finden sich dabei in den Nervenzellen, wo das Beta-Amyloid als Nebenprodukt eines normalen Stoffwechselprozesses anfällt. Im Lauf des Alterungsprozesses, so die Vermutung der Wissenschaftler, wird in der grauen Substanz zwischen den Nervenzellen vermehrt Amyloid abgelagert.

Diese »normalen« senilen Plaques sind aber wesentlich seltener, als das bei Alzheimer-Demenz der Fall ist. Typisch für die Alzheimer-Krankheit ist auch, dass es zum Verlust von Synapsen und im weiteren Verlauf zum Absterben von Nervenzellen kommt. Dies ist mit der Bildung von abnorm verändertem Eiweiß (Tau-Protein) vergesellschaftet, das sich in Form von Fäserchen (Fibrillen) im Gehirn ablagert. Dabei handelt es sich um die bereits von Alois Alzheimer beschriebenen Neurofibrillenbündel. Diese in vielen Nervenzellen nachweisbaren Knäuel bestehen aus dem sogenannten Tau-Protein, einem normalen Zellbestandteil. Bei der Alzheimer-Krankheit wird das Tau-Protein jedoch übermäßig mit Phosphatgruppen beladen. Dadurch können in der Zelle Stabilisierungs- und Transportprozesse gestört werden, was letzten Endes zu ihrem Untergang führt.

Bei »Stromausfall« entstehen Eiweißablagerungen: Eiweiße werden falsch verarbeitet. Sie verklumpen und verkleben und können so von der körpereigenen Müllabfuhr nicht mehr entsorgt werden.

Proteine sind als Signalträger und -empfänger, Wächter, Trafostation, Arbeitstiere für alle Funktionen des Körpers von essenzieller Bedeutung. Für ihre jeweiligen Aufgabenbereiche müssen sie richtig »gefaltet« und in eine dreidimensionale Form gebracht werden. Fehlerhaft gefaltete Proteine und Ablagerungen verursachen einen Rückstau und aktivieren mehrere Notfallpläne der Zellen, um des Stresses Herr zu werden. Entzündungsbotenstoffe, Mikroglia, Astrozyten und viele weitere Sondereinheiten des Immunsystems mit einer Serie von Notfallproteinen werden ins Feld geschickt. Reparatur- und Kontrollsysteme werden hochgefahren – so lange, bis die Katastrophe überwunden erscheint.

Der entscheidende Moment liegt in der Genialität einer ökonomischen Faltung von Proteinen: Hier spielt eine spezialisierte Glykoprotein-Familie, die Chaparone, eine wichtige Rolle. Sie verhindern nicht nur, dass die Proteine verklumpen, sondern auch, dass sie den Faltungsprozess dramatisch beschleunigen.[3]

Auf diese Weise kann ein pathologischer Rückstau mit Verklebungen und Ablagerungen verhindert werden. Proteine können auf diese Weise schneller gefaltet als synthetisiert werden. Dies eröffnet genügend Spielraum für physiologisch notwendige Reparaturmaßnahmen.

Zwischendurch eine »Preisfrage«

Was schätzen Sie? Wie viele Schädigungen, mit der entsprechenden Anzahl an Reparaturen, muss eine Zelle pro Tag bewältigen? 5, 100, 1500, 50000 oder 1000000?

Die richtige Antwort haben die Nobelpreisträger 2015 im Fachbereich Chemie herausgefunden. Als Biochemiker haben alle drei die Prozesse dieser Reparatur schon seit den Siebzigerjahren erforscht. In der Tat schafft es der Körper, eine Million Schädigungen pro Zelle und Tag erfolgreich zu reparieren. Unsere Gesundheit hängt damit grundsätzlich von den körpereigenen Reparaturwerkstätten in und zwischen unseren Zellen ab.

Den Super-GAU für Proteine, für deren regelrechte Faltung und ihren planmäßigen Abbau bieten ein Blick in Ihr Blut und ein einfaches, Beispiel aus Ihrer Küche: Wenn Milch im Kochtopf anbrennt, reagieren der Zucker und das Eiweiß der Milch miteinander, indem die Verbindung karamellisiert, um dann verkohlend im Topf festzubrennen. Dieser Prozess wird »Glykierung« genannt und heißt »Maillard-Reaktion«. Wenn die Proteine in Ihrem Organismus mit zu viel Zucker anbrennen, finden genau diese »Glykierungsreaktionen« in den Zellen statt. Am besten bekannt ist der verklebende, verzuckernde Prozess der Glykierung im Zusammenhang mit dem HbA1c, dem Langzeitmessparameter des Blutzuckerspiegels. Je höher der Wert, umso mehr Proteine sind im Körper angebrannt, funktionsunfähig; sie verklumpen und rufen den Katastrophenalarm in den Zellen aus.

Sicher wissen wir heute, dass toxische Verklumpungen und Ablagerungen nicht vom Himmel fallen. Überfälle und Katastrophen aus der Umwelt richten Schaden an und führen zu biologischen Reaktionen und Abwehrmechanismen. So sollten Ablagerungen und Aggregationen verschiedener Art bei den allermeisten zuckerassoziierten Zivilisationserkrankungen zu finden sein. Genau dies ist tatsächlich der Fall: Toxische Aggregationen, Einschlusskörperchen, Überlastungen der körpereigenen Müllabfuhr sind neben der Alzheimer-Demenz geradezu typisch auch für die Parkinson-Erkrankung, die amyotrophe Lateralsklerose (ALS) und Chorea Huntington (älterer Name: »Veitstanz«).

Die hoffnungsvolle Botschaft lautet: Sehr viele präventive Hebel liegen in unserer eigenen Hand. Mehr noch: Es gibt einfache körpereigene Instanzen und Substanzen, die einen regelrechten Proteinstoffwechsel fördern; die sogar helfen können, bestehende Ablagerungen einer gelingenden Entsorgung zuzuführen.[4]

Charakteristisch für die Alzheimer-Demenz ist auch die veränderte Konzentration von bestimmten Botenstoffen (Neurotransmittern) im Gehirn. Dazu gehören vor allem Acetylcholin und Glutamat. Beide Stoffe sind für die normale Funktion der Nervenzellen und die Signalübertragung wichtig. Da Neuronen in verschiedenen Gehirnarealen absterben, führt dies einerseits dazu, dass es zu einem Acetylcholin-Mangel kommt. Andererseits wird übermäßig viel Glutamat gebildet.

Neurotransmitter

In unserem Gehirn kommunizieren ständig hundert Milliarden Nervenzellen miteinander im Dienste eines größeren Netzwerks mit anderen Zellarten im Körper. Das geschieht entweder durch elektrische Impulse oder über verschiedene biochemische Moleküle. Diese Überträgersubstanzen nennt man Neurotransmitter. Sie übertragen Informationen zwischen den Neuronen an den Synapsen. Alle körperlichen Funktionen wie auch unser Denken, Fühlen und Handeln werden von ihnen maßgeblich beeinflusst. Gerät das komplexe System beispielsweise durch Hormonstörungen, Stoffwechselprobleme oder neurodegenerative Erkrankungen wie etwa die Alzheimer-Krankheit aus dem Lot, hat dies schwerwiegende Folgen.

Der wichtigste Neurotransmitter des peripheren Nervensystems ist Acetylcholin. Der Botenstoff vermittelt die Übertragung von Nervenimpulsen zur Muskulatur. Zudem spielt Acetylcholin eine wichtige Rolle im vegetativen Nervensystem, das Atmung, Herzschlag und Stoffwechsel kontrolliert.

Glutamat ist im Gehirn von zentraler Bedeutung. Es ist an fast allen Hirnfunktionen beteiligt und insbesondere für die Bewegungssteuerung, Sinneswahrnehmung wie auch das Lernen und die Gedächtnisbildung unabdingbar. Bei Alzheimer-Patienten ist die Freisetzung und Aufnahme von Glutamat beeinträchtigt. Auch dürfte der Botenstoff an der Entstehung epileptischer Anfälle beteiligt sein.

GABA (Gamma-Amino-Buttersäure) ist ein hemmender Neurotransmitter im Gehirn, quasi ein körpereigenes Beruhigungsmittel. Dockt er an den Rezeptor an, so setzt er die Erregbarkeit der Nervenzellen herab. Somit ist GABA gewissermaßen der Gegenspieler von Glutamat.

Aufmerksamkeit, Lernfähigkeit, motorische Aktivität – für all diese Funktionen braucht unser Hirn Dopamin. Bei Parkinson-Patienten führt ein Dopaminmangel dazu, dass Bewegungsimpulse nicht mehr richtig weitergegeben werden. Gleichzeitig führt ein Überschuss an Acetylcholin und Glutamat zu Zittern und der Muskelsteifheit.

Lange Zeit »vergessene« Pioniere auf dem richtigen Weg: Der Heidelberger Neurowissenschaftler und Spezialist auf dem Gebiet, der Neuropathologe Prof. Dr. Siegfried Hoyer, entdeckte schon 1987, dass das Gehirn von Patienten mit der Alzheimer-Erkrankung durch eine Störung des Energiestoffwechsels geprägt wird. Als erfahrener Chef der Neuropathologie vermutete Hoyer, dass die bis dato im Alzheimer-Krimi Hauptverdächtigen, nämlich die Beta-Amyloid-Ablagerungen sowie die falsch verknoteten Tau-Proteine, *nicht Ursache, sondern Folge* einer tiefer liegenden Energiehaushaltsstörung sein müssten.[5]

Die Zusammenhänge dieser Energiekrise im Gehirn und die tatsächlich ursächlich nur noch verminderte Verwertungsmöglichkeit der Nervenzellen, Glukose aufzunehmen, konnte in Hoyers Heidelberger Abteilung erstmals nachgewiesen werden. In diesem Rahmen entwickelte Hoyer ein wegweisendes und heute mehr denn je wichtiges, etabliertes Tiermodell zur Alzheimer-Demenz.

Wie konnte das gelingen? Die Universitätsmedizin Heidelberg konnte unter Hoyers Regie zuvor schon zeigen, wie sich die Diabetes-Typ-2-Erkrankung zentral auf Insulinresistenz, Hyperinsulinämie und eine Zuckerverwertungsstörung zurückführen lässt. In einem Tiermodell konnten Hoyer und Kollegen mit dem Giftstoff Streptozotocin die Insulinbindestellen blockieren (ausknocken) – und damit augenblicklich einen Diabetes Typ 2 auslösen. Zu hohe Zuckerspiegel im Blut, mangelnde/keine Glukose in der Zelle und generalisierter Energiemangel waren die klassischen Folgen.

Über den brillanten Einfall, dass Insulin und seine Bindestellen auch im Gehirn eine existenzielle Rolle spielen müssten, wurde das Zellgift für Insulinrezeptoren Streptozotocin nun auch in das Gehirn von Tieren injiziert. Und tatsächlich, alle behandelten Tiere entwickelten das vollständige Bild einer Alzheimer-Erkrankung. Klinische Testverfahren, Orientierungstests, Gedächtnis und Fehlverhalten konnten wissenschaftlich ebenso einwandfreie Ergebnisse bestätigen wie die spezifischen pathologischen Detailuntersuchungen im Gehirn der toten Tiere. Der Begriff »Diabetes Typ 3« wurde vor diesem Hintergrund in Heidelberg vor drei Jahrzehnten eingeläutet.

Mehr noch: Erstmals konnten die biologischen Ausläufer der zentralen Insulinresistenz-Signal-Kaskade im Rahmen der Alzheimer-Demenz eindrücklich entschlüsselt werden. So konnten die Zusammenhänge, wie die geschädigten Insulinrezeptoren und die Insulinresistenzbedingungen sich auswirken, aufgezeigt werden. Sie führen zu:

- stoffwechselbedingten Entzündungen,
- eskalierendem oxidativem Stress,
- fehlerhaften Enzymaktivitäten,
- einem Abbaustopp des Amyloid-Vorläufers,
- Amyloid-Ablagerungen,
- der Anhäufung von verklebten und verklumpten Tau-Eiweißen,
- überforderten »Müllentsorgungsmaschinerien« und schließlich
- zu verzweifelten entzündlichen Veränderungen mit Nervenzelltod.

Beta-Amyloid und verklumpte Eiweiße sind also tatsächlich *Folgen*, zum Teil auch Ausdruck verzweifelter Reparaturmaßnahmen und *nicht Ursachen* der Alzheimer-Störung.

Mit einem Beispiel können Sie sich dies einfacher vor Augen führen. Stellen Sie sich vor, jemand zündelt mit Streichholz und Papier. Eine Flamme sticht hoch, es beginnt zu brennen, das kleine Feuer greift auf das Zimmer und das ganze Haus über, die Feuerwehr tritt ein und löscht, am Ende bleibt verkohltes Holz und ein größerer Wasserschaden im Fundament und Gemäuer des Hauses bestehen. Sicher sind wir uns einig, dass weder das verkohlte Holz noch der sichtbare Wasserschaden und auch nicht die Feuerwehr als Übeltäter verfolgt werden oder als schuldig verurteilt werden sollten.

Ein grundlegendes und heute weltweit genutztes Tiermodell zur Alzheimer-Demenz war geboren. Exzellente Mitarbeiter der Heidelberger Gruppe verfolgten diese Forschung konsequent weiter. Eine Schülerin von Hoyer, Prof. Dr. Melita Salkovic-Petrisic (heute Chefin des Nationalen Hirnforschungszentrums in Zagreb und gleichzeitig Direktorin der Universität für Neuropathologie), etablierte diese Pionierarbeiten gemeinsam mit Prof. Dr. Dr. Peter Riederer am Universitätsklinikum Würzburg.[6] Leider zeigte die medizinische Fachwelt in jenen Jahren kein Interesse mehr an dieser Stoffwechselforschung.

Prof. Dr. Hartmut Heine von der Wiener Internationalen Akademie für Ganzheitsmedizin schrieb bereits 2001: »Das hohe Potenzial struktureller Diversität der Kohlenhydrate macht Zuckerpolymere zu unübertroffen effizienten Trägern von Information … Zuckermoleküle stellen daher neben Nukleinsäuren und Proteinen ein eigenes Alphabet des Lebens dar, das entschlüsselt werden muss, wenn man die Lebensvorgänge umfassender als bisher verstehen will. Das scheint in der allgemeinen Euphorie der Entzifferung des Genoms vergessen worden zu sein.«[7] Von ihm haben wir ebenfalls wertvolle Anregungen erhalten.

Wohl auch mit dem Blick auf lukrative Märkte verrutschte das Interesse der Pharmaforschung in Richtung Antidementiva und »Impfungen« gegen Alzheimer. – Fatal: Wie schon vor etwa dreißig Jahren vorhergesagt, mussten diese Ansätze nicht nur scheitern, sondern richteten nur zusätzlichen Schaden an. Kritische Wissenschaftler und Autoren wie Peter Gotzsche[8] und Ben Goldacre[9] zeigen eindrücklich und fundiert auf, wie ungünstige Studienergebnisse verfälscht und zurückgehalten werden. Wie Medikamente auf den Markt gedrückt werden, die den Betroffenen Schaden zufügen.

Prof. Hoyer offenbarte sich mir und unserer Alzheimer-Forschungsarbeitsgruppe über die Fakten dieser »ver-rückten« Hintergründe schon viele Jahre zuvor als »außer sich vor Wut«. Die Begegnung mit ihm sollte sich 2001 als ein einschneidendes Jahr für den Verlauf weiterer Forschungen entpuppen.

Gemeinsam mit dem Direktor der Abteilung für Molekularbiologie und Biochemie an der Charité Berlin, Prof. Dr. med. Werner Reutter, und der schon erwähnten Prof. Dr. Melita Salkovic-Petrisic in Zagreb wurde in Konstanz eine Fortsetzung der Heidelberger Forschung eingeleitet. Die sehr gut dokumentierten Konzepte der bisherigen Tiermodelle und Ergebnisse wurden übernommen und mit einem bis dato neuen diätetischen Therapieansatz kombiniert.

Der darüber hinausführende revolutionäre Ansatz lautete: Die für Alzheimer typischen Diabetes-Typ-3-Veränderungen müssten als Ausdruck einer Stoffwechselentgleisung reversibel sein. Die Regulation und Stärkung des Energiestoffwechsels sollten neuroregenerative Prozesse und zelluläre Reparatur ermöglichen.

Dazu Prof. Dr. Melita Salkovic-Petrisic, kurz vor Beginn unserer gemeinsamen Experimente zu meiner Hypothese, im März 2003 in Zagreb: »Glaubst du wirklich daran? Du weißt, dass das sehr kühne Gedanken sind? Es wäre so bahnbrechend, dass ich die aufwendigen Untersuchungen durchführen werde, auch wenn ich noch nicht daran zu glauben wage.«

Aufgrund mehrerer sehr guter klinischer Verbesserungen von Patienten mit der Alzheimer- und Parkinson-Erkrankung, die wir im Konstanzer Zentrum reproduzierbar empirisch erleben konnten, und des persönlichen Erlebens mit Bezeugung dieser Resultate durch Prof. Dr. med. Werner Reutter waren wir davon überzeugt, diese Ergebnisse über die Verwendung des etablierten Tiermodells reproduzieren, besser verstehen, im Detail erforschen und grundsätzlich beweisen zu können.[10] Die Forschungsresultate und Ergebnisse nach höchsten wissenschaftlichen Gütekriterien, auch in fünfmaliger Wiederholung, bestätigten und belegten unsere Arbeitshypothesen eindeutig.

Trotz einwandfreier Vorgehensweisen erlangten diese Erkenntnisse, wie uns auch von Prof. Hoyer vorhergesagt, keine Beachtung in der Fachwelt.

Auch andere Forschungsgruppen sind auf derselben Spur. Allen voran die Vorreiterin in den USA, Prof. Dr. med. Suzanne de la Monte, und Prof. Dr. med. Jack R. Wands,[11] auf die wir noch mehrmals zurückkommen werden. Die sich heute abzeichnenden Potenziale in Richtung Therapie und Prävention sind sehr vielversprechend.

Lange gingen Wissenschaftler davon aus, dass es bei Alzheimer-Patienten zu einem Absterben der Nervenzellen kommt. Erst 2007 haben Göttinger Forscher herausgefunden, dass die Nervenzellen nicht untergehen, sondern in ihrer Funktion gestört werden. Der Grund sind Eiweißablagerungen an den Synapsen, welche die Signalübermittlung zwischen den Nervenzellen hemmen und den Energiefluss stören. In der Folge verkümmert die Empfängerseite von Signalen in den Synapsen, und die Knospen der Nervenzellfortsätze ziehen sich zurück. Die Nervenzellen selbst überleben aber zunächst. Nach und nach geht das Hirngewebe im Verlauf der Erkrankung zurück (Atrophie), und je nach geschädigtem Hirnareal lassen die dort befindlichen Funktionen und Fähigkeiten nach.

Wenn die Energiekraftwerke der Zellen aus dem Takt geraten, »geht das Licht aus«. Über viele Jahre, ja, tatsächlich bis heute, werden

Experten mit dem Schwerpunktbereich Mitochondrien gern in die Ecke der »Alternativmedizin« abgeschoben. Seit circa zwei Jahren erleben die Mitochondrien und der Energiestoffwechsel der Zellen neue Aufmerksamkeit in der Welt der Wissenschaft.

So konnten Forscher um Prof. Dr. Iris Tatjana Kolassa an der Universität in Ulm zeigen, dass »Mitochondrien auf Notstrom« eine wichtige Rolle für das Verständnis psychiatrischer Erkrankungen spielen. Speziell bei Patienten mit der Diagnose Depression konnten verminderte und gestörte Mitochondrienaktivitäten mit entsprechendem Energie-ATP-Mangel, nachgewiesen werden.[12]

Dr. Peizhong Mao und Dr. P. Hemachandra Reddy (Labor für Neurogenetics an der Oregon Health & Science University) sowie Prof. Dr. Lukas Haider vom Universitätsklinikum Wien konnten mit ihren Arbeiten 2014 und 2015 die zentrale Rolle der Mitochondrien im Prozess der komplexen Maschinerie zum Nervenzellsterben sehr detailliert herausarbeiten.[13] Mit einfachen Worten: »Ohne Energie nix los!«

Ja, es gibt ein großes Potenzial für die erfolgreiche Therapie einer Vielzahl von neurodegenerativen Erkrankungen wie Morbus Alzheimer oder Morbus Parkinson.

Ein Meilenstein des nicht mehr aufzuhaltenden Paradigmenwechsels basiert darauf, nicht die letzten biologischen Ausläufer und Folgen der Energiehaushaltskrise zu bekämpfen, sondern ganz vorn in der Kaskade, bei den Ursachen, die Mitochondrien und den Energiehaushalt zu stärken.

»Stromausfall« ...

Ein »Stromausfall« wirkt schwer. Tiefgreifende Folgen von funktionellen mitochondrialen Dysfunktionen:

- belasten die schnellen Kommunikationswege innerhalb der Zellen,

- beeinträchtigen die mitochondrialen Enzyme,
- reduzieren die mitochondrialen DNA-Reparaturmechanismen,
- lösen Übersetzungsfehler in der Gentranslation und
- dem epigenetischen posttranslationalen Feinschliff von Genen aus,
- verursachen über den vermehrten oxidativen Stress Gegenreaktionen, welche
- die Weichen auf Entzündung stellen,
- verursachen Kurzschlüsse im Proteinstoffwechsel und
- erhöhen die Zahl falsch gefalteter Proteine,
- leiten den Kollaps der Proteasomen-Müllabfuhr ein,
- läuten erhöhte Spiegel von toxischem Calcium ein,
- lösen Eisen aus seinen Verbindungen aus dem Myelin heraus und
- hebeln die Kontrollmechanismen der physiologischen Entsorgung alter Mitochondrien, die sogenannte Mitophagie, aus,
- belasten die kollabierte Mitophagie neben den Proteasomen, die Lysosomen und die Endosomen;
- schließlich leiten weitere Ablagerungen und toxische Aggregationen den letzten Schritt der Eskalation ein: das Absterben der Nervenzellen und den Untergang ganzer Nervenzellnetzwerke.

Ein kleines Beispiel soll die Situation anschaulich machen: Stromausfall in der Stadt. Das Licht geht aus, die Waschmaschine lässt sich ebenso wenig einschalten wie der Fernseher oder die Stereoanlage. Kaffeemaschine und Backofen streiken genauso wie Ihre Heizung, der Warmwasserboiler und die Ladegeräte Ihres Laptops und Ihrer Mobiltelefone. Die Akkus erhalten ihre Kommunikationsoptionen eine Weile aufrecht, dann sind sie vom Netz abgeschnitten. Ihr Elektromobil lässt sich nicht mehr einschalten. Stillstand.

Ein Tag – kein Problem. Über längere Zeit ergeben sich zahllose Schwierigkeiten. Wir spinnen den Gedanken weiter: Mit gut gemeinter Absicht stellen sich mehrere Spezialisten für mögliche Reparaturen der vielfältigen Probleme in Ihrem Haus bei Ihnen ein. Dummerweise haben Sie noch nie etwas von einem Stromausfall gehört. Um den Fehler zu finden, zerlegen sie alle Ihre Geräte in entsprechende Einzelteile ... Erfolglos gehen Sie schlafen.

In der Nacht kommen weitere Spezialisten zu Hilfe. Auch sie haben von einem Stromausfall noch nichts gehört und wissen nichts von den zuvor angetretenen Spezialisten. Sie finden ein unübersichtliches Chaos von kleinen sinnlosen Einzelteilchen vor. Die schnelle Analyse erscheint offensichtlich: alles kaputt! Sofort abräumen, ausräumen, entsorgen und vernichten.

Die Moral von der Geschichte: Vorsicht! Ohne das zentrale Wissen um die Hintergründe des Stromausfalls kommen wir nicht weiter. Falsche Schlussfolgerungen und nicht durchdachte Hilfsaktionen verursachen neben den Problemen der Energiehaushaltskrise bleibende tiefer greifende strukturelle Schäden.

Vom »Eingang« zur »Direktion«

Ein weiterer Vergleich: Alle Nährstoffe und Stresssignale werden vom Äußeren der Zelle über Bindestellen wie den Insulinrezeptor ins Zellinnere übersetzt. Nach dem »Öffnen der Tür« über diese Insulinbindestelle existiert im Zellinneren ein großes Sekretariat (das Insulinrezeptorsubstrat, IRS), welches diese Informationen zielgerichtet in unterschiedliche Richtungen weitervermittelt. Ein wichtiger Weg (für die langfristige Kalkulation der Zelle) entscheidet durch die »Geschäftsführung« der MAPK (Mitogen aktivierende Proteinkinase), welche Gene im Zellkern den Bedarfsbedingungen angepasst abgelesen werden. Der zweite große Informationsfluss führt über die »höhere Verwaltungsebene« (mit der Regulation von oxidativem Stress) PI3K zum »Direktor des Tagesgeschäftes«, der GSK-3 (Glykogen Synthase Kinase 3) alpha und beta. Erst an dieser Stelle kann, unter Bedingungen des regelrechten, reibungslosen und schnellen Informationstransfers, über die Anlage und Mobilisierung von Energiespeichern entschieden werden. Dies entspricht der Glykogensynthese und Mobilisierung. An dieser Stelle entscheidet sich auch, ob wichtige Nervenzellwachstumsfaktoren

(BDNF/GDNF) für die Entwicklung und Regeneration in Gang gesetzt werden – oder eben nicht.

Nach physiologischen Informationsübersetzungswegen (Insulinsignal-Transduktionskaskade) kann die »Direktion des Tagesgeschäftes« über die Feinabstimmung regelrechter neuronaler Reife und Entwicklung entscheiden. Zytoskelett, Zelladhäsionsmoleküle, Transmembranproteine, genregulatorische Proteine und Proteasen werden im Dienste regelrechter Entwicklung über die »Direktion des Tagesgeschäftes« GSK 3 und Beta-Catenin orchestriert.

Vor diesem Hintergrund wird deutlich, dass die größten und ursächlichen Wirkungen für regenerative Wege an der Schnittstelle des Insulinrezeptors liegen – und eben nicht in sehr weit nachgeschalteten fehlgesteuerten Schlüsselenzymen. Damit entpuppen sich einfache Ernährungsstrategien, Bewegung und stressregulative Maßnahmen als äußerst wirksam – bis hinein in die zelluläre Strukturentwicklung des Organismus.

Auch im Jahr 2016 ist die genaue Ursache für die Alzheimer-Erkrankung nicht bekannt. Und es sind nur wenige Medikamente zur Behandlung zugelassen; diese können den Krankheitsverlauf jedoch weder stoppen noch ihn umkehren. Man weiß aber, dass bestimmte Änderungen des Lebensstils, je frühzeitiger sie stattfinden, die Erkrankung verhindern, ihren Beginn hinauszögern oder ihren Verlauf mildern können.

Vorbeugende Maßnahmen

Vorbeugend gegen Alzheimer-Demenz wirken vor allem die folgenden Maßnahmen:

- mit dem Rauchen aufhören,
- den Blutdruck im Auge behalten,
- regelmäßig tägliche körperliche Aktivität,

- eine gesündere Ernährungsweise (viel Ballaststoffe, Gemüse, nicht zu süßes Obst, gesunde Fette, Eiweiß, wenig Fleisch),
- ausreichend Schlaf,
- sinnstiftende Tätigkeiten,
- soziales Miteinander und
- Anti-Stress-Maßnahmen.

Mehr dazu erfahren Sie ab Seite 91ff.

Doch auch wenn die Forschung bei der Ursachenfindung nach wie vor im Dunkeln tappt, so weiß man doch bereits viel über die Krankheit. Unser Gehirn, in dem unzählige chemische Reaktionen im Dienste des Informationsnetzwerks im Körper stattfinden, ist einem fein abgestimmten Gleichgewicht von Botenstoffen und Überträgersubstanzen unterworfen. Gerät dieses aus dem Ruder, weil eine oder mehrere Substanzen zu wenig oder zu viel produziert werden, so können das Gehirn und andere zentrale Organe des Körpers Schaden nehmen.

Einer der Stoffe, die hier als besonders schädlich identifiziert wurden, ist das Schlüsselhormon Insulin, das sowohl in der Bauchspeicheldrüse als auch im Gehirn produziert wird. Vor knapp zehn Jahren beschrieb die Wissenschaftlerin Dr. Suzanne de la Monte von der Brown University erstmals die Alzheimer-Erkrankung als Typ-3-Diabetes. Sie bezog sich dabei auf eine der bekanntesten Anzeichen der Krankheit: Insulinmangel und Insulinresistenz im Gehirn. Dazu muss man wissen, dass alle Zellen Glukose (Traubenzucker) als Treibstoff bevorzugen, das Gehirn ist sogar darauf angewiesen. Damit die Glukose aus dem Blut in die Zellen geschleust werden kann, braucht es einen Schlüssel. Insulin. Funktioniert dieser nicht mehr richtig, stört dies den Zellstoffwechsel. Zellen können sich nicht mehr regenerieren, es kommt zu Fehlfunktionen und zum Zelltod. Dieser Prozess setzt bereits Jahre vor dem Auftreten der ersten Symptome der Alzheimer-Erkrankung ein.

Ein Blick ins Gehirn

Was bedeutet Alzheimer-Demenz? Das Wort leitet sich vom lateinischen *dementia* ab, das man wortwörtlich als »ohne Sinn, ohne Verstand« übersetzen kann. Dabei ist der Begriff im Grunde irreführend, denn ein demenzkranker Mensch ist absolut im Vollbesitz seiner Sinne. Er fühlt und nimmt alles um sich herum wahr, allerdings kann er Signale und Sinneseindrücke von außen nicht mehr angemessen bearbeiten.

Insofern handelt es sich bei einer Alzheimer-Demenz eher um eine kognitive Störung, bei der die Übertragungswege nicht mehr funktionieren. »Kognitiv« bedeutet, dass alles, was mit unserem Geist zu tun hat, von dieser Störung betroffen ist. Dazu gehören das klare Denken, eine verständliche Zusammensetzung der Sinneseindrücke von außen (»Das ist so, weil ...«), die Fähigkeit, Sinneseindrücke aufgrund von Erlebtem und Erinnertem richtig einordnen zu können, das Nachvollziehen von Gedanken oder das Zur-Handlung-werden-Lassen eines Gedanken (also das zu tun, wofür wir uns entschieden haben).

Man kann die Alzheimer-Krankheit auch als Umkehrung der menschlichen kognitiven Entwicklung verstanden sehen. So ergab eine im Jahr 1996 von einer amerikanischen Arbeitsgruppe um die Wissenschaftler M. A. Matteson und M. J. Lichtenstein durchgeführte Untersuchung an Alzheimer-Patienten, dass die intellektuellen Beeinträchtigungen exakt entlang der von dem Schweizer Entwicklungspsychologen Jean Piaget definierten Stufen der intellektuellen Entwicklung eines Kindes verlaufen, allerdings in umgekehrter Richtung.

Spezielle Folterknechte

Die englische Bestsellerautorin Joanne K. Rowling, deren Mutter an der neurodegenerativen Erkrankung multiple Sklerose verstarb, beschreibt in ihrem »Harry-Potter«-Roman *Der Gefangene von Askaban* das Phänomen Demenz sehr eingängig anhand der Gestalt von speziellen Folterknechten, genannt »Dementoren«. Vor diesen bösartigen, weil durch und durch fühllosen magischen Wesen hat die ganze Zauberergesellschaft große Angst. Diese saugen ihren Opfern die Seele und den Verstand aus dem Leib, wobei die Persönlichkeit schwindet. Zurück bleibt ein noch funktionsfähiger Körper: »Du kannst ohne deine Seele existieren, solange dein Gehirn und Herz noch arbeiten. Aber du wirst kein Selbstgefühl mehr haben, keine Erinnerungen, kein ... nichts.« Dieser Prozess lässt sich aber aufhalten, indem man sich schützt. Im Buch ist es eine Ressource, aus der man schöpft: Liebe und die Erinnerung an Glücksmomente. Auch im richtigen Leben spielen diese Ressourcen neben anderen Maßnahmen, die man Tag für Tag praktizieren kann, eine wichtige Rolle bei der Demenzvorbeugung und -behandlung.

Bei einer Demenz sind die empfindlichsten Teile unserer Steuerzentrale im Kopf betroffen, nämlich die, die für unser Gedächtnis und die Fähigkeit zu denken zuständig sind. Andere Teile, wie etwa das Atemzentrum im Hirnstamm, bleiben bei einer Demenz wie auch bei einem gesunden Menschen völlig intakt. Diese Areale sorgen für unser Überleben. Aus biologischer Sicht mag es Sinn machen, dass wir weiteratmen, uns aber nicht mehr an eine Telefonnummer oder einen Namen erinnern können. Das Dramatische der Erkrankung ist, dass sich die Betroffenen absolut gewahr darüber sind, was mit ihnen geschieht. Sie erleben die Veränderung Schritt für Schritt mit, haben Angst und fühlen sich zunehmend hilflos, denn die Demenz verläuft nicht nur schleichend, sondern kontinuierlich.

Das Gehirn als hochkomplexe Steuerzentrale für alle Lebensfunktionen ist eines der Merkmale, die uns mit den Primaten verbinden. Dieser Teil des Zentralnervensystems (ZNS) verarbeitet Sinneseindrücke, koordiniert komplexe Verhaltensweisen und ist der Ort, in dem alle überlebenswichtigen Informationen für den Organismus zusammentreffen und verarbeitet werden.

Vereinfachend kann man das Gehirn in das entwicklungsgeschichtlich jüngere *Großhirn*, das *Kleinhirn* und den älteren *Hirnstamm* unterteilen. Als *Hirnstamm* oder *Stammhirn* bezeichnet man alle Strukturen zwischen Großhirn und Rückenmark, also das *Zwischenhirn*, das *Mittelhirn*, die *Hirnbrücke* und das *verlängerte Mark*. Das Großhirn macht mit 85 Prozent der gesamten Hirnmasse den größten Teil aus und ist der am weitesten entwickelte Bereich. Die *Hirnrinde (Cortex)* ist zwischen 3 und 4 Millimeter dick und besteht aus grauer Gehirnsubstanz, die die innere weiße Gehirnsubstanz umhüllt. In der *grauen Substanz* liegen die Nervenzellen; Bereiche, in denen markhaltige Nervenfasern verlaufen, heißen *weiße Substanz*. Im Großhirn befindet sich das Zentrum für Informationsverarbeitung und den Entwurf von Bewegungsabläufen (motorische Programme). Außerdem sind hier das Gedächtnis, die Fähigkeit zu assoziativem Denken, das Bewusstsein und der Intellekt verortet.

Durch eine Furche wird das Großhirn in eine *rechte und linke Hemisphäre* geteilt. Diese überdecken die darunter liegenden Gehirnabschnitte bis zum Kleinhirn. Verbunden sind die Hälften durch einen dicken Strang aus weißen Nervenfasern, den *Gehirnbalken (Corpus callosum)*. Er dient dem Informationsaustausch der beiden Hemisphären, die jeweils hoch spezialisiert sind. So liegen in der linken Hälfte die sprachlichen, arithmetischen und begrifflichen Hirnfunktionen, in der rechten das räumliche Vorstellungsvermögen und das Verständnis für Musik. Diese unterschiedlichen Funktionen bilden sich bei jedem Menschen im Lauf seiner Entwicklung unterschiedlich aus. Wird eine Gehirnhälfte durch einen Unfall, eine Verletzung oder eine Erkrankung geschädigt, führt dies zum Ausfall aller sensorischen und motorischen Funktionen auf der gegenüberliegenden Körperseite. Ist zum Beispiel ein Teil des linken Schläfenlappens geschädigt, so ist das Sprachverständnis beeinträchtigt. Bei einem beschädigten rechten Schläfenlappen kann man keine Gegenstände mehr erkennen oder räumlich wahrnehmen.

In jeder Hemisphäre lassen sich fünf durch Furchen getrennte Lappen unterscheiden: Stirn-, Scheitel-, Schläfen- und Hinterhauptlappen sowie die Insel, die sich im Inneren des Gehirns befindet. Die Großhirnrinde ist durch Nervenfasern eng vernetzt. Trotzdem lassen sich einzelne Funktionsfelder unterscheiden.

Im *Stirnhirn (präfrontaler Cortex)* befinden sich die Funktionen von Intelligenz, Sprache, die Persönlichkeitsmerkmale eines Menschen sowie die Bewegungssteuerung. Zugleich hat der präfrontale Cortex auch eine Verbindung zum limbischen System und empfängt von hier aus alle Emotionen, die er auswertet. Auf deren Grundlage werden Handlungen und soziales Verhalten geplant. Das Stirnhirn sorgt durch das Zusammenspiel mit dem limbischen System für angemessene motorische und/oder emotionale Reaktionen.

Im *Scheitellappen* sitzen die Hörrinde und das Sprachverständnis. Hier erfassen wir abstrakte mathematische Probleme und Musik. Der Schläfenlappen ist wichtig für das Gedächtnis und Emotionen, auch ein Teil des visuellen Arbeitsgedächtnisses befindet sich hier, wo vermutlich visuelle Eindrücke entstehen.

Im hinteren Teil des *Großhirns (Okzitipallappen)* liegt die Sehrinde, wo visuelle Reize wahrgenommen, gespeichert und sinnvoll zugeordnet werden. Hier sitzt auch unsere räumliche Aufmerksamkeit sowie das räumliche Denken.

Die *Insel (Insula)* liegt verborgen in einer tiefen Furche oberhalb des Schläfenlappens. Hier machen wir uns ein Bild unseres Selbst: Alle Daten aus dem Körper werden hier registriert, und daraus wird unsere Befindlichkeit bestimmt. Sobald diese Körperdaten im limbischen System verarbeitet und an den Cortex für die bewusste Wahrnehmung weitergeleitet werden, empfinden wir die entsprechenden Gefühle.

Das *Stammhirn* besteht aus drei Teilen: dem Zwischenhirn mit Pallidum, Thalamus, Hypothalamus, der Hirnanhangsdrüse (Hypophyse) und der Zirbeldrüse (Epiphyse), dem Mittelhirn und dem Rautenhirn mit Kleinhirn, Brücke und verlängertem Mark.

Der Hirnstamm ist zuständig für die Selbsterhaltung und evolutionsgeschichtlich der älteste Gehirnabschnitt, weshalb er auch »Reptiliengehirn« genannt wird. Es ist für alle Grundfunktionen des Lebens zuständig (zum Beispiel Bewegung, Fortpflanzung, Nahrungsbeschaffung). Die Arbeitsweise dieses Gehirnteils läuft unbewusst, also ohne Kontrolle des Verstandes, ab. Der *Thalamus* liegt genau zwischen den Hemisphären und ist die Zentrale des vegetativen Nervensystems wie auch eine wichtige Schaltstelle für eingehende Sinnesinformationen und motorische Signale. Darunter befindet sich der *Hypothalamus*, der zusammen mit der *Hypophyse* die Zentrale des Hormonsystems bildet. Der Hypothalamus steuert viele Körperfunktionen und dient als Triebkraft bei vitalen Bedürfnissen wie Essen, Trinken, Schlafen oder Sexualität. Die *Epiphyse* (Zirbeldrüse) ist für die biologische Uhr und damit für unseren Schlaf-Wach-Rhythmus zuständig. In der Hypophyse werden Hormone und Hormonvorstufen ausgeschüttet, sie ist gemeinsam mit dem Zwischenhirn die Schnittstelle zu allen hormonaktiven Körperorganen (zum Beispiel Eierstöcke, Nebennieren, Hoden oder die Schilddrüse).

Das *Kleinhirn* im hinteren Teil des Schädels unter dem Großhirn ist das zentrale Areal für die Koordination von Bewegungen. Es steuert den Muskeltonus als die Grundspannung des Körpers. Jeder Schritt, jedes Armheben oder das Tippen auf einer Computertastatur werden vom Kleinhirn geregelt. Es ist mit der Koordination von Sinneseindrücken befasst und dient vermutlich als Assistent für die übrigen Gehirnareale.

Der sogenannte *limbische Lappen* wird gebildet aus Teilen des Cortex und sogenannten subkortikalen Strukturen in der Mitte der Hemisphären. Das limbische System ist besonders eng mit dem Hypothalamus verbunden und beeinflusst über diesen auch das Hormonsystem. Weitere wichtige Teile sind der *Hippocampus* sowie die *Amygdalae* (Mandelkern), durch die alle von außen eintreffenden Informationen affektiv eingefärbt und bewertet werden. Der hufeisenförmige Hippocampus zählt zu den ältesten Gehirnstrukturen. Hier fließen die Informationen unterschiedlicher Sinnessysteme zusammen, werden verarbeitet und dann an den Cortex zurückgeschickt. Der Hippocampus ist wichtig für die Übertragung von Gedächtnisinhalten und Erinnerungen aus dem Kurzzeit- in das Langzeitgedächtnis, für Bewusstsein und Aufmerksamkeit sowie für das Lernen. Der Hippocampus koordiniert auch die verschiedenen Gedächtnisinhalte. In diesem Hirnareal konnte nachgewiesen werden, dass sich durch den Erwerb neuer Gedächtnisinhalte oder Lernerfahrungen noch im erwachsenen Gehirn neue Verbindungen zwischen Nervenzellen bilden können.

Menschen, deren Hippocampus entfernt oder zerstört wurde, können keine neuen Erinnerungen bilden, wobei alte Erinnerungen meist erhalten bleiben. In dieser Struktur werden also Erinnerungen geschaffen, die an anderen Stellen der Großhirnrinde gespeichert werden. Ohne den Hippocampus könnten wir kein emotional bedeutendes Ereignis aus unserer Vergangenheit memorieren. Zudem hat der Hippocampus Einfluss auf das Verhalten, insbesondere auf die Problembewältigung. Da der Hippocampus so einen roten Faden durch unsere Geschichte spinnt, verleiht er uns Identität. Die Alzheimer-Demenz beginnt in diesem Gehirnteil ihr Zerstörungswerk. Ohne Hippocampus verlieren wir unser Ortsgedächtnis, das Gefühl für Zeit und die Fähigkeit, uns an Erlebnisse zu erinnern. Der Hirnforscher und Nobelpreisträger Eric Kandel antwortete in einem Interview mit dem Sender »Arte« auf die Frage »Was wären wir ohne das Gedächtnis?«: »Rein gar nichts. Es ist der Kleber, der uns zusammenhält.«

Das Innenleben unseres Geistes

Um zu verstehen, wie unser Gehirn kommuniziert, werfen wir einen Blick auf das Innere des Gehirns. Hier liegen die *Hirnkammern (Ventrikel)*, die mit wasserklarem *Liquor (Hirnwasser)* gefüllt sind und mit den äußeren Liquorräumen kommunizieren. Auch das Rückenmark ist von Liquor umgeben. Durch diese »Flüssigkeitslagerung« ist das Gehirn vor Stößen geschützt, und der Druck auf es wird verringert.

Unsere Steuerzentrale besteht aus unterschiedlichen Zellen mit unterschiedlichem Aussehen und verschiedenen Funktionen. Die wichtigsten und häufigsten Zellen sind die Nervenzellen. Davon gibt es etwa 100 Milliarden im Gehirn eines Menschen. Diese auf Kommunikation spezialisierten Zellen sind schon bei der Geburt fast vollständig angelegt. Sie sind die Grundbausteine des Gehirns. Wie sind unsere Hirnzellen beschaffen, und was passiert in ihnen? Um das Lernen und die Gedächtnisbildung zu verstehen, kommt man ohne einen Blick auf fünf Begriffe nicht aus: Zellkörper, Dendrit, Axon, Synapsen und Neurotransmitter. Außerdem benötigen wir ein Grundverständnis von Aufbau und Funktion unserer (Nerven-)Zellen, um zu begreifen, wie der Energiestoffwechsel im Gehirn stattfindet. Das ist wichtig, um einerseits die Ursachen der Alzheimer-Demenz besser zu verstehen und andererseits, wie Heilung möglich ist.

Jede Nervenzelle besteht aus einem *Zellkörper (Soma)*, enthält im Wesentlichen dieselben Bestandteile, die sich auch in den Zellen anderer Organe finden, und wird von einer Zellaußenhaut (Membran) umschlossen. Um funktionieren zu können, benötigt jede Körperzelle (nicht nur die Nervenzellen) Energie. Diese muss durch die Membran geschleust werden und wird hier im Mitochondrium, dem Energiekraftwerk der Zelle, zu Energie verarbeitet. Diese heißt *Adenosintriphosphat* (ATP). Die Zelle benutzt sie zur Deckung des Eigenbedarfs, für Reparaturarbeiten, zur Herstellung von Bausubstanzen. Welche

Substanzen in die Zelle eingeschleust werden können, hängt von passenden Schlössern oder Andockstellen ab. Diese Rezeptoren reagieren auf bestimmte Botenstoffe, die sie aufschließen und dann Nährstoffe ins Zellinnere einlassen.

Wichtig für das Verständnis der Alzheimer-Krankheit ist der Transport von Glukose, der einfachsten Kohlenhydratform und Lieblingsenergiequelle des Gehirns. Das funktioniert in etwa so: Nimmt man etwas Kohlenhydrathaltiges zu sich, also Stärke oder Zucker (zum Beispiel Brot, Nudeln, Schokolade oder ein Glas Fruchtsaft), so wird dieser im Stoffwechselprozess in kleinere Glukosemoleküle umgebaut. Diese wandern ins Blut und erhöhen hier den Gehalt des Blutzuckers. Das signalisiert der Bauchspeicheldrüse, dass sie das Schlüsselhormon Insulin ausschüttet. Dieses dockt an bestimmte Rezeptortypen an Zellen (vor allem Muskel- und Nervenzellen) an. Vom Zellkern aus wird dann ein Transportprotein entsandt, genannt GLUT, das die Blutglukose durch die Zellmembran einschleust und hier freisetzt. Die GLUTs unterscheiden sich je nach Zelltyp. Im Zellinneren wird die Glukose im Mitochondrium zu ATP verarbeitet. Dieser Prozess geschieht reibungslos, sofern die Insulinrezeptoren an den Zellen auf ihren Schlüssel reagieren. Problematisch wird es, wenn sie dies nicht mehr tun und eine Resistenz gegen das Insulin entwickeln. Das sich daraus entwickelnde gestörte Stoffwechselszenario ist eine der Hauptursachen für die Entstehung von Stoffwechselerkrankungen wie Typ-2- oder Typ-3-Diabetes. (Mehr dazu lesen Sie ab Seite 61ff.)

Nervenzellgeflüster

An diesem Zellkörper befinden sich zwei Arten von Fortsätzen. Die *Dendriten (Nervenzellfortsätze)* und ein *Axon (Achsenzylinder)*. Eine Nervenzelle besitzt viele Dendriten (bis zu 10 000), aber nur ein einziges Axon. Diese Grundelemente machen die typische Struktur einer Gehirnzelle aus.

Mithilfe der Dendriten (vom griechischen *déndron* für »Baum«) empfangen Nervenzellen Informationen. Diese Antennen können Lichtwellen über das Auge oder Schallwellen über das Ohr aufnehmen. Mithilfe des Axons werden die Informationen elektrisch kodiert weitergeschickt. Dann handeln wir entsprechend, bewegen uns oder denken nach.

Umhüllt und versorgt werden die Nervenzellen von den *Gliazellen* (vom griechischen *glía* für »Leim«). Sie machen gut die Hälfte des Hirnvolumens aus und lassen sich in unterschiedliche Zelltypen einteilen. Lange standen sie als bloße Stützstruktur im Schatten der Neuronen und wurden hinsichtlich ihrer Bedeutung bei der Informationsverarbeitung unterschätzt. Dabei scheinen sie zahlreiche Prozesse im Gehirn zu beeinflussen, die unser Selbst, unsere Persönlichkeit ausmachen, zum Beispiel wie wir lernen, denken, uns erinnern. Gliazellen kommunizieren nicht nur mit den Nervenzellen, sondern auch untereinander. Sie empfangen Nervensignale und beeinflussen die Signalübertragung an den Synapsen, den Andockstellen der Zellen, an denen die Informationen übertragen werden.

Zu den Gliazellen gehören die *Astrozyten*. Diese sternförmigen Hilfszellen liefern Nährstoffe aus dem Blut in die Neuronen. Andere sind die *Mikroglia*, die das Gehirn vor Eindringlingen schützen, allerdings auch als Verursacher von Entzündungen gelten. Bei der Alzheimer-Erkrankung sind all diese Nervenzelltypen von Bedeutung.

Astrozyten sind die Versorger der Neuronen. Die Intrazellulärsubstanz des Nervensystems wird auch als »perineurale extrazelluläre Matrix« (PECM) definiert. Diese bildet ein dynamisches Gerüst, ein Puffersystem und ein Versorgungssystem. Ein entscheidender Neurotransmitter des PECM ist ATP. Im physiologisch gesunden Zustand versorgen die Astrozyten die Nervenzellen mit Energie und schützen sie. Bei Bedarf organisieren sich Astrozyten und die Wächter der

PECM, die Mikroglia. Diese gehören zum Spektrum der Notfallmaßnahmenkataloge des Gehirns. Wenn im Gehirn von Alzheimer-Patienten erhöhte Konzentrationen von Mikroglia gefunden werden, zeigt das, dass Entzündungsgeschehen im weitesten Sinne abgelaufen sind. Diese Entzündungen können ihre Ursachen und Hintergründe in viralen Infektionen haben oder in Störungen des Zucker- und Fettstoffwechsels.

Ein Nervenzellfortsatz kann bis zu einem Meter lang sein, und eine Nervenzelle kann bis zu 10 000 Dendriten haben. Am Ende des Axons liegen die Endplatten, und am Berührungspunkt mit der Nachbarzelle bilden sich Synapsen aus. Sie sind der Schlüssel zum Funktionieren unseres Gehirns, außerdem sind sie der zentrale Angriffspunkt der Alzheimer-Krankheit. Über die Synapsen treten die Nervenzellen untereinander in Kontakt. Dabei sind die Kontaktstellen extrem veränderbar und gleichzeitig Grundlage für unser Gedächtnis und alle Lernprozesse.

Der Hirnforscher und Nobelpreisträger Eric Kandel vermochte 1963 nachzuweisen, dass Nervenzellen »lernen« können und Grundlage des »Lernens« sind. Was heute als Allgemeinwissen gilt, nämlich dass sich Wissen und Erfahrungen im Langzeitgedächtnis in Verknüpfungen von Nervenzellen manifestieren, war damals bahnbrechend. Kandel erkannte (sehr vereinfacht dargestellt) im Versuch mit Seeschnecken, dass oft gereizte Leitungsbahnen sich ausbauten, indem sie neue Verknüpfungen eingingen.

Dazu ein Beispiel: Wenn wir ein Wort aus einer Fremdsprache oft verwenden, so lernen wir es mit der Zeit auswendig. Das Wort manifestiert sich in bestimmten Verknüpfungen der Nervenzellen. Benutzen wir das Wort nur einmal, vergessen wir es meistens. Die biologischen Grundlagen, warum das so ist, beantwortete Kandel nach über dreißig Jahren Forschung: Im Jahre 2000 erhielt er für die Entdeckung eines speziellen Proteins den Nobelpreis. Dieses macht es möglich, eine Erinnerung im Langzeitgedächtnis zu speichern, indem es dafür sorgt (vereinfacht beschrieben), dass eine weitere Verbindung zwischen den Nervenzellen entsteht. Die Entwicklung einer neuen Synapse dauert längstens 24 Stunden, und schon hat sich Wissen oder Erfahrung verfestigt. Auf diese Weise ist unser Gehirn formbar.

Heute weiß man sogar, dass nicht nur synaptische Verbindungen zwischen bestehenden Hirnzellen wandelbar sind, sondern dass auch frische Neurone entstehen können. Neue Gedächtnisinhalte durch Lernen beruhen somit nicht nur auf neuen Verknüpfungsmustern. Erst im Lauf der Neunzigerjahre setzte sich unter Hirnforschern die Erkenntnis durch, dass sich bis ans Lebensende neue Nervenzellen in unserem Gehirn bilden können, und dass diese »Neurogenese« maßgeblichen Anteil an unserem Lernvermögen haben dürfte. Dabei scheint die Fähigkeit zur Bildung neuer Nervenzellen auf zwei Hirnregionen beschränkt zu sein: zum einen auf die subventrikuläre Zone, die mit dem Riechkolben verbunden ist, und zum anderen auf den Gyrus dentatus im Hippocampus. Am eingehendsten erforscht ist das Nachwachsen von Nervenzellen im Hippocampus, dem eine zentrale Rolle beim Abspeichern neuer Erinnerungen zukommt und der damit über enorme Selbstheilungskräfte verfügt. Diese lassen sich bereits für die Alzheimer-Prävention aktiv nutzen. Denn die Denk- und Gedächtnisleistung können wir erhalten und sogar im Alter noch steigern, indem wir unser Gehirn durch gezielte geistige wie auch körperliche Aktivitäten trainieren.

Demenz – woran man sie erkennt

Unter dem Begriff »Demenz« werden verschiedene Krankheiten versammelt, die verschiedene Gehirnfunktionen betreffen. Das Krankheitsbild geht meist mit nachlassenden Gedächtnisleistungen einher, Orientierungs- und Sprachproblemen. Gewohnte Tätigkeiten können nicht mehr selbstverständlich ausgeführt werden, die Persönlichkeit verändert sich. Mindestens die Hälfte der Betroffenen leidet an der Alzheimer-Erkrankung, bei der Nervenverbindungen im Großhirn befallen werden. Etwa 10 Prozent sind durch Arteriosklerose bedingt, also durch Gefäßverkalkung. Der Rest sind seltenere Demenz-Formen (zum Beispiel bei Morbus Parkinson) oder Mischformen.

Im Alter von 65 bis 69 Jahren ist nur jeder Fünfzigste von einer Alzheimer-Demenz betroffen, auch darunter ist sie relativ selten. Man geht in Deutschland in der Altersgruppe der 45- bis 65-Jährigen von etwa 0,1 Prozent aus. Zwischen 80 und 84 Jahren schon jeder Achte, und ab dem neunzigsten Lebensjahr hat jeder Zweite bis Vierte einen Alzheimer.

Die Symptome der Demenz betreffen die Denkfähigkeit, die Stimmung und das Verhalten sowie den Bewegungsapparat. Trotzdem sollte man aus diesen Zahlen nicht schließen – wie es in der modernen Forschung durchaus üblich ist –, dass Alzheimer ein Schicksal wäre, das fast jeden von uns ereilt. Eine Demenz vom Alzheimer-Typ ist keineswegs unabwendbar. Vielmehr weiß man heute, dass sie mit an Sicherheit grenzender Wahrscheinlichkeit vermeidbar ist, und zwar ganz ohne Einsatz von Pillen. Allerdings ist in diesem Fall Selbstverantwortung gefragt und die Bereitschaft, sich abseits der Pfade der klassischen Schulmedizin zu bewegen, die bei der Behandlung von Demenz bisher nach wie vor nichts tun kann, um die Erkrankung zu erleichtern oder gar rückgängig zu machen.

Wichtig vor diesem Hintergrund ist auch die Überlegung, dass bestimmte »Zivilisationskrankheiten«, die die Sterblichkeit erhöhen (zum Beispiel Herz- und Kreislauferkrankungen oder Typ-2-Diabetes), nicht zwingend dem Älterwerden zuzuschreiben sind, sondern vielmehr der Lebensweise, die das Gros der Menschen pflegt. Diese ist weder unserer biologischen Ausstattung angemessen noch unserem Zellstoffwechsel, wie wir im weiteren Verlauf des Buches noch beleuchten. Zunächst werfen wir jedoch einen Blick auf das Schreckensszenario Demenz, das von den Betroffenen mit Angst und zunehmender Ohnmacht erlebt wird. Wichtig ist dies vor allem für die Früherkennung der Erkrankung. Dabei lässt sich diesen Prozessen mit einem Maßnahmenpaket, das aus einer grundlegenden Änderung des Lebensstils besteht, wirkungsvoll vorbeugen, zum Teil kann man sie aufhalten oder sogar reversibel machen.

Die Insel der Hundertjährigen

Ein Beleg dafür, dass das Alter nicht zwingend der wesentliche Risikofaktor für eine Alzheimer-Erkrankung ist, sind die sogenannten Superalten auf der japanischen Insel Okinawa. Auf der »Insel der Hundertjährigen« leben tatsächlich die meisten (über) Hundertjährigen auf der Welt. Beachtlich ist zudem, dass die Senioren Okinawas nicht nur weltweit die höchste Lebenserwartung haben, sondern bis ins hohe Alter gesund und aktiv sind. Vermeintlich normale Alterskrankheiten sind überaus selten. So ist das Risiko, an einer koronaren Herzerkrankung zu sterben, hier etwa 80 Prozent geringer als in den USA, Brustkrebs ist hingegen um 82 Prozent weniger wahrscheinlich, Prostatakrebs sogar um 86 Prozent.[14] Eine im Jahr 2003 erschienene Studie belegte, dass bei den über neunzigjährigen Amerikanerinnen 50 Prozent an Alzheimer erkrankten, in Okinawa jedoch nur die Hälfte davon.[15] Bei den Männern der gleichen Altersgruppe bekamen nur etwa 10 Prozent eine Demenz.

Das Forschungsprojekt »The Okinawa Centenarian Study« geht seit 1975 dem Phänomen der Langlebigkeit auf Okinawa nach. Wie zu erwarten, sollte sich die Studie nicht in Statistiken zu Lebensalter und Gesundheitszustand erschöpfen, sondern die Erklärung für das Phänomen hohes Lebensalter bei vergleichsweise gutem Gesundheitszustand ist nach Meinung der Forscher ein Bündel aus Ernährungsgewohnheiten, körperlicher Aktivität und sozial geprägter Spiritualität.

So enthält das traditionelle Essen viel Gemüse und Früchte und eher wenig Fleisch, Fisch und Eier. Es ist reich an gesunden Fetten und Ballaststoffen. Die Mahlzeiten werden frisch zubereitet aus ebenso frischen Zutaten. Zudem gilt das Gebot »Hara hachi bu«: Man möge mit dem Essen aufhören, sobald der Magen zu vier Fünfteln voll ist, wodurch eine Gewichtszunahme vermeidbar ist. Grundsätzlich gilt eine Kalorienrestriktion als eines der besten Mittel, um Alterungsprozesse in Schach zu halten. Im Ergebnis bietet diese Ernährung einen effektiven Zellschutz, hält die Arterien durch die Abwesenheit von tierischen gesättigten Fettsäuren frei von schädlichen Ablagerungen, ist weitgehend zucker- und salzarm, dabei reich an wertvollen Bitterstoffen. Auch Alkohol spielt in der Ernährung eine sehr untergeordnete Rolle.

Eine weitere Besonderheit der Alten auf Okinawa ist ihr aktiver Lebensstil. Es gibt kein Leben nach der sogenannten aktiven Phase wie im Westen, genauso wenig wie im lokalen Dialekt ein Wort für »Rente« existiert. Als bäuerliche Selbstversorger und Fischer sind die Okinawer im Familienverbund auch im Alter gefordert. Neben der harten körperlichen Arbeit spielen soziale Faktoren eine wichtige Rolle bei dem Altenphänomen. So treiben die Okinawer in ihrer Freizeit enthusiastisch Sport in der Gruppe: Karate und Gateball (so nennt man Crocket hier) gehören zu den zeitlebens aktiv betriebenen Hobbys, die das Gesundbleiben in der Gemeinschaft fördern.

Zudem ist soziale Verantwortung eine Selbstverständlichkeit auf der Insel, auf der Großfamilien noch intakt sind. Als einer der Jahreshöhepunkte gilt das Sportfest für alle ab 65 Jahre mit einer Spezialwertung für Familien, die mit drei Generationen an den Start gehen. Auch die Religion der Okinawer trägt zum sozialen Zusammenhalt bei, von dem der Einzelne profitiert. Im Gegensatz zu dem im übrigen Japan verbreiteten Shintoismus und Buddhismus hängt man hier dem Ryukyuan-Glauben an. Dieser Ahnenkult sowie die damit verbundenen Riten und Feste verleihen dem Leben Sinn und Struktur, stärken Rücksichtnahme und Hilfsbereitschaft. Einsamkeit und Niedergeschlagenheit kommen so gar nicht erst auf, keiner wird allein gelassen.

Leider macht der zivilisatorische »Fortschritt« auch vor Okinawa nicht halt. Mit Einzug des als überlegen beworbenen westlichen

Lebensstils verlieren traditionelle Ess- und Lebensgewohnheiten nach und nach an Bedeutung. Und die Vorzeige-Okinawer sind fast durchweg unter den Inselältesten zu finden, während die Jugend stärker noch als im restlichen Japan den westlichen Lastern aus energiereicher und nährstoffarmer Kost und reichlich Alkohol frönt.

Kognitive Symptome einer Demenz

Jeder von uns vergisst einmal etwas, einen Termin beim Zahnarzt, den Handy-PIN-Code, den Geburtstag der Oma oder auch einmal den Namen der Bundeskanzlerin. Es kann auch geschehen, dass man mal nicht weiß, welcher Wochentag gerade ist, was man im Keller holen oder im Supermarkt einkaufen wollte oder wo man den Autoschlüssel hingelegt hat. Das passiert, wenn man unter Dauerstress steht, schlecht geschlafen hat, zu wenig oder das Falsche gegessen und getrunken hat oder einfach einen Informations-Overload hat, der für die heutige Zeit so typisch ist. Konzentration, Erinnern und Bei-sich-Sein ist in modernen Zeiten mit Dauerreizüberflutung nicht immer einfach. Ein Überblick über die Symptome einer Demenz ermöglicht eine Frühdiagnose, sodass man zeitig gegensteuern kann. Wie das im Einzelnen funktionieren kann, erfahren Sie im weiteren Verlauf des Buches.

Typische Anzeichen, die die Denkfähigkeit betreffen, sind die folgenden:

- **Mangelnde Konzentration:** Man verliert den Gesprächsfaden oder kann einem Gespräch nicht mehr richtig folgen. Verwirrung: »Über was haben wir gerade gesprochen? Wo sind wir?«, wobei sich die Episoden häufen und es immer schwieriger wird, sich zu fangen.
- **Agnosie:** Schwierigkeiten, Gegenstände zu erkennen oder wie Dinge funktionieren. Man kann beispielsweise mit bestimmten

Geräten, mit denen man vorher sicher hantiert hat, nichts mehr anfangen.

- **Lernen und Gedächtnis:** Schwierigkeiten, sich an etwas zu erinnern, was man vor wenigen Minuten gehört hat. Zahlen und Namen sind zuerst betroffen, dann fragt man immer wieder nach denselben Dingen; es kommt gehäuft zu Wortfindungsproblemen, aber auch zum Vergessen von »wichtigeren« Dingen wie Essenszeiten oder dass man Freunde eingeladen hat.
- **Sprache:** Den Sinn von gesprochenen Wörtern versteht man nicht mehr (sensorische Aphasie). Man ist nicht mehr in der Lage, seine Gedanken richtig auszudrücken (motorische Aphasie).
- **Orientierung:** Beeinträchtigung des räumlichen Empfindens. Man verläuft sich beispielsweise im eigenen Wohnviertel oder findet nicht mehr nach Hause; Gegenstände werden falsch platziert, der Autoschlüssel wird beispielsweise ins Eierfach im Kühlschrank gelegt.
- **Allgemeine intellektuelle Beeinträchtigungen:** Schwierigkeiten, Gedanken zu folgen und diese zu neuen Erkenntnissen zusammenzusetzen. Schwierigkeiten beim abstrakten Denken: Einfache Rechenaufgaben können nicht mehr gelöst werden; das Urteilsvermögen lässt nach. Mangel an gedanklicher Flexibilität, Starrsinn.

Verhaltenssymptome

- Ängste,
- Depression,
- sozialer Rückzug,
- Interesselosigkeit, Initiativverlust, Lustlosigkeit, schwindendes Engagement für Dinge, die einen vormals begeistert haben,
- Gereiztheit und Stimmungsschwankungen bis hin zur Unberechenbarkeit,
- Wahnideen.

- Unpassendes Verhalten: Man verlässt beispielsweise im Schlafanzug das Haus,
- Zerfall der Persönlichkeit: Aus einem vormals selbstbewussten Menschen wird ein hilfloser, ängstlicher Mensch, der sich an seine Betreuungspersonen klammert.

Wie die Krankheit erlebt wird

Die Forscher J. Gilliard und J. Kennedy[16] haben im Jahr 1998 beschrieben, wie Demenz-Kranke Ihre Erkrankung zu Beginn erleben:

- **Stolpern:** Die Erkrankten »stolpern« über einfache Probleme, die sie früher ganz einfach im Griff hatten.
- **Vermuten:** Je mehr Fehlleistungen sich einstellen, desto häufiger vermuten sie, etwas sei mit ihnen, mit ihrem Kopf nicht in Ordnung.
- **Vertuschen:** Man versucht, Fehlleistungen zu erklären und Situationen, in denen sich solche einstellen könnten, zu vermeiden.
- **Mitteilen:** Die Betroffenen erzählen Angehörigen davon und bitten um Hilfe.
- **Bestätigen:** Die Phase der Besprechung mit Ärzten und Therapeuten zur Diagnosestellung wird oft verdrängt, und es wird versucht, die Diagnose zu verharmlosen, indem man sich lediglich »als etwas vergesslich« bezeichnet.
- **Maximierung:** Die am meisten Erfolg versprechende Erfolgsstrategie wird ausgeschöpft, entweder durch Klammern an die hauptbetreuenden Personen oder Rückzug.
- **Desorganisation:** Aktivitäten spalten sich auf in meist unzusammenhängende, teilweise schwer nachvollziehbare Handlungen und Äußerungen.
- **Zerfall:** Die Persönlichkeit zerfällt.
- **Sterben:** Häufig verspüren Demente einen starken Drang zu sterben und verweigern Essen und Trinken; andere klammern, überleben wiederholt lebensgefährliche Demenzkomplikationen und siechen dahin.

Körperliche Anzeichen und Symptome des Bewegungsapparats

- **Apraxie:** Die Handlungsfähigkeit ist beeinträchtigt, insbesondere bei sonst üblichen Verrichtungen wie Bedienen einer Kaffeemaschine oder der Toilettenspülung.
- **Gangstörungen:** Der natürliche Diagonalgang ist nicht mehr möglich und geht nach und nach in den sogenannten Passgang über, hierdurch verschieben sich das Gleichgewicht und die Bewegungssymmetrie, das Gehen fällt schwerer.
- **Sich wiederholende Handlungen:** Handlungen werden automatisiert wiederholt, nicht ausgeglichen und sinnhaft.
- **Rastlosigkeit:** Bewegungen erfolgen unruhig und planlos.
- **Mangelhafte Koordination von Gelenken und Muskulatur.**
- **Inkontinenz.**

Motorisch-kognitive Interferenz

Das Gefühl von Unsicherheit beim Gehen kann ein erstes Symptom von kognitiven Defiziten sein. Die Exekutivfunktionen im Gehirn bestehen in kognitiven Prozessen, die den Ablauf schwieriger Handlungen planen und koordinieren. Die Exekutivfunktionen verteilen die Aufmerksamkeit dabei zwischen mehreren simultan durchgeführten Aktivitäten, zum Beispiel »gleichzeitig gehen und mit jemandem reden«. Störungen dieser Exekutivfunktionen, zu denen auch Aufmerksamkeitsstörungen gehören, sind mit charakteristischen Gangveränderungen verbunden.

Insbesondere bei älteren Menschen ist der Grad an Aufmerksamkeitsaufteilung beim Gehen und gleichzeitigen Ausführen einer zusätzlichen kognitiven Aufgabe wichtig bei der Diagnosestellung. Reicht die Aufmerksamkeit nicht für die doppelte Aufgabe (eine sogenannte Dual-Task-Situation), verschlechtert sich die Leistung in einer oder beiden Aufgaben. Es kann zu Interferenzen zwischen konkurrierenden und auf gleiche Hirnareale zurückgreifenden Aufgaben kommen. Das zeigt sich oft in Form einer verlangsamten Gehgeschwindigkeit und einer Zunahme der Gangvariabilität (dabei nimmt die Gangunregelmäßigkeit etwa durch variierende Schritt-zu-Schritt-Längen und damit die Instabilität beim Gehen zu). Diese motorisch-kognitive Interferenz gibt also über das Gehen Hinweise auf das Vorliegen kognitiver Defizite und ist mit einem erhöhten Sturzrisiko verbunden.

Verlauf der Demenz

Wie eine Demenzerkrankung verläuft, ist individuell unterschiedlich. Auch zeitlich gibt es Unterschiede von wenigen bis zu zwanzig Jahren, bis sich die Krankheit manifestiert. Man unterteilt den Verlauf in fünf Stadien (manche Forscher arbeiten auch mit drei beziehungsweise sieben Stadien):

Stadium 1: Vorklinische Phase

Obwohl noch keine Symptome festzumachen sind, hat die Erkrankung bereits begonnen. Diese Phase kann jahrzehntelang dauern. Einige Wissenschaftler vermuten, dass bereits in frühen Jahren bei Kindern Veränderungen im Gehirn stattfinden müssten, die auf eine spätere Demenzentwicklung hinweisen. Wiederholte Alkoholexzesse bei Jugendlichen können zur Hemmung der Selbstheilungskräfte im Hippocampus (hippocampale Neurogenese) führen.[17] Auch Bewegungsmangel in der Jugend sowie ungelöste seelische Probleme können ein späteres Demenzrisiko erhöhen. Bei der Früherkennung setzt man auf bildgebende Verfahren und Biomarker. Hierbei handelt es sich um Eiweißstoffe, die schon früh verändert sind. Die Wissenschaft hofft, bei einer frühen Diagnosestellung ebenso frühzeitig in das Krankheitsgeschehen eingreifen zu können. Bei einem Krankheitsausbruch, wenn also der Hirnschaden besteht, kann man nach dem derzeitigen Stand der Forschung medikamentös nichts mehr ausrichten. In dieser sehr frühen Phase lässt sich jedoch etwas tun, indem man seine Gesundheit selbst in die Hand nimmt und seinen Lebensstil ändert.

Stadium 2: Frühe Demenz

Ein sehr frühes Signal für eine beginnende Demenz sind Wortfindungsstörungen. Man vergisst außerdem Dinge, über die man gerade gesprochen hat, oder Namen und Zahlen. Die Hippocampi sind erkrankt, aber die Persönlichkeit ist noch ganz. Die Betroffenen erzählen häufig dasselbe und beginnen, Gegenstände zu verlegen. Neue Erlebnisse können nicht mehr abgespeichert werden. Sätze werden mit unpassenden Wörtern gefüllt, weshalb das Gegenüber einen nicht mehr verstehen kann. Oft führen diese Symptome, die die Betroffenen mit Unbehagen und Angst wahrnehmen, dazu, dass sie sich zurückziehen. Das macht es für das Umfeld schwer, die Veränderungen festzustellen und gegebenenfalls einzugreifen. Auch Passivität und Interesselosigkeit gehören zu den ersten Anzeichen einer Demenz. Bei anderen kommt es zu Persönlichkeitsveränderungen; so kann es geschehen, dass Betroffene, die vorher ausgeglichen und liebevoll waren, plötzlich wütend und aufbrausend sind und ihr Umfeld schikanieren. Ein weiteres Symptom kann sein, dass man jegliches sexuelle Interesse verliert oder ganz im Gegenteil plötzlich stärkere sexuelle Antriebe entwickelt. In dieser Phase sind die Betroffenen allerdings noch in der Lage, ihr Leben weitgehend zu organisieren.

Im MRT erkennt man nun, dass der Tractus perforans, das Tor zum Gedächtnis, gestört ist; und man sieht, dass die weiße Substanz weniger wird. Gleichzeitig lässt der Geruchssinn nach. Das Riechhirn ist evolutionsgeschichtlich eng mit dem Sitz des Gedächtnisses verwandt (nicht wenige Erinnerungen speichern wir über Gerüche ab). Wichtig ist jetzt aus therapeutischer Sicht, einerseits mit vorbeugenden, das Gehirn stabilisierenden Maßnahmen einzugreifen, damit sich nicht binnen der nächsten knapp zehn Jahre das Vollbild der Erkrankung manifestiert. Andererseits ist es auch empfehlenswert, jetzt mit dem Betroffenen über Dinge zu sprechen, die die Zukunft betreffen (zum Beispiel Aufsetzen einer Patientenverfügung und/oder eines Testaments; Unterstützung bei finanziellen Entscheidungen).

Stadium 3: Frühe Erkrankung

Deutlicher erkennbar wird die Demenz in diesem Stadium, da die Betroffenen zunehmend auf Hilfe angewiesen sind. Der geistige Verfall wird offensichtlicher, die bisherigen Probleme vergrößern sich:

- Orientierungsprobleme nehmen zu,
- es fällt schwerer, Termine (Orte und Zeiten) wahrzunehmen,
- sich genau auszudrücken und Gesprochenes zu verstehen,
- an die Einnahme von Medikamenten zu denken,
- seine Finanzen zu überblicken oder mit Geld richtig umgehen zu können,
- Auto zu fahren,
- sich an unbekannte Orte zu begeben,
- überlegt einzukaufen und sich selbstständig die Mahlzeiten zuzubereiten,
- Geduld und Konzentration aufzubringen,
- sich passend zu kleiden, bevor man das Haus verlässt,

- zwischen bloßen Vorstellungen und der Wirklichkeit zu unterscheiden,
- sich zu waschen und zu pflegen,
- in den Wohnräumen auf die eigene Sicherheit zu achten (Herd nicht unbeaufsichtigt lassen, Türen schließen nach Verlassen des Hauses).

Die Diagnose lautet nun mit ziemlicher Sicherheit Alzheimer. Toxine (Alzheimer-Toxin und Tau-Protein) werden in weitere Bereiche des Gehirns verschickt. Das limbische System, die Gehirnregion, in der unsere Emotionen, unsere Empfindungsfähigkeit verankert sind, leidet. Der Charakter beginnt sich zu ändern, auch der Schlaf-Wach-Rhythmus wird zunehmend beeinträchtigt. Mit dem weiteren Schwinden der Erinnerung gibt es keine Entwicklung, keine Zukunft mehr.

Stadium 4: Moderate Demenz

Die Neurodegeneration schreitet fort. Jetzt kann der Zerstörungsprozess auch durch eine Lebensstiländerung nur noch verlangsamt, aber nicht mehr aufgehalten werden. Tau-Fibrillen aktivieren sterbende Neurone im ganzen Gehirn, der Neocortex wird dünner, die Denkfähigkeit nimmt im Zuge dessen weiter ab. Überall entstehen nun Amyloid-Plaques, gegen die sich das Immunsystem zur Wehr zu setzen versucht. Noch ist das Bewegungsgedächtnis funktionsfähig. In diesem Stadium ist man in der Lage, einen Ball zu fangen. Dafür ist es unmöglich, sich zu unterhalten.

Bisweilen kommt es zu vulgären Ausbrüchen. Jetzt werden auch länger zurückliegende Erinnerungen gelöscht, die noch einen Halt gegeben haben. Körperpflege findet nicht mehr statt, man kennt vielleicht noch seinen Namen, aber bei Familienmitgliedern setzt es bereits aus. Es kommt zu starken Angstgefühlen – so stellt man bei vielen Patienten fest, dass sie mit abnehmendem Sonnenlicht sehr unruhig werden und Halluzinationen und paranoide Vorstellungen entwickeln.

Bei Stress wird das Hormon Cortisol ausgeschüttet, das auf die Nervenstammzellen toxisch wirkt. Der geistige Verfall beschleunigt sich unter dem Einfluss des Stresshormons. Die gesamte Entwicklung verläuft rückwärts, die Patienten werden immer kindlicher, Windeln müssen gewechselt werden, und es zeigt sich unter anderem ein verstärkter impulsiver Bewegungsdrang.

Stadium 5: Schwere Demenz

In diesem Stadium sind die meisten Betroffenen Pflegefälle, die rund um die Uhr betreut werden müssen, was sehr belastend für alle Familienmitglieder ist. Der Erkrankte kommt nicht mehr ohne Hilfe zurecht, oft steht ein Umzug in ein Pflegeheim an, den viele Patienten als übergriffig empfinden. Kommunikation ist in dieser Phase kaum mehr möglich.

Auf der körperlichen Ebene kommt es zu Schluckbeschwerden, längere Schlafphasen wechseln mit epileptischen Episoden. Die Patienten sind bettlägerig, der Körper lässt nach ebenso wie die Immunfunktionen. Es kommt zu Hautinfektionen durch Wundliegen, Dehydrierung, Thrombosen und Lungenembolien, woran ein Teil der Betroffenen verstirbt.

Verschiedene Formen von Demenz

Unter Demenz versteht man nicht nur die Alzheimer-Erkrankung, sondern verschiedene Formen und auch Zustände, weshalb ein Alzheimer auch erst definitiv festzustellen ist, wenn eine Autopsie die neurologischen Veränderungen im Gehirn belegt. Dann ist der Betroffene jedoch schon tot. Als »wahrscheinlich« gilt die Diagnose, wenn bestimmte klinische Symptome (siehe oben) vorliegen, als »vermutlich«, wenn auch andere Demenzformen infrage kommen. Außerdem können Patienten gleichzeitig an mehreren Demenzformen erkranken.

Um solide forschen zu können, hat man einen Kriterienkatalog aufgestellt. Er wurde vom National Institute of Neurological und Communicative Disorders und der Alzheimer Desease and Related Disorder Association verfasst. Auf Basis dieses Katalogs versucht man, auch die entsprechenden Prognosen zu stellen, um eine Häufigkeit der Erkrankungen zu ermitteln. Die Krankheit beginnt in jedem Fall schleichend mindestens schon zehn bis fünfzehn Jahre vor den ersten Symptomen. Dieser Umstand erschwert die Studien zur Alzheimer-Häufigkeit enorm.

Vaskuläre Demenz

Die vaskuläre Demenz hat andere Ursachenmechanismen. Grund für diese Demenzform sind Durchblutungsstörungen im Gehirn. Der Oberbegriff »vaskuläre Demenz« umschließt verschiedene Demenzformen. Gemeinsame Ursache sind Durchblutungsstörungen insbesondere der kleinen Gefäße im Gehirn. Davon leitet sich auch der Name ab: »Vaskulär« bedeutet so viel wie »gefäß-, durchblutungsbedingt«.

Risikofaktoren für eine vaskuläre Demenz sind Bluthochdruck, Rauchen, ungünstige Blutfettwerte, Typ-2-Diabetes und Herzkrankheiten. Nicht immer kann man zwischen einer Alzheimer-Krankheit und der vaskulären Demenz sicher unterscheiden. Es gibt auch Mischformen.

Die Steuerzentrale im Kopf muss wie jedes Organ unentwegt mit sauerstoffreichem Blut versorgt werden. Das geschieht über die großen Hirnschlagadern, die sich im Gehirn in viele kleine Gefäße verzweigen. Sobald Versorgungsengpässe beispielsweise durch Ablagerungen entstehen, erhalten Neuronen (Nervenzellen im Gehirn) zu wenig Sauerstoff, wodurch sie Schaden nehmen oder sogar absterben.

Das kann in Form eines Schlaganfalls passieren, bei dem ein größeres Blutgefäß verstopft oder ein größeres Blutgefäß reißt. So wird ein Hirnareal von der Blutversorgung abgeschnitten, und viele Nervenzellen sterben innerhalb kurzer Zeit. Anzeichen für einen Schlaganfall sind Lähmungen, Seh- oder Sprachstörungen. Häufiger entsteht die Krankheit jedoch auch in einem schleichenden Prozess: So können ein jahrelanger Bluthochdruck oder ungünstige Blutfettwerte (vor allem hoher LDL- und niedriger HDL-Cholesterinwert) die Wände der kleinen Blutgefäße schädigen. Sie werden dicker und starrer, das Blut fließt schlechter durch, und es kommt zur Mangelversorgung an Sauerstoff in verschiedenen Gehirnarealen.

Während die Alzheimer-Krankheit normalerweise allmählich beginnt und sich bei keiner Änderung des Lebensstils verschlechtert, kann die vaskuläre Demenz manchmal über längere Phasen stabil bleiben, um sich dann wieder relativ plötzlich zu verschlimmern. Sie nimmt häufig einen schubweisen Krankheitsverlauf. Auch Episoden mit leichter Besserung kommen vor. Manchmal stoppt die Erkrankung an einem bestimmten Punkt, verschlechtert sich also nicht mehr weiter.

Zusätzlich treten bei der vaskulären Demenz oft Bewegungs- und Koordinationsstörungen auf – zum Beispiel in Form einer Gangunsicherheit. Durchblutungsstörungen im Gehirn können außerdem zu neurologischen Ausfällen wie Lähmungen oder Sehstörungen führen oder eine Blasenstörung mit Inkontinenz nach sich ziehen, auch zu epileptischen Krampfanfällen kann es kommen. Manchmal erinnern Beschwerden wie Muskelsteifheit, ein kleinschrittiger Gang und Bewegungsverlangsamung an die Symptome einer Parkinson-Krankheit.

Es gibt keine eindeutigen Symptome für eine vaskuläre Demenz. Alle genannten Beschwerden können auch andere Ursachen haben – darunter Stoffwechselstörungen, Vitaminmangelzustände oder chronische Infektionen. Die Symptome können jedoch auch bei der vaskulären Demenz so ausgeprägt sein, dass die Betroffenen nicht mehr in der Lage sind, ihren Alltag selbstständig zu bewältigen, sondern rund um die Uhr auf fremde Hilfe angewiesen sind. Wer in einem frühen Stadium jedoch die Risikofaktoren reduziert oder nach Möglichkeit ausschaltet, kann einer vaskulären Demenz vorbeugen.

Frontotemporale Demenz (Pick'sche Erkrankung)

Diese Demenz-Art (FTD) ist eher selten und betrifft etwa 5 bis 10 Prozent der Erkrankten. Hier sind der Stirnlappen (Frontallappen) und Schläfenlappen des Gehirns geschädigt. Die ersten Symptome treten hier etwas früher auf als bei der Alzheimer-Demenz. Das durchschnittliche Alter der Betroffenen liegt zwischen fünfzig und sechzig. Zu Beginn wirken die Patienten zunehmend sorglos, unkonzentriert, sie vernachlässigen ihre Pflichten. Im Beruf fallen sie oft wegen Fehlleistungen auf. Mit der Zeit ziehen sie sich zurück, verlieren das Interesse an Familie, Freundeskreis und Hobbys, werden teilnahms- und antriebslos. Einige entwickeln eine zunehmende Taktlosigkeit im Umgang mit anderen, wirken empathielos und nicht mehr in der Lage, sich in andere einzufühlen, sondern vor allem an der Befriedigung eigener Bedürfnisse interessiert. Viele sind leicht reizbar und manchmal aggressiv. Das kann dazu führen, dass Patienten soziale Regeln verletzen oder sogar Delikte begehen.

Manchmal entwickeln die Erkrankten seltsame Rituale oder zeigen sich ständig wiederholende Verhaltensweisen. Häufig zu beobachten sind Heißhungerattacken, vor allem auf Süßigkeiten – ein Hinweis darauf, dass das Insulinsystem im Körper gestört ist (siehe Seite 115).

Viele vernachlässigen die körperliche Hygiene, halten sich selbst trotz der auffälligen Symptome aber für gesund.

Im Verlauf der Erkrankung entwickeln sich dann Sprachstörungen, die sich in Wortfindungs-, Benennens- sowie Sprachverständnisstörungen zeigen. Im weiteren Verlauf kommt es zu fehlendem Mitteilungsbedürfnis bis zum völligen Verstummen. Auch das Gedächtnis zeigt sich beeinträchtigt, lange Zeit aber nicht so stark ausgeprägt wie bei der Alzheimer-Krankheit. Zunehmend verlieren die Patienten die Fähigkeit, im Alltag zurechtzukommen. Später fehlt den Erkrankten oft jeglicher Antrieb, es kommt zur Inkontinenz. Bei einigen Patienten treten neurologische Symptome auf wie auch bei der Parkinson-Krankheit (Gang- und Bewegungsstörungen) sowie Schluckstörungen. Im Endstadium der Erkrankung kann es zu Bettlägerigkeit und völliger Pflegebedürftigkeit kommen.

Lewy-Körperchen-Demenz

Sie zählt mit 10 bis 20 Prozent der Fälle nach Alzheimer zu den häufigsten Formen von Demenz. Symptomatisch können neben nachlassenden Gedächtnisleistungen auch Halluzinationen sein wie auch Bewegungsstörungen. Darin ähnelt diese Form der Parkinson-Erkrankung.

Bei den sogenannten Lewy-Körperchen handelt es sich vereinfacht gesagt um runde Proteinablagerungen in bestimmten Nervenzellen von Hirnstamm und Großhirnrinde. Sie sind nicht nur bei Betroffenen dieser Demenzform nachweisbar, sondern auch bei Parkinson-Patienten – hier befinden sich die Körperchen jedoch in einem Bereich des Mittelhirns. Die Symptome beider Erkrankungen können sich (müssen aber nicht) sehr ähneln. Da Morbus Parkinson im Lauf der Zeit ebenfalls zur Demenz führt, vermutet man, dass es sich bei Parkinson und der Lewy-Körperchen-Demenz um Varianten einer einzelnen Erkrankung handeln könnte. Während sich die Parkinson-Krankheit unter der Behandlung mit L-Dopa bessert, kommt es bei der Lewy-Körperchen-Demenz bereits nach sehr niedriger L-Dopa-Dosierung zu psychotischen Zuständen.

Die Symptome treten meist bei älteren Menschen nach dem 65. Lebensjahr auf. Zu diesen können parkinsonähnliche Bewegungsstörungen wie Muskelsteifigkeit, unkontrolliertes Zittern der Hände (Tremor) sowie verlangsamte Bewegungsabläufe gehören. Typisch vor allem für die Frühphase der Lewy-Körperchen-Demenz sind in regelmäßigen Abständen jedoch meistens optische, seltener auch akustische Halluzinationen. Betroffene sehen Menschen oder Tiere, oder sie hören Stimmen oder Musik. Auch ein tagelanger Tiefschlaf sowie die Neigung zu einer Körperseite beim Gehen oder Stehen können symptomatisch sein.

All diese Anzeichen gehen mit einem stetigen Rückgang des Gedächtnisses einher. Die geistigen Fähigkeiten von Betroffenen der Lewy-Körperchen-Demenz schwanken tagesformabhängig sehr stark; auch die Aufmerksamkeitsfähigkeit lässt im Verlauf der Erkrankung nach.

Parkinson-Demenz

Die Parkinson-Krankheit betrifft in erster Linie die Motorik. Doch kommt es bei bis zu 40 Prozent aller Erkrankten auch zu Einschränkungen der geistigen Leistungsfähigkeiten. Die Häufigkeit der Demenz steigt mit der Dauer der Parkinson-Erkrankung und dem Alter der Patienten.

Die Parkinson-Krankheit wird durch einen Mangel am Botenstoff Dopamin ausgelöst. Er ist von zentraler Bedeutung für die ordnungsgemäße Steuerung von Bewegungsabläufen. Ursache für die Parkinson-Demenz ist – ähnlich wie bei Alzheimer – ein Mangel des Botenstoffs Acetylcholin (siehe auch Seite 18f.). Dadurch wird die Signalübertragung im Gehirn beeinträchtigt, was sich in Demenzsymptomen äußert. Anders als bei Alzheimer kommt es bei der Parkinson-Demenz nicht gleich zu einer Beeinträchtigung des Gedächtnisses. Die typischen Symptome sind zunächst:

- eingeschränkte Aufmerksamkeit,
- Schwierigkeiten bei der Planung von Aufgaben und beim Lösen von Problemen,
- Beeinträchtigungen des räumlichen Sehens,
- Interessenverlust (Lustlosigkeit) und
- inflexibles Denken (»Dickköpfigkeit«).

Mild Cognitive Impairment (MCI)

Der Begriff »Mild Cognitive Impairment« (»leichte kognitive Störung«) bezeichnet eine Störung der geistigen Leistungsfähigkeit. Die Beschwerden der Betroffenen entsprechen einerseits nicht dem normalen Alterungsprozess, andererseits aber auch nicht den Kriterien einer Demenzerkrankung. MCI ist charakterisiert durch Gedächtnisstörungen, Lernschwierigkeiten und die verminderte Fähigkeit, sich längere Zeit auf eine Aufgabe zu konzentrieren. Oft besteht ein Gefühl geistiger Ermüdung bei dem Versuch, Aufgaben zu lösen. Objektiv erfolgreiches Lernen wird subjektiv als schwierig empfunden.

Keines dieser Symptome ist jedoch so schwerwiegend, dass die Diagnose einer Demenz gestellt werden kann. Für eine Einschätzung der Schwere des MCI-Bildes wird der sogenannte DemTect (Demenzdetektion) verwendet. Eine Leistung von 9 bis 12 Punkten gilt als kennzeichnend für leichte kognitive Beeinträchtigung (MCI), ein Punktwert von 0 bis 8 entspricht einer leichten bis mittelschweren Demenz vom Alzheimer-Typ. Grundsätzlich unterscheidet man zwei Untertypen:

- ein Beschwerdebild, bei dem Gedächtnisstörungen im Vordergrund stehen, das sogenannte amnestische MCI,
- MCI ohne Störung der Gedächtnisfunktionen.

Das Gedächtnis kann auf verschiedene Weisen gestört sein. So unterscheidet man, ob neue Informationen abgespeichert werden können oder ob Teile aus der Erinnerung nicht mehr abrufbar sind (retrograde Amnesie). Patienten mit einem amnestischen MCI haben vor allem Gedächtnisabrufschwächen, die das Beschwerdebild prägen. Die Betroffenen leiden im Alltag unter Konfusionsvergessen (den Schlüssel verlegen) und Vergesslichkeit (einen Termin verpassen, kurz zurückliegende Begegnungen und Gespräche vergessen). In Gedächtnistests kommt es zu deutlichen Schwierigkeiten beim Lernen und Wiedergeben von Wortlisten (Merkschwäche).

Bei der anderen Gruppe, dem MCI ohne Störung der Gedächtnisfunktionen, prägen vor allem psychosoziale Auffälligkeiten das Beschwerdebild. Die Betroffenen verlieren sich gleichsam in ihrem Tun und werden kontaktärmer. Es kommt zu einer Verminderung der Lebensqualität. Bei dieser Gruppe spricht man auch von einer Verschlechterung der Aufmerksamkeits- und der Konzentrationsfähigkeit.

Auch wenn man von einer höheren Wahrscheinlichkeit der MCI mit zunehmendem Alter ausgeht, kann man Verschlechterungen des Gesamtbildes frühzeitig erkennen und vorbeugende Maßnahmen rechtzeitig einleiten, denn MCI kann als ein Risikofaktor für Demenz gelten.

Basisdiagnostik einer Demenz

- Der Arzt erhebt eine genaue Krankengeschichte des Patienten.
- Daran schließt sich eine körperliche Untersuchung an.
- Standardisierte Tests geben Auskunft über die intellektuellen Leistungen und Fähigkeiten. Zusätzlich gilt es abzuschätzen,

wie gut der Patient noch in der Lage ist, Tätigkeiten des alltäglichen Lebens auszuführen. Besonders bekannte Kurztestverfahren sind der Mini-Mental-Status-Test (MMST), der Uhrzeit-Zeichnen-Test oder der DemTect (Demenzdetektion). Manchmal ist eine ausführliche neuropsychologische Testdiagnostik sinnvoll.

- Blutuntersuchungen helfen, andere Demenzursachen wie zum Beispiel Infektionen, Nährstoff- und Vitalstoffmangel oder eine Schilddrüsenunterfunktion auszuschließen.
- Auch Untersuchungen des Gehirnwassers (Liquors) sind in spezialisierten Gedächtnissprechstunden heute Routine. Im Gehirnwasser können bestimmte Marker (Biomarker), die typischerweise bei der Alzheimer-Erkrankung verändert sind (Beta-Amyloid, Tau-Protein), bestimmt werden.
- Mit bildgebenden Verfahren wie Computer- oder Kernspintomografie (CT oder MRT), vorzugsweise MRT, lassen sich die Gehirnstrukturen beurteilen und Hinweise auf für Alzheimer oder andere Demenzerkrankungen typische Gehirnveränderungen finden. Außerdem können mit bildgebenden Methoden unter anderem Gefäßerkrankungen des Gehirns erkannt oder Tumoren ausgeschlossen werden.
- Bei Verdacht auf Gedächtnisprobleme oder andere kognitive Störungen wird in der Praxis manchmal die Mini Mental State Examination (MMSE) durchgeführt. Dieser globale Test der Kognition umfasst leider die für die Gangsicherheit entscheidenden Exekutivfunktionen nicht. Dazu eignet sich der Uhrentest, der häufig mit dem MMSE zusammen gemacht wird. Der Patient soll eine Uhr zeichnen mit allen Zahlen und Ziffern und danach die Uhrzeit aufschreiben, wie sie in einem Fahrplan oder TV-Magazin steht. Es kommt durchaus vor, dass jemand 28 oder 29 Punkte bei der MMSE erhält, jedoch eine sehr auffällige Uhr zeichnet. Wenn die Uhr und/oder der Zeltübertrag nicht normal aussehen, liegen wahrscheinlich Exekutivfunktionsstörungen vor. Diese Personen werden Gehschwierigkeiten haben, vor allem unter Dual-Task-Bedingungen (also zwei Dinge gleichzeitig tun zu müssen: gehen und sprechen).

Warum das Licht im Kopf ausgeht

Im vorangegangenen Kapitel sind wir bereits kurz auf den Energiestoffwechsel in der Zelle eingegangen, wie dieser entgleisen kann und welche Konsequenzen dies für das Gesamtgefüge des Körpers und insbesondere für unser Gehirn hat. Werfen wir nun einen Blick auf die Gruppe von Krankheiten, die sich im Gefolge dieser Stoffwechselentgleisung manifestieren können. Sie werden mit dem Begriff »Diabetes mellitus« – der Zuckerkrankheit – umschrieben. Bei diesem Formenkreis von Stoffwechselstörungen mit entgleisten Blutglukose- und Insulinspiegeln kann der Körper Glukose nicht mehr adäquat verarbeiten. Es kommt einerseits zu überhöhten Blutglukosespiegeln, andererseits zu Unterzuckerungszuständen (Hypoglykämien) in den Zellen und gleichzeitigem Insulinüberschuss. Die gestörte Stoffwechsellage gilt als eine der Hauptursachen für verschiedene Volkskrankheiten (Herz-Kreislauf-Erkrankungen, Typ-2-Diabetes), zu denen mittlerweile auch die Alzheimer-Demenz gehört.

Alzheimer-Ursache: Zuckerkrankheit

Zu den Zuckerkrankheiten gehören der genetisch bedingte Typ-1-Diabetes sowie die lebensstilbedingten Typ-2- und Typ-3-Diabetes-Erkrankungen. Keine von ihnen ist medikamentös heilbar. Jede Zuckerkrankheit zieht eine Reihe von Folgeerkrankungen nach sich. Ein Teil davon ist vermeidbar, wie wir sehen werden.

Denn die Ursachen für den hohen Blutzuckerspiegel, den man mittels Bluttests messen kann (siehe Seite 36), sind unterschiedlich. Tatsache ist, dass sich Diabetes seit Mitte der Achtzigerjahre quer durch Bevölkerungen und alle Altersgruppen epidemisch verbreitet hat. Betroffen sind Kleinkinder, Kinder, Jugendliche und Erwachsene. Überall ist die Krankheit mit Übergewicht (Adipositas) und einem entgleisten Zucker- und Fettstoffwechsel vergesellschaftet. Noch vor vierzig oder fünfzig Jahren galt Diabetes allenfalls als Alterskrankheit, da die Leistung der Bauchspeicheldrüse mit dem natürlichen Alterungsprozess nachlässt. Auch die Muskelmasse nimmt biologisch bedingt ab (bei Frauen 1 Prozent Rückgang jährlich ab 39, bis 69 Jahren um 30 Prozent, bei Männern beträgt der Rückgang 0,5 Prozent). So gibt es immer weniger glukoseaufnehmende Empfängerzellen in der Muskulatur, die immerhin unser größtes Stoffwechselorgan darstellt und für die gesamte Energiegewinnung und den Energieumsatz im Körper zuständig ist.

Lieblingsbrennstoff der Muskelzellen ist Zucker (Kohlenhydrate). Er kann am leichtesten genutzt werden. Danach kommen Fettsäuren aus der Nahrung oder dem Fettgewebe. Eiweiß brauchen die Muskeln als Baustoff. Indirekt trägt die Muskulatur so maßgeblich zu einem stabilen Fett- und Zuckerstoffwechsel bei. Insbesondere Fett kann wesentlich nur in der Muskulatur verbrannt werden. Vor diesem Hintergrund ist es auch wichtig, dass die Muskulatur im Hinblick einer Vermeidung von Prädiabetes und Zuckerkrankheit erhalten wird.

Heute rechnen Experten damit, dass die Zahl der Zuckerkranken und Prädiabetiker in den nächsten Jahren noch explosionsmäßig steigt, da immer mehr Menschen immer dicker werden und das Alter dabei keine Rolle spielt. Bis 2030 rechnet man mit circa 552 Millionen Diabetikern.

Zusätzlich haben 79 Millionen Menschen Prädiabetes, eine Vorstufe der Erkrankung. Hier zeigt sich eine Insulinresistenz mit erhöhten Blutglukosespiegeln (die allerdings noch nicht so hoch wie bei einem manifesten Diabetes sind). Wer zu dieser Hochrisikogruppe gehört, muss nicht zwangsläufig einen Typ-2-Diabetes entwickeln. Da man jedoch weiß, dass die Symptomatik in der Regel mit Übergewicht einhergeht, kann man durch eine Ernährungsumstellung auf eine keton- und ballaststoffreiche Ernährung (siehe auch Kasten Okinawa, Seite 41ff.), eine langfristige Gewichtsnormalisierung und einen aktiven, bewegten Alltag dafür sorgen, dass sich der Stoffwechsel wieder ausbalanciert.

Diabetes und die Folgen

Das Risiko für Folgeerkrankungen bei Typ-1- wie bei Typ-2-Diabetes ist erheblich – und es betrifft den ganzen Körper. Die erhöhten Blutzuckerwerte schädigen die Blutgefäße und führen zur Arterienverkalkung (Arteriosklerose). Dabei werden große und kleine Arterien sowie häufig auch die der Nerven geschädigt. Die Folge sind Durchblutungsstörungen in verschiedenen Körperregionen, zum Beispiel im Herzen (Herzinfarkt), Gehirn (Schlaganfall) oder in den Beinen (pAVK, diabetisches Fußsyndrom). Die Wahrscheinlichkeit, diabetesbedingte Folgekrankheiten zu entwickeln, ist übrigens schon bei einem Prädiabetes erhöht. Weitere Symptome und Folgekrankheiten sind Bluthochdruck, Impotenz, Nervenschäden, Nierenversagen und Erblindung (Retinopathie).

Depressionen und Diabetes verstärken sich unter Umständen riskant. Menschen, die unter Depressionen leiden, weisen erhöhte Spiegel an Stresshormonen auf. Das kann zu Glukoseverwertungsstörungen und Insulinresistenz führen. Ohnehin stehen Diabetiker nicht selten unter Dauerstress durch die Blutzuckerkontrollen und Behandlung von möglichen Komplikationen. Das führt zu einer herabgesetzten Lebensqualität und einer erhöhten Wahrscheinlichkeit, an einer Depression zu erkranken.

Auch der Zusammenhang zwischen Zuckerkrankheit und einem erhöhten Krebsrisiko ist belegt. So haben gut 90 Prozent aller Zuckerkranken ein auf das Dreifache erhöhtes Risiko, an Darmkrebs zu erkranken.[18] Erhöhte Insulinspiegel begünstigen die Zellteilung und erhöhen somit das Risiko, an einigen Krebsarten zu erkranken.

Nicht zuletzt lässt Diabetes das Gehirn um fünf Jahre altern. In einer Studie aus dem Jahr 2013[19] warnten US-Forscher davor, dass Diabetiker ein höheres Risiko haben, an Demenz zu erkranken. Demnach sind Menschen mit Typ-2-Diabetes im Alter zwei- bis viermal häufiger von einer vaskulären Demenz betroffen. Auch haben sie ein doppelt so häufiges Risiko, an einer Demenz vom Typ Alzheimer zu erkranken. Weitere Hinweise darauf, dass Diabetiker ein erhöhtes Demenzrisiko haben könnten, zeigte eine Studie von Forschern um Elizabeth Selvin von der US-amerikanischen Johns-Hopkins-Universität.[20] Hier konnte gezeigt werden, dass Diabetiker mittleren Alters eine höhere Wahrscheinlichkeit für schlechtere Gedächtnisleistungen haben.

Es scheint belegt zu sein, dass dauerhafte Blutzuckerspitzen und auch umgekehrt wiederholte Unterzuckerungen die kleinen Blutgefäße im Gehirn und die Nervenzellen so schädigen, dass eine Demenz begünstigt wird. Weitere Studien sind geplant.

Auch eine Studie aus den *Archives of Neurology*[21] kam zu dem Ergebnis, dass eine bestehende Diabeteserkrankung mit einem beschleunigten kognitiven Abbau im Seniorenalter einhergeht. Das Problem: Bereits ein Viertel aller US-Senioren leidet laut dieser Studie an einem Typ-2-Diabetes. Auch in der Health, Aging and Body Composition (Health ABC) Study, einer prospektiven Beobachtungsstudie des US National Institute on Aging, lag der Anteil der Diabetiker zu Beginn bei 23,4 Prozent und stieg in den folgenden neun Jahren um 5,2 Prozent. Schon zu Beginn der Studie hatten die durchschnittlich 74 Jahre alten Diabetiker schlechtere Werte in Tests, die ihre kognitiven Fähigkeiten beurteilten. Zudem konnte Kristine

Yaffe von der University of California in San Francisco eine Abhängigkeit vom Langzeitblutzuckerwert HbA1c aufzeigen: Je höher der Wert und je schlechter die Blutzuckereinstellung war, desto schwächer fielen die Ergebnisse in den Demenztests aus. Während der Nachbeobachtungszeit weitete sich die kognitive Lücke zwischen Diabetikern und Nichtdiabetikern. Die hohe Zahl älterer Diabetiker kann also durchaus ein Grund für die Zunahme von Demenzerkrankungen sein. Begründet wurde dies damit, dass der Diabetes im gesamten Körper zu Schäden in den kleinsten Arterien (Mikroangiopathie) führte. Sie setzt im Gehirn die Sauerstoffversorgung der Hirnzellen herab. Außerdem ist bekannt, dass Nierenerkrankungen, Schlaganfälle, Bluthochdruck und Hyperlipidämie, die alle zu den Spätkomplikationen des Typ-2-Diabetes gehören, mit kognitiven Einbußen einhergehen.

Das zuckerkranke Gehirn

Die Hauptursachen für die Zuckerkrankheit sind schnell benannt: ungünstige Ernährungsgewohnheiten gekoppelt an einen weitgehend unbewegten Lebensstil. So steht auf der einen Seite eine Überfülle an zucker- und fettreichen Nahrungsmitteln, die rund um die Uhr verfügbar sind. Auf der anderen Seite führt genau diese Überfülle zu einer Unterversorgung der (Nerven-)Zellen mit lebenswichtiger Energie, da durch sie der Zucker- und Insulinstoffwechsel entgleist. Als besonders besorgniserregend gilt der Anstieg der Kalorienzufuhr durch hochverarbeitete und mit Zucker und Fett angereicherte Lebensmittel sowie Süßgetränke.

Nun ist das energiereiche Essen das eine. Auf der anderen Seite steht der allgemein gesunkene Energieverbrauch. Kaum jemand muss sich tagsüber noch körperlich anstrengen, um seinen Lebensunterhalt zu verdienen. Der moderne, hoch technisierte (Büro-)Alltag hat unsere Körper zu Energiesparmodellen gemacht. Wir essen zu häufig und zu energiereich, verbrennen gleichzeitig aber zu wenig Kalorien, weil wir die meiste Zeit herumsitzen.

Hierin liegt die Hauptursache der Diabetes- und Alzheimer-Katastrophe begründet. Die gute Nachricht ist: Sie ist vermeidbar, weil wir unseren Lebensstil selbst verantworten und ihn jederzeit verändern können.

Werfen wir jetzt einen genaueren Blick auf das gestörte Stoffwechselgeschehen und seine Hauptprotagonisten.

Im Fokus: Insulin

Der Botenstoff hat bei der Entstehung eines Diabetes die Schlüsselrolle. Gebildet wird Insulin vor allem in der Bauchspeicheldrüse – aber auch im Gehirn –, um eine zentrale Rolle bei der Energieversorgung des Körpers zu spielen. Das Eiweißhormon dient dazu, die Körperzellen aufzuschließen. Erst dann kann der für alle Stoffwechselprozesse notwendige Treibstoff in Form von im Blut anflutendem Traubenzucker (Glukose) aus der Nahrung aufgenommen werden. So werden alle Zellen versorgt und vor allem die, die auch beansprucht werden, wie etwa die Muskelzellen bei jeder Art von Bewegung oder die Nervenzellen im Gehirn, das rund um die Uhr im Dienst ist. Als Nährstoffe verwendet unsere Körper Kohlenhydrate (Zucker), Fette und Eiweiß. Diese werden aus den Mahlzeiten gewonnen, indem sie in kleinste Bausteine zerlegt werden.

Je nach Kohlenhydratgehalt einer Mahlzeit wird die genau passende Menge Insulin produziert, die im Stoffwechsel benötigt wird, um den Blutzucker auf ein bestimmtes Maß einzuregeln beziehungsweise die Zellen und ihre Kraftwerke, die Mitochondrien, mit Energie zu versorgen. Im Blut flutet dabei immer eine gewisse Glukosemenge zur Grundversorgung der Organe, insbesondere für das Gehirn. Das entspricht in etwa 60 bis 120 Milligramm pro Deziliter oder 0,6 bis 1,2 Gramm pro Liter. Nachts setzt die Leber aus ihren Speichern genügend Glukose frei, um während der nächtlichen Fastenphase im Schlaf Unterzuckerungen zu vermeiden.

Was bedeutet Insulinresistenz?

Eine Insulinresistenz liegt vor, wenn die Empfindlichkeit der Bindestellen (die Insulinrezeptoren) an den Zellen gestört und verändert sind. Dann kann der Botenstoff seine Wirkung nicht mehr entfalten. Ursache dafür ist ein dauerhaft überhöhter Blutzucker- und infolge dessen auch Insulinspiegel. In diesem Zustand sind die Glukoseverfügbarkeit und -verwertung, die durch das Insulin vermittelt werden, in ihrer zentralen Steuerung gestört. Auch der Fettabbau ist blockiert, solange zu viel Insulin im Blut kursiert. Ist der Zuckerwert außerhalb der Zellen zu hoch, wird man anfälliger für AGEs (siehe Seite 83), die den Organismus schädigen. Durch den gleichzeitigen Glukosemangel in den Zellen kann in den Mitochondrien nicht mehr genügend Energie und auch keine zelluläre Bausubstanz gebildet werden (siehe Seite 24). Regenerationsprozesse sind somit gestört, die Zellen können sich nicht mehr reparieren. Außerdem können wichtige Neurobotenstoffe wie Acetylcholin (Gedächtnis), Serotonin (wichtig zur Beruhigung und Entspannung), GABA (Erregungshemmung) und Glutamat (Gehirnkommunikation und -aktivität) nur noch vermindert produziert werden, was verschiedene krankhafte Konsequenzen nach sich zieht; dazu gehören Beeinträchtigungen von Gedächtnisleistungen, Merkfähigkeit, Konzentration und kognitiven Prozessen, Suchtverhalten, Essstörungen, Müdigkeitssyndrom (Chronic Fatigue Syndrome) und Depressionen.

Außerdem werden Muskel-, Leber- und Fettzellen belastet und überflutet mit freien Fettsäuren. Freie Fettsäuren, Hyperglykämie und

Hyperinsulinämie führen direkt zu Entzündungen – genauso wie Entzündungszytokine aus den Fettzellen die Stoffwechselentgleisung anheizen. Die Konstellation ist tückisch, weil sich so schleichend ein sogenanntes metabolisches Syndrom entwickelt, die Vorstufe für einen Typ-2- und auch Typ-3-Diabetes.

Gefahr im Verzug: Insulinresistenz im Gehirn

Bis 2005 ging man davon aus, dass ausschließlich in der Bauchspeicheldrüse Insulin produziert wird. Die bereits erwähnten Wissenschaftler Dr. Suzanne de la Monte, Dr. Jack R. Wands und Kollegen von der Brown University in Providence, Rhode Island, legten mittlerweile mehrere Berichte vor, aus denen nicht nur hervorgeht, dass Insulin und einige Insulinwachstumsfaktoren auch im Gehirn gebildet würden. Den Hinweis auf den Zusammenhang von Insulin und Demenz gab es bereits 1970: Der ebenfalls bereits erwähnte Dr. Siegfried Hoyer fand in den Gehirnen von Demenzkranken einen verminderten Glukosespiegel und herabgesetzten Stoffwechsel. Das bedeutet, dass die Energiegewinnung hier langsamer vonstattengeht. Die Gruppe von Wissenschaftlern um de la Monte konnte weiter belegen, dass Insulinresistenz und Insulinmangel die geistige Leistungsfähigkeit beeinträchtigten und dass beide verantwortlich für die Entstehung der Alzheimer-Erkrankung sind.[22]

In der Zusammenfassung des Artikels erklärten sie die Alzheimer-Krankheit als Diabetesform, an deren Entstehung das Gehirn zum Teil beteiligt sei. Dabei deckten sich bestimmte Eigenschaften dieses Typ-3-Diabetes mit dem vom Typ 2 und Typ 1.

Im Gehirn gibt es ein weitverzweigtes Netz von Insulinrezeptoren. Viele von ihnen befinden sich im Riechkolben des Vorderhirns, dem Gedächtniszentrum Hippocampus, dem Schläfenlappen, den Bewegungssystemkerngebieten der Basalganglien, dem Kleinhirn und in der Kommandozentrale Hypothalamus. Das Insulin ist auf diese Weise in die Regulation des Essverhaltens, des Geruchs, des Beruhigungssystems und des Schmerzsystems einbezogen. Von besonderer Bedeutung ist Insulin auch für das Gedächtnis und für kognitive Leistungen.

Eine besondere Rolle spielen Insulin und seine Verwandten darüber hinaus für die Entwicklung und das Verständnis der Alzheimer-Erkrankung. Denn Insulin und die Insulinsignal-Übersetzungswege steuern und regulieren den Stoffwechsel. Die Insulinresistenz des Gehirns führt zu Beeinträchtigungen von Gedächtnisleistungen, Merkfähigkeit, Konzentration und kognitiven Prozessen. Suchtverhalten, Essstörungen, Müdigkeitssyndrom, Depressionen und Demenz sind genauso mit Insulinresistenz des Gehirns verbunden wie ein Typ-2-Diabetes. Besonders für das Verständnis frühester Entgleisungen bei der Alzheimer-Erkrankung sind die Mechanismen der Insulinresistenz grundlegend.

Treibstoff fürs Gehirn: Zucker

Für die Aufrechterhaltung der Struktur und Funktion von Nervenzellen ist ausschließlich der Einfachzucker Glukose (Traubenzucker) notwendig. Denn Hirnzellen sind wie auch die roten Blutkörperchen auf ihn angewiesen – pro Tag brauchen sie etwa zehn Esslöffel Traubenzucker (rund 140 Gramm). Andere Zellen akzeptieren auch andere Zuckerarten. Nachts im Schlaf ernähren sich die Hirnzellen von der sie umgebenden Glukose. Zuckerüberschüsse lagert der Körper in den Muskeln und in der Leber ein, um daraus Fette als Energiespeicher herzustellen. Der größte Teil des Überschusses landet jedoch als Speicherzucker (Glykogen) in den Zellen: Bis zu 450 Gramm Glykogen passen in das Zelldepot. In Hungerzeiten oder in der nächtlichen Fastenphase, während wir schlafen, holt sich der Körper die Energie zunächst aus diesen Speichern. Denn das Gehirn muss gleichmäßig mit Zucker versorgt werden. Dazu wandelt die Leber das Glykogen wieder in Glukose um.

Die Muskeln bauen ihr Glykogen dagegen nur dann ab, wenn sie Energie für Bewegung benötigen. Fällt die aus und werden Muskeln nicht benutzt, wird das Glykogen zu Fett und diätresistenten Speckpolstern umgewandelt. Die Speicherkapazität für Glykogen beträgt etwa 24 Stunden. Wird dann kein Zucker aus der Nahrung nachgeliefert, greift der Körper auf alternative Energiequellen zu. Körpereigenes Eiweiß (zum Beispiel Muskelzellen) wird dann in der Leber zu Traubenzucker umgewandelt. Dieser Prozess führt bei Hungerkuren zu dem gefürchteten Jo-Jo-Effekt. Aufgrund der schwindenden Muskulatur sinkt der Grundumsatz, was bedeutet, dass man nach einer Diät weniger Energie benötigt als zuvor und schneller zunimmt. Einzige Gegenmaßnahme: Bewegung, die die Muskulatur fordert und erhält, und eine ausgewogene Ernährung.

Fett kann nicht in Glukose umgewandelt werden. Trotzdem bietet es die wichtigste alternative Energiequelle, wenn die Glukoseversorgung zu niedrig ist. Fett wird dann von der Leber in Fettsäuren umgebaut. Aus einigen von ihnen werden bestimmte Molekülverbindungen gebaut, sogenannte Ketone. Diese Ketone können Zellen anstelle von Glukose nutzen, um ihren Energiebedarf zu decken. Außer der Leber selbst und den roten Blutkörperchen können alle Körperzellen Ketone zur Energiegewinnung verwenden, auch das Gehirn. Nachdem diese lange Zeit als eher unerwünschte Nebenprodukte des Hungerstoffwechsels angesehen wurden, haben Forschungen der letzten Jahre gezeigt, dass das Gegenteil der Fall ist. Denn Ketone sind besonders effiziente Treibstoffe und »verbrennen« im Gegensatz zu Zucker praktisch rückstandsfrei. Außerdem sind sie in der Lage, die empfindlichen Hirnzellen vor schädlichen Einflüssen wie etwa Entzündungen und aggressiven freien Radikalen zu schützen. Mehr zu diesem Supertreibstoff für das Gehirn erfahren Sie ab Seite 129.

Ohne eine ausreichende Glukoseversorgung stirbt eine Nervenzelle irgendwann ab. Die Aufnahme der Glukose erfolgt jedoch immer unter der Kontrolle von Insulin. Das Schlüsselhormon kann seine Wirkung wiederum nur durch die Vermittlung des Insulinrezeptors entfalten. Wenn Insulin vom Insulinrezeptor an einer Zelle erkannt und dadurch aktiviert wird, sendet er sofort Signale ins Zellinnere mit dem Befehl, die in den Vesikeln gespeicherten Glukosetransporter an die Nervenzellmembran heranzubringen, wo sie sofort integriert werden. Dadurch kann die Glukose aus der Blutbahn in die Zelle transportiert werden. Dort wird sie in den Zellstoffwechsel (Glykolyse und Citratzyklus) eingeschleust. Während dieser Metabolisierung wird Energie (ATP) gewonnen. Außerdem liefert sie Substrate für den Zellaufbau. Signalmoleküle oder Botenstoffe werden an Synapsen, die der Zelle angelagert sind, abgegeben und von spezifischen Rezeptoren erkannt.

Bei Morbus Alzheimer ist der für die Aufrechterhaltung von Struktur und Funktion der Nervenzelle alles entscheidende Insulinrezeptor defekt. Die insulinabhängige Glukoseaufnahme ist nicht mehr oder nur noch eingeschränkt möglich. Struktur und Funktion der Zellen, der Bau- und der Energiestoffwechsel nehmen dabei massiven Schaden. Erst am Ende dieser verminderten Insulinfunktion entstehen das für die Alzheimer-Erkrankung toxische B-Amyloid und hyperphosphoryliertes Tau.

Ein Leben lang lernen

Die geistige Leistungsfähigkeit nimmt nicht erst im Alter von fünfzig oder siebzig Jahren ab. Der Prozess setzt weit früher ein. Ab dem 25. Lebensjahr lässt vor allem das Arbeitsgedächtnis nach, das unter anderem dafür zuständig ist, Rechenaufgaben zu lösen. Infolge dessen fällt es schwerer, sich zu konzentrieren. Aber: Nervenzellen sind bis ins hohe Alter fähig, neue Verbindungen miteinander einzugehen, weshalb wir ein Leben lang lernen können.

Was noch im Kopf geschieht

Ist die Insulinregulierung gestört, sind die geistigen Kapazitäten nur eingeschränkt funktionsfähig. In zahlreichen Studien wird die Verbindung zwischen herabgesetzter Funktion im Nervensystem (Neurodegeneration) und Störungen des Insulinstoffwechsels belegt. Der Grund dafür ist die besondere Empfindlichkeit der Nervenzellen für einen erhöhten Blutzuckergehalt. Forschungen haben gezeigt, dass das Gehirn bei Demenz einen gestörten Glukose- und Insulinstoffwechsel aufweist.[23] Während bei einer Insulinresistenz der Insulingehalt im Körper steigt, sinkt er im Gehirn unter das Normalniveau. Das liegt daran, dass sich die Insulinresistenz auf die sogenannte Blut-Hirn-Schranke ausweitet. Glukose kann durch die Blut-Hirn-Schranke passieren, während das Insulin aufgehalten wird. Daraufhin kreist die Glukose in den Gefäßen im Gehirn, kann die Zellen nicht mit dem nötigen Treibstoff versorgen und verbindet sich stattdessen mit Fettstoffen und Eiweiß. Daraus entstehen AGEs (siehe Seite 83), die wahrscheinliche Ursache für die Bildung der Amyloid-Ablagerungen.

Insulinresistenz – ja oder nein?

Es gibt ein paar deutliche Anzeichen dafür, ob man unter einer Insulinresistenz leidet:

- bauchbetontes Übergewicht (»Apfeltyp«),
- hohe Blutfettwerte (Triglyzeride),
- hoher Blutdruck,
- erniedrigtes HDL-Cholesterin (»gutes« Cholesterin),
- Muskelschmerzen,
- erhöhte Harnsäurewerte,
- Schlafstörungen,
- leicht erhöhte Leberwerte.

Insulinresistenz feststellen

Eine hervorragende Messmöglichkeit zur frühzeitigen Feststellung einer Insulinresistenz ist der sogenannte HOMA-Index (Homeostasis Model Assessment).

Dieser Wert wird nach zehnstündiger Nahrungskarenz (ab der letzten Abendmahlzeit) morgens nüchtern beim Hausarzt erhoben. Das Nüchterninsulin wird mit dem Nüchternblutzucker multipliziert und durch 22,5 geteilt. Der Test ist kostenpflichtig und ist bereits bei Babys durchführbar. – Und so wird er ausgewertet:

< 1: normal
> 2: Hinweis auf eine Insulinresistenz
> 2,5 Insulinresistenz sehr wahrscheinlich
> 5,0 Durchschnittswert bei Typ-2-Diabetikern

Alzheimer-Ursache: (Zell-)Stress

Neben der Insulinresistenz spielen noch weitere Umweltfaktoren – ähnlich wie bei Typ-2-Diabetes und anderen Volkskrankheiten – eine wichtige Rolle bei der Entstehung einer Alzheimer-Demenz. Dazu gehört beispielsweise auch das Rauchen: Schon 2007 haben niederländische Wissenschaftler am Erasmus Medical Center in Rotterdam festgestellt, dass Raucher ein deutlich erhöhtes Demenzrisiko haben als Nicht- und Exraucher. Von knapp 7000 älteren Teilnehmern an der Studie von Monique Breteler entwickelten die Raucher nach sieben Jahren mit 50 Prozent größerer Wahrscheinlichkeit eine Demenz als Nicht- und ehemalige Tabakkonsumenten. Nach Ansicht der Forscher könnten mehrere Mechanismen für diesen Zusammenhang verantwortlich sein. Zum einen erhöht Rauchen das Risiko für Erkrankungen der Blutgefäße im Gehirn. Andere Mechanismen hängen mit oxidativem Stress zusammen. Denn dieser kann Zellen in den Blutgefäßen beschädigen. Bei Rauchern ist der oxidative Stress erhöht.

Inwieweit auch psychische Faktoren wie Stress ein Auslöser für Alzheimer sein könnten, überprüften Wissenschaftler am Max-Planck-Institut für Psychiatrie im Jahr 2011 in einer Studie. Im Tierversuch zeigte sich, dass Stress und die dabei ausgeschütteten Stresshormone Adrenalin, Noradrenalin und Cortisol tatsächlich alzheimerähnliche Protein- und Verhaltensänderungen beschleunigen können. Die gestressten Tiere hatten deutlich erhöhte Werte von hyperphosphoryliertem Tau-Protein im Gehirn. Sie konnten sich zudem schlechter an bereits Gelerntes erinnern als nicht gestresste Artgenossen und verhielten sich deutlich inflexibler – ein Hinweis auf Schäden in der präfrontalen Hirnrinde.

Was geschieht bei Stress im Gehirn? Die Stresshormone hemmen die Insulinausschüttung. In einer akuten Stresssituation ist es biologisch sinnvoll, wenn energieverbrauchende Körperprozesse unterdrückt werden, um sich zu fokussieren. Bei chronischem Stress kann dieser Mechanismus zum Verhängnis werden. Eine Stressachse zwischen Hypothalamus, Hypophyse und Nebennieren wird aktiviert mit den ausführenden Mediatoren CRH (stimulierendes corticotropes Ausschüttungshormon) und ACTH (adenocorticotropes Hormon). Gemeinsam mit Cortisol führt dies zu einem Übergewicht von Hormonen, die dem Insulin entgegenwirken. Gleichzeitig werden Entzündungsstoffe aktiviert (TNF alpha, Interleukin-6) und Schmerzbotenstoffe (Substanz P, Neuropeptid Y).

Stress und eine verstellte Stressachse bestimmen darüber hinaus die Feinabstimmung der gesamten Insulinsignalübersetzung. An mehreren wichtigen Schnittstellen dieses Stoffwechselweges können Fehlfunktionen zu den unterschiedlichsten Erkrankungen führen (zum Beispiel Angstzuständen, Depressionen, Schmerz und der Alzheimer-Demenz).

Alzheimer und Stress

Aus vielen unterschiedlichen Forschungsgebieten kann ein gemeinsamer Nenner als gesichert abgeleitet werden. Akuter Stress, traumatischer Stress, chronischer Stress sowie große Stressbelastungen während der frühen Entwicklung erhöhen das Risiko, an einer neurodegenerativen Erkrankung wie der Alzheimer-Demenz zu erkranken, um ein Vielfaches.[24] Inzwischen konnten sogar Details der molekularen und biochemischen Stressspirale aufgeschlüsselt werden.[25]

Neben den klassisch bekannten Wirkungen der Stresshormone CRH, Cortisol und Noradrenalin kommen die belastenden Wirkungen auf den Zucker- und Insulinstoffwechsel erschwerend hinzu. Zudem belasten die negativen Ausläufer die Aktivitäten der Nervenzell-Wachstumsfaktoren wie NGF, GDNF und BDNF und damit die Gedächtnisleistungen und das Gehirn der Betroffenen.

Innerhalb der Stressspirale konnte nun ein weiteres, neuroprotektives, neuroregenerativ wirksames und antiapoptotisches Protein ausgemacht werden. Dieses Inventar kann gegen akuten Stress und serotonerge Nervenzellen mit deren Aminosäurenstoffwechsel um 5HTP schützen. Chronischer Stress, entgleister Zuckerstoffwechsel und Insulinresistenzbedingungen hebeln dieses Schutzsystem jedoch aus den Angeln.

Neurostress

Mit »Neurostress« bezeichnet man alle Veränderungen des zentralen hormonellen Stresssystems und des zentralen Nervensystems (ZNS), die beide eng miteinander verzahnt sind. Diese sogenannte neuroendokrine Stressachse ist wichtig für unsere Anpassung an alle Herausforderungen, die an uns gestellt werden. Unser Körper reagiert auf jede Umweltveränderung und passt sich an. Außerdem reguliert er die Atem- sowie die Herz- und Kreislauffunktion, steuert die Energiebereitstellung, den Hormonhaushalt und die Immunaktivität. Dies verändert je nach den aktuellen Bedürfnissen unsere Konzentration, Wachheit und Aufmerksamkeit oder verursacht vegetative Reaktionen.

Normalerweise sorgen diese Vorgänge für eine Bewältigung anstehender Probleme und Aufgaben. Die akute Stresssituation kann überwunden werden, und der Organismus kann sich erholen. Bei lange andauerndem oder chronischem Stress kann dieser Anpassungsmechanismus überfordert werden, und es kommt zu nachhaltigen Veränderungen auf seelischer, körperlicher und emotionaler Ebene.

Die Anfälligkeit dafür ist bei jedem Menschen anders. Für den einen kann ein Ereignis schon zu viel sein, das ein anderer gar nicht als Stress wahrnimmt. Faktoren, die dabei eine Rolle spielen, sind zum Beispiel traumatische Ereignisse, Unfälle, Infektionen oder die genetische Veranlagung. Auch die Sensibilität auf bestimmte Neurotransmitter oder die ererbte Fähigkeit zur Neurotransmitterproduktion können sich unterscheiden. All diese Faktoren und die Dauer und Intensität des Erlebten können die eigene Stresstoleranz mit bestimmen.

Symptome und Krankheitsbilder, die sich daraus ergeben (zum Beispiel Autoimmunerkrankungen, Reizdarm, Burn-out), können durch verschiedene Störungen im Neurotransmitterhaushalt und/oder in der Hormonbalance verstärkt werden. Es gibt dabei fließende Übergänge vom Mangel an Neurotransmittern wie Serotonin, Dopamin und Noradrenalin über Störungen im Glutamat-GABA-Verhältnis bis hin zu einer zu schwachen oder überschießenden Ausschüttung des Stresshormons Cortisol. Manche Neurostressprofile können eine durcheinandergeratene Cortisol-Tagesrhythmik aufweisen und/oder durch einen Mangel am Stresshormon DHEA geprägt sein.

Die Neurostressachse besteht im Wesentlichen aus Hormonen und Neurotransmittern. Die Stressantwort des Körpers wird hauptsächlich durch die Hormone Cortisol und DHEA (und Adrenalin) gesteuert sowie durch die Neurotransmitter Serotonin, Dopamin und Noradrenalin. Glutamat und GABA sind allerdings die am häufigsten vorkommenden Neurotransmitter im ZNS und bestimmen maßgeblich dessen Aktivitätsniveau. Dabei wirkt GABA dämpfend (ähnlich wie Valium, das an den gleichen Rezeptoren andockt) und Glutamat anregend (in hohen Konzentrationen ist es neurotoxisch). Daneben gibt es noch Neurotransmitter wie Glycin, Histidin und PEA (Phenylalanin), die nur in bestimmten Hirnregionen wirken und als Modulatoren fungieren. Zum Ausgleich der gestörten Balance kann man direkte Vorstufen (Aminosäuren) der Neurotransmitter in einem günstigen Verhältnis zueinander einsetzen.

Die Neurohormone wirken zwischen Hypothalamus, Hypophyse und Nebenniere. Über ACTH und CRH wird die Produktion von Cortisol gesteuert. Es gibt eine negative Rückkopplung, die bei hohen Cortisolspiegeln die weitere Anregung unterbindet. Cortisol ist das wichtigste Stresshormon, das den Stoffwechsel anregt, antientzündlich, motivierend und temperatursteigernd wirkt. Es verbessert die geistige Leistungsfähigkeit und ist stimmungsaufhellend. DHEA wird auch in der Nebenniere gebildet und ist eine Vorstufe für verschiedene Geschlechtshormone. Daher wirkt DHEA anabol, aber auch antidepressiv und antientzündlich. Bei Stress ist es erhöht, kann aber bei chronischen Belastungen in seiner Konzentration abfallen.

Alle für den Neurostress relevanten Neurotransmitter haben unterschiedliche Eigenschaften:

- Zu den **Katecholaminen** gehören Adrenalin, Noradrenalin und Dopamin. Sie werden im Körper aus den Aminosäuren Phenylalanin und Tyrosin gebildet unter Mithilfe von Vitamin C, Vitamin B_6, Kupfer und Magnesium.
- **Adrenalin**: Das Adrenalin wird im Nebennierenmark gebildet und wirkt als Neurotransmitter anregend. Es steigert die Herzfrequenz, den Blutdruck und die geistige Aktivität. Außerdem erhöht es die

Energiebereitstellung und die Sauerstoffaufnahme. An seiner Bildung ist unter anderem SAMe (S-Adenosylmethionin) beteiligt.

- **Noradrenalin**: Noradrenalin wirkt ebenfalls anregend und steigert die Aufmerksamkeit, Wachheit, Konzentration und Motivation. Es wird bei akutem Stress aus bestimmten Hirnregionen freigesetzt und erhöht wie Adrenalin den Blutdruck, ohne allerdings das Herzminutenvolumen zu ändern. Ein Mangel an Noradrenalin kann zu Antriebs- und Konzentrationsmangel führen sowie depressive Verstimmungen fördern.
- **Dopamin**: Als Vorstufe zu Adrenalin und Noradrenalin ist Dopamin ein wichtiges Katecholamin, das gleichzeitig einen elementaren Neurotransmitter im zentralen Nervensystem darstellt. Es wirkt teilweise in Wechselwirkung mit Serotonin und ist ebenfalls eins der »Wohlfühlhormone«. Es steuert die Koordination und Motorik und wirkt sich auf die geistige Leistungsfähigkeit und Motivation positiv aus. Es arbeitet mit anderen Katecholaminen zusammen. Dopaminmangel bewirkt Motivationsmangel und Müdigkeit am Tage. Ein chronischer Dopaminüberschuss kann Erschöpfung und Müdigkeit auslösen (zentrale Fatigue). In hohen Dosen ist es neurotoxisch.
- **Serotonin**: Serotonin ist einer der zentralen Neurotransmitter. Es wirkt entspannend, stimmungsaufhellend, antidepressiv und schlaffördernd. Aufgebaut wird es über Tryptophan und 5-Hydroxy-Tryptophan (5-HTP) mithilfe von Vitamin B_6. Abends bei Dunkelheit kann es weiter zu Melatonin verstoffwechselt werden. Serotonin kommt ebenfalls im Magen-Darm-Trakt sehr häufig vor. Es reguliert dort die Peristaltik, Motorik und Resorptionsfunktion des Darms. Ein starker Mangel kann zu vielen Symptomen wie Fibromyalgie, Depressionen, Schlafstörungen, Angststörungen, Migräne, Reizdarm und starker Erschöpfung (Fatigue) führen. Verstärkt wird dies durch einen eventuellen Mangel an Melatonin und Dopamin. Chronische Infektionen und ein dadurch ständig akti-

viertes Immunsystem führen zu vermindertem Tryptophan, Serotonin und Melatonin und damit auch zu Depressionen.

- **Glutamat**: Glutamat ist mengenmäßig der bedeutendste anregend wirkende Neurotransmitter. Fast zwei Drittel der neuronalen Aktivität wird durch Glutamat gewährleistet. Es ist elementar für die Vermittlung von Sinneseindrücken, für das Lernen und Gedächtnis sowie für die Motorik (Koordination, Muskelbewegungen). In zu hohen Mengen ist es allerdings neurotoxisch.
- **GABA**: Gamma-Aminobuttersäure ist nach dem Glutamat der zweithäufigste Neurotransmitter im ZNS und ebenfalls an fast allen neuronalen Prozessen beteiligt. GABA hat dabei eine deutlich inhibitorische (dämpfende) Wirkung und ist meist innerhalb der Neuronen aktiv. Der Großteil aller Neuronen hat GABA-Rezeptoren, an denen auch einige Psychopharmaka wirken. Da es die präsynaptische Freisetzung anregender Neurotransmitter hemmt, wirkt es angstlösend, schmerzlindernd, beruhigend, schlaffördernd. Es stabilisiert den Blutzucker und wirkt Krämpfen entgegen. Bei zu hohen GABA-Spiegeln kann es zu Angstzuständen, Schlafstörungen, Heißhunger und Autismus kommen. Deutlich niedrige Konzentrationen können mit Neurotransmitterfunktionsstörungen auftreten (Epilepsie, Schizophrenie).

Glutamat und GABA werden beide aus der Glutaminsäure gebildet, obwohl sie antagonistisch wirken. Das Verhältnis zwischen ihnen bestimmt die Grundaktivität des zentralen Nervensystems, während es Katecholamine und Serotonin modulieren.

Bei Stress reagiert die Neurostressachse zunächst mit einer stärkeren Aktivität. Die Produktion der Stresshormone in den Nebennieren steigt an. Es kommt zu einem erhöhten Cortisolwert und einer angehobenen 24-Stunden-Tagesrhythmik. Erst bei schwerwiegenderen Formen sinkt der Cortisolspiegel allmählich ab, bis der typische morgendliche Peak (»Spitze«) fehlt, die Tagesrhythmik aufgehoben ist und die nächtliche Regeneration ausbleibt. Dies deutet auch darauf hin, dass die Neurotransmitterspeicher erschöpft sind. Ähnliches gilt für DHEA(S), das bei chronischem Stress normal oder leicht erhöht ist. Bei stärkeren Belastungen kann auch DHEA abfallen, und das Verhältnis von morgens zu abends kann sich verschieben.

Bei chronischem Stress kommt es zu deutlicher Hemmung der Serotoninproduktion. Noradrenalin ist anfänglich erhöht, kann aber ebenfalls absinken. Adrenalin fällt ab, Dopamin ist meist unverändert und nur selten erniedrigt. Durch zusätzliche entzündliche Reaktionen im Körper und fehlende Stressantwort kommt es häufig zu Schlafstörungen mit andauernder Erschöpfung. Dies äußert sich weiterhin durch Antriebsschwäche, depressive Verstimmungen, Konzentrations- und Gedächtnisstörungen, Appetitlosigkeit, Angst und Empfindungsstörungen. Es kann auch eine verstärkte Schmerzempfindung (Fibromyalgie) oder Migräne resultieren. Zentral sind hierbei die Cortisolwerte und der Serotoninspiegel.

Die Therapie des Neurostresses zielt auf die Wiederherstellung der Neurotransmittergleichgewichte und das Auffüllen der Neurotransmitterdefizite ab, dabei vor allem auf die Serotoninkonzentration. Es soll wieder eine Balance zwischen den anregenden (Noradrenalin, Dopamin, Glutamat) und dämpfenden (Serotonin, GABA, Glycin, Taurin) Botenstoffen im ZNS hergestellt werden. Dazu eignen sich therapeutisch besonders gut direkte Stoffwechselvorläufer der Neurotransmitter. Aminosäuren wie 5-Hydroxy-Tryptophan (5-HTP -> Serotonin), Tyrosin (-> Katecholamine) und Glutamin (Glutamat, GABA) wirken hervorragend zusammen mit Modulatoren (Theanin, Taurin und so weiter) und enzymatisch wichtigen Vitalstoffen (Vitamin C, Vitamin B_6, Folsäure und so weiter). Auf Dauer kann sich so die Blockade der Stressachse (Hypothalamus-Hypophyse-Nebenniere) lösen.

Körperliche Aktivität senkt zu hohe Insulinspiegel

Eine wichtige Rolle für die Regulation des Insulinstoffwechsels spielen körperliche Aktivität und Bewegung. Diese senken zu hohe Insulinspiegel, verbessern die Empfindlichkeit der Rezeptoren an den Zellen und der Übertragungswege. Selbst bestehende Zustände von Insulinresistenz können durch körperliche Aktivität erheblich verbessert werden. Ebenso können Glukoseverwertungsstörungen in den Mitochondrien sehr günstig beeinflusst werden.

Die Entstehung von freien Radikalen

Bei der Spaltung von Sauerstoffmolekülen im Stoffwechsel entstehen freie Radikale. Dabei passiert in unserem Körper in etwa das Gleiche wie bei einem Auto, das draußen auf dem Parkplatz im Lauf der Jahre langsam, aber sicher vor sich hin rostet. Auch die Körpergewebe »rosten« beziehungsweise werden im Lauf des Alterungsprozesses geschädigt und erholen sich nicht mehr so schnell. Das kann man am ehesten an der Haut sehen. Freie Radikale greifen vor allem das Kollagen in unserem Bindegewebe an. Sie wird trocken, bekommt Fältchen und Falten. Genauso wird bei einer Demenz auch das Gewebe im Gehirn geschädigt.

Warum ist das Gehirn so anfällig für Schäden durch freie Radikale? Das liegt an der Bauweise der Zellmembranen unserer Nervenzellen. Diese weisen eine extrem hohe Konzentration an mehrfach ungesättigten Fettsäuren auf (siehe hierzu auch Seite 96ff). Sie sind für unser Denken und die Bildung unseres Bewusstseins essenziell. Zudem sind diese Fettsäuren alle instabil. Freie Radikale greifen die Membranen an, das ist ein natürlicher und unvermeidbarer Prozess. Wenn Nahrung verstoffwechselt wird, entstehen in allen Zellen freie Radikale.

Neutralisiert werden können diese aggressiven Sauerstoffmoleküle durch sogenannte Antioxidanzien. Auch diese stecken in der Nahrung, vor allem in frischen pflanzlichen Lebensmitteln, die reich an Pflanzenschutzstoffen sind (Gemüse, Obst). Sind nun in der Nahrung immer zu wenige Antioxidanzien vorhanden, kommt es zum sogenannten oxidativen zerstörerischen Zellstress. Das lässt sich anhand des Proteins Alpha-Synuklein beobachten, das den Transport des Botenstoffs Dopamin im Gehirn unterstützt. Bei oxidativem Zellstress kann sich dieser Eiweißstoff an den Lewy-Körperchen ablagern und Symptome einer Lewy-Körperchen-Demenz auslösen. Insofern ist eine ausgewogene Ernährung zur Vorbeugung und Linderung einer Demenz eines der wichtigsten Therapeutika.

Die Bildung freier Radikale wird außerdem durch einen Überschuss an Glukose befeuert bei gleichzeitiger Insulinresistenz. Der Lieblingsbrennstoff des Gehirns reagiert auf ähnliche Weise wie Sauerstoff bei der Bildung der aggressiven Sauerstoffmoleküle. Diese Mechanismen sind seit Längerem in Hinblick auf die Entstehung eines Typ-2-Diabetes bekannt: Ohne ausreichende Energie steigen in den Zellen die Spiegel von Laktat und Ammoniak an. Im Blut steigt dagegen der Zuckerspiegel an. Die Verzuckerung von Eiweißen (Glykierung) verschärft die Insulinresistenz noch. Bei der Glykierung werden AGEs (siehe unten) gebildet. In den Zellen kommt es so zu relativem Sauerstoff- und ATP-Mangel, außerdem wird Cholesterin oxidiert. Damit werden vermehrt freie Radikale (ROS) produziert, und der oxidative Stress steigt an. Die Funktionen der Mitochondrien und deren Schlüsselenzyme werden gehemmt. In der Folge reduziert sich das Recycling von ADP zu ATP, und die ATP-Spiegel sinken weiter. Die Betroffenen sind müde und kraftlos. Körpergewebe werden geschädigt und Nervengewebe zerstört.

Für die AGE-Schädigungen gibt es mittlerweile auch Daten zu Demenz und Parkinson. Die AGEs sind beispielsweise die Hauptverantwortlichen für Spätkomplikationen bei der Zuckerkrankheit wie Verminderung der Sehkraft, Herzkrankheiten und Nierenschäden. Der hohe Blutzucker führt außerdem dazu, dass die Glukose länger an die Proteine gebunden bleibt, wodurch immer mehr AGE-Partikel gebildet werden.

AGEs

AGEs *(advanced glycation endproducts)* entstehen durch Glykation. So nennt man die Reaktion von Proteinen, Nukleinsäuren und Lipiden mit Kohlenhydraten ohne Hilfe von Enzymen. Sie entstehen außerhalb des Körpers (exogen), wenn beispielsweise Eiweiß mit Zucker gekocht wird. Diese AGEs werden in der Lebensmittelindustrie gern zur Geschmacksverstärkung, als Farbstoff oder zur Verbesserung des Erscheinungsbildes eines industriell verarbeiteten Fertigprodukts eingesetzt. Im Körper entstehen AGEs vor allem im Blutkreislauf. Hier reagieren im Besonderen Fruktose und Galaktose sowie in kleinerem Rahmen Glukose mit körpereigenem Eiweiß. Bei einer Anreicherung von AGEs im Lauf der Zeit können vor allem bei einem erhöhten Blutzuckerwert Gewebe und Zellen geschädigt werden.

Auch die Bildung von AGEs lässt sich nicht komplett vermeiden. Nur sind sie stabiler als freie Radikale und schwieriger abzubauen (erkennbar beispielsweise an stabilen Plaques in den Blutgefäßen, die zu Arteriosklerose führen). Unser Abwehrsystem versucht, sich mithilfe der weißen Blutkörperchen vor den AGEs zu schützen. Misslingt dies, kann es zu chronisch entzündlichen Prozessen und Autoimmunerkrankungen kommen. Trotzdem lässt sich der Anteil an AGEs verringern, indem man den Zuckergehalt in der Nahrung reduziert. Dazu gehört auch Fruchtzucker (Fruktose), der ein besonders potenter AGE-Bildner ist. Als eines der besten Gegenmittel gegen AGEs gelten gesunde Fette (mehr dazu ab Seite 97ff.), allen voran Kokosöl.

Der Anteil an freien Radikalen im Körper lässt sich beeinflussen durch einige sehr einfache Maßnahmen:

- tiefes Ein- und Ausatmen zur besseren Sauerstoffversorgung,
- ausreichend Schlaf,
- negativen Stress meiden, positiven Stress suchen,
- Nahrungsmittel meiden, die den Anteil freier Radikale erhöhen (Haushaltszucker, Weißmehl, Süßstoffe, Süßgetränke, Margarine und transfettsäurehaltige Produkte, industriell verarbeitete Fertiggerichte mit Zusatzstoffen, Fast Food).

Gestörte Energieversorgung

Als zentrale Kraftwerke für den Energiehaushalt und für das Überleben aller Zellen sind die Mitochondrien entscheidend. Man kann sie sich wie Walnüsse vorstellen: Auf eine äußere Schale folgt eine innere Haut – und dort wird Energie erzeugt. Je besser die Mitochondrien arbeiten und je mehr sich bilden, desto leistungsfähiger und gesünder ist der Mensch.

Fehlfunktionen und Defizite im Stoffwechsel der Mitochondrien führen zu Bewegungsstörungen, Augenerkrankungen, Müdigkeit, Schwäche, Konzentrationsstörungen, Immundefiziten, Muskelschmerzen, emotionalen Schieflagen, Krampfanfällen und verschiedensten Verhaltensauffälligkeiten. Je weniger man sich bewegt und je ungünstiger die Ernährungsgewohnheiten sind (zu viel Süßes und schlechte Fette), umso mehr geraten Mitochondrien unter Druck. Allerdings lässt sich im Gegenzug mit den richtigen Nährstoffen, gezieltem Bewegungstraining und unter der richtigen Pflege die Arbeitsweise von Mitochondrien optimieren – und sogar die Bildung von mehr und neuen Kraftwerken einleiten.

Der Mathematiker und theoretische Biologie Lloyd Demetrius vom Brain Mind Institute der EPFL (Lausanne) bestätigte die Theorie des Nervenzellensterbens durch Energieverlust als Auslöser für Alzheimer, was die Forschungsergebnisse der letzten Jahre gründlich auf den Kopf stellen wird. Seiner Ansicht nach ist die Ursache für Alzheimer nicht im Amyloid zu suchen, sondern in den Problemen bei der Energieversorgung des Gehirns. So vermutet er, dass die Mitochondrien, die für die Energieversorgung der Zellen zuständig sind, im Alter ganz einfach an Kraft verlieren. Insbesondere das Gehirn, das auf eine hohe Energiezufuhr angewiesen ist, leidet dann unter den Engpässen in der Energieversorgung und reagiert mit dem Sterben von Nervenzellen. Nicht nur bei Alzheimer könne deshalb ein Umdenken hinsichtlich der Bedürfnisse des Stoffwechsels erforderlich sein, sondern auch bei neurodegenerativen Krankheiten wie Morbus Parkinson oder Huntington.[26]

Die Funktionen der Mitochondrien sichern alle lebenswichtigen Leistungen und Prozesse: Dazu gehören die Herstellung der entscheidenden Energiewährung der Zelle (ATP), die Steuerung des Überlebens einer Zelle, die Unterstützung der körpereigenen Abwehr und Entgiftungsprozesse.

Wenn Energieträger wie langkettige Kohlenhydrate (aus Gemüse, Vollwertprodukten oder Hülsenfrüchten) und gesunde Fette (etwa aus Kokos- oder Leinöl) aus der Blutbahn ins Innere der Zelle gelangen, dienen die Mitochondrien als Energiekraftwerke, in denen ATP gebildet wird. Für die regelrechte Funktion, auch des Recyclings von verbrauchtem ATP, dienen Kreatin und Coenzym Q10 (siehe hierzu auch Seite 154) als Triebfedern für den Energiestoffwechsel.

Energieverwertungsstörungen, Zuckerüberfrachtungen mit zu hohen Insulinausschüttungen und Insulinresistenzverhältnisse schlagen sich im Innenleben der Mitochondrien nieder. Mit dem ATP-Mangel steigen zerstörerischer oxidativer Zellstress und freie Radikale (ROS) an, die Aminosäurenspiegel (Cystein, Glutathion, Methionin) fallen ab, und eine ganze Reihe von Entzündungs- und Stressgenen (BAX, p53, BAG, NF_kB) wird aktiviert. Der Energiemangel führt über oxidativen Stress zu Funktionsstörungen der Mitochondrien. Kohlenhydrate verursachen oxidativen Stress.[27]

Zucker- und Insulinüberfrachtungen (Hyperglykämien und Hyperinsulinämien) führen zu Insulinresistenz. Diese Energiehaushaltsstörung ist nicht nur mit kurzfristigem Energiemangel verbunden, sondern führt zu tief greifenden Veränderungen im Erbgut und zur Aktivierung von schwer krank machenden Entzündungsgenen (SGK1 und so weiter) und -botenstoffen.

Im Zwischenzellraum arbeiten mehrere körpereigene Schutzsysteme, um Sauerstoff- und Energiemangel sowie entzündliche Veränderungen in Schach zu halten. Hier sind stabile Verhältnisse beziehungsweise ein ausgeglichener Säure-Basen-Haushalt essenziell. Zuckerverwertungsstörungen und Energiemangel, Übersäuerung und Mineralstoffmangel können sich so an mehreren Schnittstellen sehr belastend auswirken.

Die Zellkraftwerke wieder stabilisieren

Viele Schwächen der Mitochondrien sind stressbedingt. Doch lassen sich die Zellkraftwerke durch einfache therapeutische Maßnahmen wieder stabilisieren: Zielgerichtete Stärkungen des Energiehaushaltes, Entstressung auf allen Ebenen und körperpsychotherapeutische Verfahren können miteinander tief greifend helfen. Selbst genetische Schwachstellen können erfahrungsgemäß so kompensiert werden.

Abgeleitet aus Erkenntnissen der modernen Hirnforschung und Biochemie, sollte dabei stets ein Mix aus physiologisch wichtigen Substanzen eingesetzt werden. Neben Coenzym Q 10 sollten B-Vitamine (Thiamin, Riboflavin, Vitamin B_6, Biotin), Liponsäure, Phosphatidylcholin, Kreatin, Vitamin D, Vitamin C und Carnitin richtig dosiert und kontrolliert ersetzt werden. Die Regulation des Säure-Basen-Haushaltes sowie die Reduktion schlechter Zucker und kurzkettiger Kohlenhydrate (siehe hierzu auch Seite 163ff.) sollte das Fundament der Therapie bilden. Auch ketogene Ernährungsprinzipien können weiterhelfen. Als schnelle und insulinunabhängige Einfachzucker können die »Ersatzkohlenhydrate« Ribose und Galaktose Energiekrisen relativ schnell abpuffern und gleichzeitig erholsame Entwicklungsprozesse in Gang bringen.

Weitere Ursachen

Auch *Infektionen* können das Risiko für eine Alzheimer-Erkrankung erhöhen. Das belegte unter anderem eine Beobachtungsstudie aus England: Clive Holmes von der Universität Southampton konnte zeigen, dass Infektionen außerhalb des Gehirns den geistigen Verfall bei Patienten mit Morbus Alzheimer beschleunigen.[28] Auch Schweizer Forscher von der Universität Zürich hatten in einer 2012 veröffentlichten Studie untersucht, inwieweit Entzündungen des Gehirns, beispielsweise durch Infektionen, das Demenzrisiko erhöhen. Im Tierversuch zeigt sich, dass bereits vorgeburtliche Virusinfektionen ausreichten, um neurologische Defizite und schwere Gedächtnisprobleme im Alter auszulösen.[29] Der Grund dafür könnte sein, dass das Immunsystem durch diese Erfahrung überstimuliert wird und dann auch für den Rest des Lebens zu potenziell schädlichen Überreaktionen disponiert ist. Chronische Entzündungen können laut Forschungsleiterin Irene Knüsel neuronale Fehlfunktionen verursachen, die wiederum die Bildung von Amyloid-Ablagerungen im Alter begünstigen.

Auch frühkindlicher Stress kann langfristige Folgen nach sich ziehen, wie Anfang 2011 ein Forscherteams um Gerard van den Berg von der Universität Mannheim herausfand.[30] Hier wurde untersucht, ob Menschen, die in wirtschaftlichen Krisenjahren geboren wurden oder darin ihre Kindheit verlebten, stärker zu Demenz neigen als andere. Zugrunde lag dieser Studie die Überlegung, dass bei einer wirtschaftlichen Notlage der Eltern auch Ernährung und Wohnsituation der Kinder beeinträchtigt sind und auch deren Stressniveau höher sein könnte. Das Ergebnis zeigte, dass Menschen, die in einer schwierigen Wirtschaftslage zur Welt kamen, später tatsächlich einen stärkeren Rückgang ihrer kognitiven Fähigkeiten aufwiesen. Ähnliches galt auch für Personen, die den Tod eines Elternteils oder eines Geschwisters erlebt oder die eine schwere Krankheit erlitten hatten. Auch Schlaganfälle im Erwachsenenalter hatten schlimmere Folgen, wenn die Person während schlechter Wirtschaftsbedingungen geboren wurde und damit als Kind Stress erlebte. Auch die Fähigkeit, sich von Gehirnschlägen zu erholen, sei in solchen Fällen geringer gewesen, sagen die Forscher. Besonders stark sei dieser Effekt zudem bei Frauen gewesen.

Alkohol steigt schnell zu Kopf

So führen bereits drei Gläser Bier oder zwei Gläser Wein akute, aber reversible Veränderungen in den Gehirnzellen herbei. Das hat erstmals ein Heidelberger Forscherteam um Armin Biller mithilfe der Magnetresonanzspektroskopie (MRS) nachgewiesen. Demnach führt bereits eine vergleichsweise moderate Menge Alkohol schon in sechs Minuten Veränderungen in den Hirnzellen herbei. Die Studie lieferte erste Hinweise darauf, dass das Gehirn umschaltet und statt Glukose ein Abbauprodukt des Alkohols zur Energiegewinnung nutzt. Auch ein schädlicher Effekt zeigte sich: Mit steigendem Alkoholpegel sank die Konzentration von zellschützenden Stoffen wie Kreatin und Aspartat.

Allerdings zeigten Kontrolluntersuchungen am Folgetag, dass die Veränderungen im Hirnstoffwechsel nach dem mäßigen Alkoholkonsum vollständig reversibel waren. Forschungsleiter Biller räumte allerdings ein, dass die Fähigkeit des Gehirns, sich von den

Wirkungen zu erholen, mit zunehmendem Alkoholgenuss vermutlich abnimmt. Ein regelmäßiges Zuviel an Alkohol kann die Geisteskraft im Alter schneller erlahmen lassen. Moderater Genuss hingegen tut den Gehirnzellen gut. Dreimal pro Woche ein Glas Wein oder eine Flasche Bier und auch zwei Becher Kaffee am Tag haben eine durchblutungsfördernde Wirkung.[31]

Joachim Bauer von der Universität Freiburg wiederum legte in einer Untersuchung aus dem Jahr 2002 dar, dass Alzheimer zunächst eine seelische und dann erst eine neurobiologische Erkrankung sei.[32] So zeigten die Ergebnisse verschiedener Arbeitsgruppen, dass später an Alzheimer erkrankte Personen bereits in ihrer seelischen Entwicklung traumatisiert wurden. Das Selbst konnte sich nur schwach entwickeln, es entwickelte sich eine Tendenz zur Überanpassung und zum »falschen Selbst«. Es konnte kein markantes Gefühl der eigenen Identität entstehen.

Als Reaktion auf eine Mangelversorgung in der Phase des frühen emotionalen Erlebens und auf eine Überforderung und erzwungene Überanpassung in einer späteren Phase bleiben die Patienten in der Alltagskompetenz und Wirklichkeitskonstruktion auf der symbolischen Ebene schwach. Neurobiologisch scheint dies mit einer Schwächung der synaptischen Vernetzung im Kortex und schließlich mit dem Eintritt in die Krankheit einherzugehen. Die später Erkrankten entwickeln einen durch Konfliktvermeidung und psychosoziale Inaktivität charakterisierten Lebensstil. Möglicherweise als Kompensation suchen sie sich pragmatisch hochkompetente Partner, von denen sie jedoch zunehmend abhängig werden. Schwere Störungen der Kommunikation und aufbrechende Konflikte im späteren Verlauf der Beziehung führen zu einem Zusammenbruch des bis dahin kompensierten Zustandes, zur Resignation, zur Regression und zum Einsetzen der Demenzerkrankung.

Die Nonnenstudie

Die Nonnenstudie[33] wurde in den Neunzigerjahren von David Snowdon, einem Alzheimer-Forscher an der Universität von Kentucky, ins Leben gerufen. Sie läuft seit 1986 mit der Beteiligung von etwa 600 amerikanischen katholischen Nonnen, aus der Kongregation der Armen Schulschwestern von Unserer Lieben Frau (School Sisters of Notre Dame). Die Frauen zwischen 76 und 107 Jahren haben sich zu Lebzeiten wie auch für die Zeit nach ihrem Tod der Alzheimer-Forschung zur Verfügung gestellt.

Die Nonnenstudie entzieht der gängigen Theorie, dass Alzheimer eine Krankheit von Plaques im Gehirn sei, den größten Teil ihrer Berechtigung. Denn als man die Gehirne der Nonnen nach deren Ableben sezierte, fand man Plaques in großen Mengen – dennoch gab es bei den Frauen zu Lebzeiten keinerlei Anzeichen von Demenz. Im Gegenteil: Kognitive Tests zu Lebzeiten hatten bewiesen, dass sie in bester geistiger Verfassung waren.

Es sind nicht nur die Nonnen des Klosters, die das gängige Modell der Ursache der Alzheimer-Krankheit ins Wanken bringen. Der hochbegabte Schachspieler Richard Wetherill hatte ein Erinnerungsvermögen von bis zu acht Zügen im Voraus. Dennoch war auch sein Gehirn nach seinem Tod voller Plaques. Deutsche Forscher der Universität Göttingen haben die Ergebnisse der Nonnenstudie dazu bewogen, weiterführende Experimente zu machen. Im Tierversuch zeigte sich, dass Plaques für das Absterben von Nervenzellen in nur etwa 10 Prozent der Fälle verantwortlich waren.

Licht im Kopf – was ich für mich tun kann

Frühwarnsysteme können – wenn sie richtig erkannt, verstanden und kausal behandelt werden – viele Alzheimer-, Diabetes-, Herz-Kreislauf-Erkrankungen und sogar Krebs verhindern. Prävention ist tatsächlich möglich und sollte beispielsweise die Vierzigjährigen motivieren, heute etwas für morgen zu tun. Eine intelligente, maßvolle Ernährung, die Reduktion von schlechten Kohlenhydraten und Zucker, regelmäßige Bewegung sowie Entstressungsmaßnahmen durch Yoga, Meditation und Musik bis hin zum Erleben von Kunst wirken auf Dauer nachweislich effizienter als jedes Medikament.

Richtige Ernährung hilft bei der Vorbeugung

Eigentlich weiß es jeder, auch wenn wir es oft verdrängen: Sich richtig zu ernähren ist eine Frage von Leben und Tod. Zugegeben, das mag etwas überspitzt formuliert sein. Aber der Einfluss unserer Essgewohnheiten auf unsere Gesundheit und insbesondere auf stabile Blutzuckerverhältnisse ist jedenfalls »gigantisch«. Das sagt der Ernährungsmediziner Michael Ristow, und der muss es wissen. Der Professor für Energiestoffwechsel an der ETH Zürich geht seit Jahren der Frage nach, was wir tun können, um Alterskrankheiten vorzubeugen. Für den Wissenschaftler ist klar: »Ob wir mit achtzig oder Ende fünfzig sterben, ist im Prinzip ernährungsabhängig.«

Diese Faustregel wird mittlerweile durch viele Hundert wissenschaftliche Arbeiten bestätigt. Sie belegen, dass die Art und Weise, wie wir uns ernähren und damit unseren Stoffwechsel beeinflussen, für nahezu alle Zivilisationserkrankungen eine zentrale Rolle spielt. Stoffwechselstörungen, die mit Insulinresistenz vergesellschaftet sind wie Typ-2-Diabetes, NASH-Syndrom (nicht alkoholische Steatohepatitis/Fettleber), Bluthochdruck, Adipositas (Fettleibigkeit) und Herz-Kreislauf-Erkrankungen, hängen nicht nur mit der Alzheimer-Demenz zusammen, sie gehen ihr sogar meist voraus. Eine ausgewogene Ernährung senkt hingegen das Risiko zahlreicher Krankheiten und kann das Leben verlängern. Das zeigt auch eine seit Jahren laufende Studie mit 520 000 Europäern, an der das Deutsche Institut für Ernährungsforschung (Dife)[34] beteiligt ist. »Es sind immer die gleichen Lebensmittel, auf die wir da kommen: Obst und Gemüse, ballaststoffreiches Getreide, wenig Fleisch«, fasst Heiner Boeing, Leiter der Epidemiologie am Dife, die Ergebnisse zusammen. Vor allem den Ballaststoffen falle eine große Bedeutung zu, etwa bei der Prävention von Typ-2-Diabetes, Magen- und Darmkrebs. Bei den fitten Alten von Okinawa klingt das anders, aber es läuft auf die gleiche Erkenntnis hinaus. Die Hundertjährigen auf der japanischen Insel raten: »Die Nahrung, die du jeden Tag in deinen Körper aufnimmst, sollte die Kraft der Erde und des Meeres in sich haben.«

Was sollten wir also am besten essen, um möglichst lange gesund zu bleiben und nicht langsam ins Dunkel einer Alzheimer-Erkrankung abzugleiten? Immer wieder geistern Patentrezepte durch die Medien beziehungsweise das Internet. So wurden einzelnen Lebensmitteln wie zum Beispiel Tomaten oder Brokkoli besonders schützende Wirkungen gegen Krebs oder andere Leiden zugesprochen. Auch gelten Antioxidanzien, also natürliche, in Lebensmitteln enthaltene Stoffe wie Vitamine oder Mineralien sowie sekundäre Pflanzenstoffe (Pflanzenschutzstoffe wie Carotinoide aus gelbem oder rotem Gemüse oder Flavonoide aus Rotwein), als Wunderwaffe gegen das Altern, genauer gesagt: gegen »oxidativen Stress«, durch den Zellen zerstört werden, etwa durch Sonnenbaden, Stress oder Zigarettenrauch. Gemeint sind damit die an sich natürlichen Vorgänge beim Stoffwechsel im Körper, bei denen sogenannte freie Radikale entstehen. Nun kann unser Körper eine gewisse Menge dieser aggressiven Verbindungen abfangen und auf diese Weise mögliche Zellschäden verhindern. Entstehen diese freien Radikale jedoch im Übermaß, gelten sie als schädlich. Zwar können Antioxidanzien wie Vitamin C freie Sauerstoffradikale binden und so die Zellen schützen. Dafür spricht, dass Menschen mit einem hohen Blutspiegel an Vitamin C und E langsamer altern und geistig fitter sind. Was die Zugabe von Antioxidanzien in Pillenform angeht, ist jedoch Ernüchterung eingekehrt: Keine Untersuchung konnte belegen, dass auf diese Weise zugeführte Antioxidanzien das Leben verlängern. Inzwischen raten Wissenschaftler sogar von einer Einnahme ab. Die Vitamine scheinen nur dann zu wirken, wenn wir sie in ihrer natürlichen Umgebung verzehren, also als Apfel oder Möhre.

Wer gesund altern will, sollte also nicht auf eine vermeintliche Superdiät, ein Zaubermittel oder bestimmte künstliche Zugaben bei der Ernährung setzen. »Man muss sich von der Idee verabschieden, dass es ein Lebensmittel gibt, das vor einer bestimmten Krankheit schützt«, sagt Dife-Forscher Boeing. Vielmehr kommt es auf die richtige Mischung an, einen guten Mix aus (nicht zu süßem) Obst und frischen Gemüsen, Kräutern, Gewürzen, Vollkornprodukten, guten Fetten und Ölen – und die Fähigkeit, all das wegzulassen oder zu reduzieren, was uns in großen Mengen und dauerhaft nicht so guttut, wie etwa rotes Fleisch oder zu viel (Kuh-)Milchprodukte. Das ist, wie wir in diesem Kapitel zeigen werden, gar nicht so kompliziert und kann durchaus Spaß und Genuss bereiten.

Der große Fettirrtum

Nach wie vor geistert ein weit verbreiteter Irrtum durch die Welt: Dieser besagt, dass eine gesunde, schlank machende Ernährung fettarm sein sollte. Diese Low-Fat-Ernährung gewann in der zweiten Hälfte des vergangenen Jahrhunderts sogar in Fachkreisen immer mehr Anhänger. Dahinter verbirgt sich indes ein Trugschluss, über den man sich im Klaren sein sollte, wenn man sein persönliches Alzheimer-Risiko durch eine bewusste Ernährung reduzieren will.

Mit dem steigenden Wohlstand nahm in der zweiten Hälfte des 20. Jahrhunderts die Anzahl übergewichtiger Menschen in der Gesamtbevölkerung zu. Ernährungsexperten waren damals zunächst davon überzeugt, dass dafür eine zu hohe Fettzufuhr in der Nahrung verantwortlich sei. Dies erschien naheliegend, liefert doch der Nährstoff Fett mit 9 Kilokalorien pro Gramm mehr als doppelt so viel Energie wie Kohlenhydrate und Eiweiß mit jeweils 4 Kilokalorien pro Gramm. Folglich glaubten damals viele Fachleute: Es ist das fettreiche Essen, das auf Dauer fett macht. Die Deutsche Gesellschaft für Ernährung (DGE) empfahl und empfiehlt deshalb ganz traditionell eine fettarme Ernährung mit nicht mehr als 30 Prozent Energie aus Nahrungsfetten. Stattdessen sollten sich die Menschen mit Kohlenhydraten satt essen.

Dieser Ratschlag galt jedoch nur für »vollwertige« Kohlenhydratquellen wie Vollkornbrot & Co. – und nicht für die heute so beliebten und weit verbreiteten Weißmehlprodukte, Pommes, Nudeln und Süßigkeiten. Jedenfalls aß man vor allem in den USA und in vielen Ländern der westlichen Welt der guten Figur zuliebe fettärmer. Die Nahrungsmittelindustrie unterstützte den Trend und begann seither munter, Produkte in Low-Fat- beziehungsweise Light-Varianten zu produzieren – ein Dilemma für die braven Fettsparer, die trotzdem oder gerade deswegen immer dicker wurden. Denn in den vergangenen Jahren wiesen Forscher in zahlreichen Studien nach, dass fettreduzierte, kohlenhydratbetonte Diäten nur einen äußerst geringen Beitrag in Sachen Gewichtskontrolle leisten können. Mehr noch: Sie fördern sogar einen Mehrkonsum und unter Umständen sogar unerwünschte Stoffwechselreaktionen. Schließlich wird bei einer stark kohlenhydratreichen Ernährung der Körper dank des unermüdlich wirkenden Masthormons Insulin dazu angeregt, mehr zu essen und schließlich auch mehr Fett zu speichern. Übergewicht ist die Folge, und das gilt als Hauptursache für erhöhte Blutzucker- und Insulinspiegel sowie als Risikofaktor für die Alzheimer-Erkrankung. Low Fat ist daher auch bei der Demenzprophylaxe längst out.

Ein Lob auf das Fett

Fett werden heute viele positive Eigenschaften zugesprochen. Es gilt als der energiereichste Nährstoff für den Organismus. Fette dienen dem Körper als Energieträger und wie die Aminosäuren aus Eiweiß als wichtige Komponenten im Zellstoffwechsel. Darüber hinaus sind Fette wichtige Bauteile für Struktur- und Zellmembranen. In den Fettspeichern von Pflanze und Tier befinden sich auch fettlösliche Vitamine, die wir beim Essen zu uns nehmen. Essenzielle Fettsäuren sind zudem Voraussetzung für die Produktion verschiedener Hormone, die viele Körperfunktionen und die Immunabwehr steuern. Und nicht zuletzt ist Fett der Geschmacksträger schlechthin und hilft dabei, den Eigengeschmack von Speisen zu unterstreichen. Denn alle Aromen sind fettlöslich: Erst in Kombination mit Öl entfalten fettfreie Lebensmittel wie zum Beispiel Gemüse, Gewürze oder Kräuter ihren vollen Geschmack so intensiv, dass man ihn überhaupt richtig wahrnehmen und schließlich auch genießen kann.

Auch bei der Regulation des Blutzuckerspiegels spielen Fette eine wichtige Rolle. Verzehren wir Kohlenhydrate zusammen mit Fetten oder Ölen, wie etwa ein Baguette mit Olivenöl oder Nudeln mit Roquefortsoße, steigt der Glukosewert im Blut deutlich langsamer an. Die Speise liegt länger im Magen, und folglich werden die Kohlenhydrate im Dünndarm später und langsamer gespalten, da der Körper zugleich auch das Fett verdauen muss. Problematisch wird eine hohe Fettzufuhr für den Menschen erst dann, wenn er gleichzeitig auch viele Kohlenhydrate zu sich nimmt.

Fazit: Um gesund zu bleiben und genussvoll zu essen, ist Fett lebensnotwendig und gehört jeden Tag auf den Teller! Für Menschen, die in Sachen Alzheimer vorbeugen wollen, darf die Devise deshalb *nicht* blindlings »Runter mit der Fettzufuhr« lauten. Viel wichtiger ist es, bei der Ernährung gute und schlechte Fette zu unterscheiden. Und dafür, das können wir hier versichern, muss man kein Chemiker sein.

Das kleine Fett-Einmaleins

Vom chemischen Aufbau her sind alle Nahrungsfette gleich. Sie bestehen aus Alkohol (Glyzerin) und ein bis drei unter Umständen sehr unterschiedlichen Fettsäuren. Dabei handelt es sich um organische (Kohlenwasserstoff-)Verbindungen – entweder in kurz- oder langkettiger Form. Außerdem verfügen die verschiedenen Fettsäuren über unterschiedlich viele Doppelbindungen. Nach ihrer Herkunft unterscheidet man sie in pflanzliche oder tierische Fette.

Gesättigte sind die einfachste Form der Fettsäuren. Hier liegen nur Einfachbindungen zwischen den Kohlenstoffatomen vor. Gesättigte Fettsäuren stecken in allen tierischen und pflanzlichen Fetten – wie in Butter, Käse, Sahne, Schweine- oder Gänseschmalz, Fleisch und Wurst in höheren Anteilen. Auch ungesättigte Fettsäuren kommen in vielen Formen vor. Sie werden, abhängig von den chemischen Doppelbindungen, in einfach und mehrfach ungesättigte unterschieden. Einfach ungesättigte Fettsäuren kommen zum Beispiel reichlich in qualitativ hochwertigem Olivenöl vor, in Nüssen und Samen oder Avocados. Zu den mehrfach ungesättigten Fettsäuren gehören die Omega-6- und Omega-3-Fettsäuren, die in vielen pflanzlichen und tierischen Fetten wie in Fischen, Meeresfrüchten, Leinöl oder bestimmten Algen enthalten sind.

Die Ölsäure

Warum einfach ungesättigte Fettsäuren so gesund sind? Die vorherrschenden Fettquellen in der Evolution des Menschen waren tierische Fette, das heißt Organ- und Bauchfett aus Wildfleisch sowie das Knochenmark. Und darin dominierte die Ölsäure, die wichtigste einfach ungesättigte Fettsäure. Ölsäure kann auch vom menschlichen Körper aufgebaut werden, weshalb es sicher kein Zufall ist, dass selbst größere Mengen keine unerwünschten Nebenwirkungen nach sich zogen.

Nun gibt es ein weit verbreitetes, aber umso gefährlicheres Vorurteil: Nach landläufiger Meinung ist es gut, bei der Ernährung möglichst auf ungesättigte Fettsäuren zu setzen. Das soll helfen, gegen alle möglichen Zivilisationserkrankungen vorzubeugen, zu denen auch Alzheimer gehört. So ist es kein Zufall, dass manche Anbieter der Lebensmittelindustrie mit dem Slogan »Besonders reich an mehrfach ungesättigten Fettsäuren« werben. Tatsächlich kommt es aber auf den richtigen Mix an.

Gute und schlechte Fette

Es ist schon richtig: Für unser Wohlergehen brauchen wir die mehrfach ungesättigten Fettsäuren. Das trifft vor allem auf die Omega-6- und Omega-3-Fettsäuren zu, die schon in minimalen Konzentrationen wirksam sind. Diese Fettsäuren kann der Körper nicht selbst bilden. Wir sind aber auf sie angewiesen, weil sie dabei helfen, Körperfunktionen zu steuern, den Stoffwechsel zu regulieren, Zellen zu vermehren, Entzündungen zu bekämpfen oder etwa das Blut gerinnen zu lassen. Nimmt sie der Mensch nicht regelmäßig zusammen mit der Nahrung auf, kommt es deshalb zu Funktionsstörungen und schließlich zu Erkrankungen.

Man kann also sagen, Omega-6- und Omega-3-Fettsäuren sind für den menschlichen Körper gleich wichtig, auch wenn sie völlig unterschiedlich wirken und im Stoffwechsel Gegenspieler sind. Aber nicht nur das: Sie müssen auch in einem Gleichgewicht stehen. Als die Menschen noch Jäger und Sammler waren, war das kein großes Problem. Sie nahmen die Omega-6- und Omega-3-Fettsäuren in einem etwa gleichen Verhältnis auf. Inzwischen hat sich dies jedoch drastisch geändert: In der heutigen Ernährung dominieren die Omega-6-Fettsäuren, während die Omega-3-Variante weitgehend aus der Nahrungskette und damit aus dem Enzymsystem des Stoffwechsels verdrängt ist. Um das zu verstehen, müssen wir uns nur vor Augen führen, was die meisten Menschen zumindest in den westlichen Industrieländern gern essen.

Wir nehmen auf der einen Seite viele Omega-6-Fettsäuren aus Getreide auf, also aus Brot- und Backwaren und den sehr erschwinglichen und deshalb in vielen Küchen verwendeten Weizenkeim-, Mais- und Sonnenblumenölen. Außerdem essen wir viel Fleisch, Wurst, Milch und Käse. Bei der industriellen Massentierhaltung wird jedoch in hohem Maße Getreide verfüttert, sodass Rinder und Schweine und sogar Fische in ihrem Fett viel zu viele Omega-6-Fette anreichern und entsprechend weniger Omega-3-Fette aufweisen. Das wäre nicht so schlimm, wenn wir uns von Fleisch, Wurst, Milch und Käse nur in Maßen ernährten. Man kann aber davon ausgehen, dass wir heute etwa das Vierfache an tierischem Fett verzehren wie unsere Vorfahren. Ermöglicht hat dies erst die moderne Massentierhaltung, dank deren sich auch untere Einkommensgruppen bei Bedarf ein tägliches

Fleischgericht leisten können, zumal beim Discounter das Schweineschnitzel fast schon billiger als Gemüse oder Obst ist. Mit dem Wildfleisch, das die Jäger und Sammler aßen, ist dies jedoch nicht zu vergleichen: Die Tiere aus der freien Natur haben in etwa ein Verhältnis von Omega-6- zu Omega-3-Fetten von 1:1. Bei Nutztieren, die im Stall stehen und mit Körnerfutter gemästet werden, ist das Verhältnis deutlich schlechter.

Gesundes Fett in gesundem Fleisch

Auch wenn man es meist anders liest: Fleischfett besteht zum größten Teil aus ungesättigten Fettsäuren, enthält aber im Gegensatz zu den pflanzlichen Fetten auch alle essenziellen mehrfach ungesättigten Fettsäuren. Das ist jedoch nur der Fall, wenn die Tiere aus Weidehaltung stammen, sich viel draußen bewegen und bei artgerechter Ernährung ohne Kohlenhydrat-(Zucker-)Zusätze in Ruhe wachsen dürfen. Im Fleischfett von Wiederkäuern, wie bei Rindern, Ziegen, Schafen oder Wild, ist außerdem eine ganz besondere ungesättigte Fettsäure enthalten, die konjugierte Linolsäure (CLA). Sie soll sogar krebshemmend wirken, Arteriosklerose vorbeugen, das Wachstum von Muskeln und Knochen fördern und die Fettspeicherung vermindern.

Wer abnehmen will, sollte dennoch beim Verzehr von Fleisch auf eine relative Fettarmut achten. Große Speckabschnitte liefern viele Kalorien, die man sich besser für andere Nahrungsmittel aufsparen sollte. Zudem trägt zu viel Speicherfett in Kilogramm auf den Rippen zur Alzheimer-Entwicklung bei. Wer überwiegend fettarmes Muskelfleisch verzehrt oder bei fetteren Teilstücken das sichtbare Fett immer abschneidet, kann beim Zubereiten von Gemüse und Salat großzügiger mit den gesunden Fetten in Form von Oliven- oder Rapsöl umgehen.

Die Versorgung mit Omega-3-Fetten ist allerdings schwierig geworden und weitgehend sogar so mangelhaft, dass aufgrund des Siegeszugs der teilweise spottbilligen Pflanzenfette sich das Verhältnis auf etwa 12:1 verschoben hat. Manche Menschen nehmen sogar das bis zu Fünfzigfache an Omega-6-Fettsäuren im Vergleich zur Omega-3-Variante auf! Anders als unsere Vorfahren vor ein paar Tausend Jahren leben wir also oft in einem extremen Ungleichgewicht. Dabei liegt das optimale Verhältnis der beiden Fettsäuren bei 1:1 bis 2:1.

Die Folgen können dramatisch sein. Manche Forscher führen den Anstieg der neuronalen Krankheiten wie Alzheimer in den Industriestaaten auf den Omega-3-Fettsäuren-Mangel zurück. Und so viel steht sicher fest: Alzheimer hat sich mit dem Konsum von Produkten aus der Massentierhaltung ausgebreitet.

Die besten Omega-3-Fettsäure-Quellen

Eins ist klar: Der gesundheitliche Wert einer erhöhten Omega-3-Fettsäuren-Zufuhr ist enorm. In der richtigen Dosis schützt dies Herz und Kreislauf und verbessert die Fließeigenschaften des Blutes. Omega-3-Fettsäuren aktivieren spezielle Gene, um die Fettverbrennung und Wärmeabgabe im Körper anzukurbeln. Außerdem werden aus Omega-3-Fettsäuren Gewebshormone aufgebaut, die gefäßerweiternd und blutdrucksenkend wirken. Aber wie kommen wir am besten an diese essenziellen Lebenshelfer?

Pflanzenöle (wie etwa Lein-, Soja-, Raps-, Hanf- und Walnussöl), grüne Blattsalate, Gemüse (vor allem Spinat, Mangold oder Portulak), Kräuter, Sprossen, Nüsse und Samen liefern pflanzliche Omega-3-Fettsäure. Aufgenommen aus rein pflanzlichen Quellen, wirkt Omega-3 aber nicht so effektiv, weil unser Körper sie erst in andere biologisch aktive Formen umwandeln muss. Das gilt vor allem für die wichtige Omega-3-Fettsäure Docosahexaen (DHA). Anders sieht es bei tierischen Quellen aus. DHA ist in Fisch und Fleisch bereits in der passenden Form enthalten, vor allem dann, wenn sie aus artgerechter

Haltung stammen. Durch natürliches Futter und reichlich Bewegung wird erst der höhere Omega-3-Anteil ermöglicht. »Wild« ist die beste Option – sei es bei Land- oder bei Meerestieren.

Dieses DHA spielt in der Alzheimer-Forschung eine maßgebliche Rolle: Versuche mit Ratten beziehungsweise Mäusen zeigten, dass – vereinfacht gesagt – eine DHA-reiche Ernährung die Gehirnfunktionen unterstützt, und sich Beta-Amyloid-Ablagerungen im Gehirn wieder verringerten. Auch für den Menschen ist mittlerweile nachgewiesen, dass eine ausreichende Zufuhr von DHA schützend vor Alzheimer wirkt. Fehlt diese Omega-3-Fettsäure, trägt dies hingegen dazu bei, dass die Erkrankung ausbricht. Aufschlussreich ist hier eine Studie, die über vier Jahre in einem Altersheim in Chile lief. Danach bekamen von 815 untersuchten Heimbewohnern im Alter von 65 bis 94 Jahren 131 Alzheimer. Aßen sie nur einmal die Woche regelmäßig Fisch, sank bei den Testpersonen die Wahrscheinlichkeit, an Alzheimer zu erkranken, um immerhin 60 Prozent. Allerdings nahm die Vergleichsgruppe überhaupt keinen Fisch zu sich, weshalb deren Erkrankungsrisiko als besonders hoch eingeschätzt wurde.[35] Andere Forscher kamen bereits früher zu ähnlichen Ergebnissen. Danach verringert sich das Risiko, an Alzheimer zu erkranken, um etwa die Hälfte, sofern durch das Essen von Fisch etwa 200 Milligramm DHA pro Tag aufgenommen wird.

Man sollte also so wie die geistig fitten Alten von Okinawa regelmäßig Fisch genießen. Besonders empfehlenswert sind dabei Lachs, Hering, Thunfisch (der allerdings als überfischt gilt), Makrele, Scholle und andere fette Seefische. Fischölkapseln sind eine gute Alternative für alle, die keinen Fisch mögen oder die nicht vertragen. Auch kann man DHA-Öle und -Kapseln kaufen, die aus winzig kleinen Meeresalgen hergestellt wurden und den Omega-3-Fettsäuren im Fisch entsprechen.

Die richtigen Öle

Für viele Verbraucher mag das Angebot an Pflanzenölen mittlerweile verwirrend sein. Sie wissen nicht, was für sie das beste ist und welches Öl sich wofür am ehesten verwenden lässt. Noch undurchsichtiger wird das Ganze durch die Werbung: Viele Hersteller preisen ihre Produkte als »gesundheitsfördernd« an. Bringen wir also ein bisschen Licht ins Dunkel!

Wegen des bereits erwähnten Ungleichgewichts bei der Aufnahme von Omega-6- und Omega-3-Fettsäuren kommt es darauf an, um Öle, die besonders reich an Omega-6-Fettsäuren sind, einen Bogen zu machen. Deshalb ist es besser, möglichst auf pflanzliche Fette mit hohem Anteil an der Omega-6-Linolsäure zu verzichten. Dies gilt etwa für Sonnenblumen-, Maiskeim-, Weizenkeim-, Distel- und Traubenkernöl und daraus hergestellte Margarinesorten. In hohen Dosen kann Linolsäure unerwünschte Nebenwirkungen haben. Sie steht beispielsweise im Verdacht, das Immunsystem zu hemmen, Allergien, Gallensteinbildung und Krebswachstum zu fördern und eine Neigung zur Arteriosklerose zu verstärken. Auf keinen Fall sollten (Hobby-)Köche Sonnenblumenöl, Distel- oder Maiskeimöl erhitzen! Dadurch entstehen sehr giftige Verbindungen, die unter anderem dazu beitragen, dass sich das Alzheimer-Toxin bildet. Stattdessen sollten wir auch beim Öl mehr Omega-3-reiche Fettsäuren auf den Tisch bringen. Die besten Quellen sind hier Rapsöl, Walnuss- oder Leinöl, das aus Leinsamen hergestellt wird.

Das Verhältnis von Omega-6 zu Omega-3 in Rapsöl ist zum Beispiel mit 2:1 ideal, allerdings ist der absolute Gehalt nicht sehr hoch. Rapsöl besteht zu etwa 65 Prozent aus einfach ungesättigten Fettsäuren, rund 10 Prozent aus Omega-3-Fettsäuren und etwa 20 Prozent aus der Omega-6-Fettsäure Linolsäure. Es eignet sich wunderbar zum Anbraten, Marinieren oder Verfeinern und sollte in keiner Küche fehlen. Auch Hanföl liefert mehrfach ungesättigte Omega-6- und Omega-3-Fettsäuren. Natives Hanföl besteht zu rund 80 Prozent aus den essenziellen Fettsäuren Linol- und Alpha-Linolensäure, die in einem idealen Verhältnis von 3:1 bis 2:1 vorliegen. Walnuss- und Leinöl sind ebenfalls reich an Omega-3-Fettsäuren und verfügen über sehr intensive Aromen, weshalb man sie nur sparsam und das auch nur in der kalten Küche einsetzt. Bei Olivenöl sollten Verbraucher auf die Deklaration »nativ« oder »extra nativ« achten, dann ist es, falls die Hersteller nicht beim Mischen gepanscht haben, besonders hochwertig. Es sollte allerdings nicht zum starken Anbraten oder Hocherhitzen verwendet werden. Kalt gepresstes Olivenöl ist, durch den Erhalt der vielen Begleitstoffe, Hitze gegenüber hochempfindlich. Bei einer Temperatur über 180 Grad Celsius können aus den wertvollen Inhaltsstoffen giftige Verbindungen entstehen. Außerdem erreichen kalt gepresste Öle schneller hohe Temperaturen und fangen in der Pfanne an zu rauchen. Das gilt übrigens nicht nur für Oliven-, sondern für alle kalt gepressten Öle. Deshalb sollten sie überwiegend für kalte Speisen oder zum Kurzbraten bei niedrigen Temperaturen verwendet werden. Kalt gepresstes Olivenöl erkennt man an der Bezeichnung »Natives Olivenöl extra« oder »Natives Olivenöl«. Abgesehen von den schädlichen Verbindungen, die beim Erhitzen von kalt gepressten Ölen entstehen können, wäre es die reinste Verschwendung, die hochwertigen Inhaltsstoffe zu erhitzen und so zu zerstören. Zum Braten eignet sich beispielsweise Rapsöl viel besser.

Stattdessen ist Olivenöl ideal für Marinaden oder Soßen, so bleiben auch die Vitamine in dem Öl erhalten. Olivenöl kann also durchaus die Gesundheit stärken. »Es macht die Zellmembranen geschmeidiger als gesättigte Fettsäuren und verbessert so die Stoffwechselvorgänge«, sagt der Jenaer Ernährungsphysiologe Gerhard Jahreis.[36] Außerdem sei es für diese Arterien gesünder als mehrfach ungesättigte Fettsäuren, denn die oxidierten stärker, und dies könne zu Ablagerungen an der Arterienwand führen – einer häufigen Ursache von Herz-Kreislauf-Erkrankungen. Kein Wunder, wenn

Olivenöl als ein Grund dafür gilt, dass die mediterrane Ernährung so gesund ist.

Gesättigte Fettsäuren

Ob Butter, Käse, Sahne, Schweine- oder Gänseschmalz, Fleisch oder Wurst – gesättigte Fettsäuren stecken in vielen Lebensmitteln. Am meisten dieser Fettsäuren überhaupt finden sich Kokos- und Palmkernfett (siehe Seite 110). Die Butter ist das einzige tierische Fett, das zu mehr als 50 Prozent aus gesättigten Fettsäuren besteht.

Die gesättigten Fettsäuren sind, selbst wenn immer wieder etwas anderes behauptet wird, grundsätzlich nicht schädlich für die Gesundheit. Es ist ja kein Zufall, dass auch in Milchfett viele ungesättigte Fettsäuren enthalten sind. Da Milchfett für das Überleben von Nachkommen gedacht ist, wäre es auch ein Wunder, wenn es dem Körper schadete.

Es kommt allerdings schon darauf an, wie viele tierische Fette wir in Form von Fleisch- und Milchprodukten aufnehmen und in welcher Form wir dies tun.

Schädliche Transfette

Stark verarbeitete Lebensmittel, in denen sich ungesunde Transfettsäuren verstecken, sollten Sie meiden. Sie stecken in Back- und Süßwaren, Frittiertem, Tiefkühlkost, Margarine und Snacks wie Kartoffelchips. Sie sind nicht deklariert. Man kann sie auf der Zutatenliste am Hinweis »gehärtete«, »hydrogenierte« oder »teilgehärtete Fette« erkennen. Transfettsäuren aus der industrialisierten Fetthärtung sind also Kunstfette – der menschliche Körper kann sie nicht selbst bilden –, ausgesprochen ungesund, sie erhöhen erheblich das Risiko für

Herzerkrankungen und Diabetes, senken das gesunde HDL-Cholesterin im Blut und treiben die schädliche LDL-Konzentration in die Höhe. Mehrere Studien zeigen inzwischen, dass Menschen, die größere Mengen an Transfetten essen, ein deutlich größeres Risiko haben, durch Alzheimer das Gedächtnis zu verlieren. Nach Angaben des Deutschen Instituts für Demenzprävention in Homburg tragen die Transfette dazu bei, das Alzheimer-Toxin zu vermehren und effizienter zu bilden. Forscher des Instituts stellten sogar fest, die Einnahme von Transfettsäuren könne »einen früheren Beginn der Erkrankung verursachen«.[37] Trotzdem ist die Lebensmittelindustrie in Deutschland – anders als in anderen Ländern wie Dänemark, den USA oder Österreich – an keine Obergrenze für Transfette gebunden. Auch eine strenge Kennzeichnungspflicht auf den Verpackungen fehlt.

Die Cholesterinfrage

Cholesterin – das Wort hat jeder schon einmal gehört. Verbunden wird damit oft etwas Negatives. Die meisten Menschen wissen nicht viel darüber, vermuten aber, dass Cholesterin irgendwie schädlich für sie sein könnte. Tatsächlich handelt es sich um einen lebenswichtigen Grundbaustein in unserem Körper, der bereits im 18. Jahrhundert in Gallensteinen gefunden wurde. Daher leitet sich auch der Name ab, er kommt von den griechischen Wörtern *cholé* für »Galle« und *stereós* für »fest«.

Cholesterin wird in der Gallenblase gebildet und hilft dabei, Nahrungsfette zu verdauen. Da Cholesterin nicht wasserlöslich ist, wird es für den Transport im Blutgefäßsystem zur Leber verpackt. Nötig dafür sind bestimmte Proteine. Dabei wird zwischen zwei Klassen von Transportpartikeln unterschieden: dem LDL (Low Density Lipoprotein) und dem HDL (High Density Lipoprotein). Beide zusammen machen das gesamte Cholesterin aus, das im Blut mitgeführt wird. Nun mag sich der geneigte Leser fragen: »Ja, und? Was hat das mit Alzheimer zu tun?« Die einfache Antwort lautet: »Eine ganze Menge.«

Genauso wie bei anderen Bausteinen ist auch der Wirkungsmechanismus von Cholesterin in unserem Körper auf wundersame Weise perfekt komponiert. Beide Cholesterinformen benötigen wir zum Leben. Problematisch wird es nur, wenn wir vom in LDL transportierten Cholesterin zu viel haben. Dann führt dies zu einem Phänomen, das im Volksmund mit »verkalkten Gefäßen« beschrieben wird: Fließt zu viel LDL-Cholesterin durch das Blutsystem, lagert sich das Cholesterin an den Blutgefäßwänden ab. Die Folgen dürften bekannt sein: Das Risiko, einen Schlaganfall oder einen Herzinfarkt zu bekommen, steigt. Und gelangen über die Blutgefäße nicht mehr genug Nährstoffe ins Gehirn, erhöht dies die Gefahr, dement zu werden, und die Wahrscheinlichkeit, dass Alzheimer ausbricht. Das LDL-Cholesterin gilt deshalb gemeinhin als die »schlechte« Variante.

Was bedeutet dies nun für unsere Ernährung? Immer wieder wird für cholesterinfreie Produkte geworben. Dies führt jedoch in die Irre: Zum einen sind diese Produkte oft nur vermeintlich gut für die Gesundheit, wie etwa Margarine (siehe Seite 108f.). Zum anderen geht es nicht darum, ob und wie viel Cholesterin wir zu uns nehmen. Gesättigte Fettsäuren zum Beispiel lassen die Menge am unerwünschten LDL-Cholesterin steigen und gelten daher als ungesund. Gleichzeitig erhöhen sie aber das »gute« HDL-Cholesterin, sodass sich im Verhältnis vom »guten« zum »schlechten« nichts ändert. Auch das Essen zum Beispiel eines gekochten Frühstückseis verändert daran im Prinzip nichts. Anders sieht es bei den einfach ungesättigten Fettsäuren aus. Sie können dazu beitragen, den Wert des »schlechten« LDL-Cholesterins zu senken, den des »guten« HDL leicht anzuheben, so die Arterien zu schützen – und zur Alzheimer-Prophylaxe beizutragen. Gerade Patienten mit Gehirnerkrankungen wie Alzheimer, multipler Sklerose oder Parkinson brauchen deshalb dringend Cholesterin.

Ein verkannter Wohltäter

Lange Zeit ging man davon aus, dass Cholesterin die Ursache für Ablagerungen sei, weil es in allen Bereichen, in denen sich Plaques befinden, ebenfalls auftritt. Neuere Studien zeigen, dass Cholesterin sich wahrscheinlich ganz im Gegenteil dort befindet, weil es die Schäden durch die Plaquebildung repariert. Jede chronische Entzündung ist mit Plaquebildungen vergesellschaftet, weshalb der Körper das Cholesterin genau an die Stellen entsendet, wo sich Entzündungsherde befinden.

Außerdem ist Cholesterin ein lebenswichtiger Botenstoff für die Kommunikation der Nervenzellen untereinander. Auch das Gehirn enthält fast 25 Prozent des Gesamtcholesterins. Die Steuerzentrale im Kopf kann sogar ihr eigenes Cholesterin produzieren, um die Produktionskapazitäten der Leber zu ergänzen. So haben Demenzpatienten einen niedrigeren Cholesterin- und Triglyzeridspiegel als Gesunde.

Eine Senkung des Cholesterinspiegels kann zu Nebenwirkungen wie Unruhe, Aggressivität, Konzentrationsproblemen, Gedächtnislücken, motorischen Problemen, Verwirrung und Desorientierung führen.

Entscheidend ist also, gute Fette zu sich zu nehmen, statt Cholesterin mit problematischen Mitteln zu bekämpfen. Zu diesen zählen Cholesterinsenker wie Statine: Sie nehmen dem Körper, was er eigentlich braucht, und schaden damit auf Dauer Gehirn und Nerven. Schon lange ist bekannt, dass die Einnahme von solchen Mitteln zu Gedächtnisproblemen führt. Die amerikanische Gesundheitsbehörde FDA warnte deshalb bereits 2012 vor Statinen. In Verbindung mit fettarmer Ernährung können sie sogar Alzheimer fördern. Außerdem stehen sie im Verdacht, bestimmte Krebsarten zu begünstigen. Bei Frauen, die Statine eingenommen haben, erhöht sich das Diabetesrisiko um mehr als 70 Prozent. Dies ist das Ergebnis einer Untersuchung bei mehr als 160 000 Teilnehmerinnen nach der Menopause[38] – und wir wissen ja schon: Zwischen Typ-2-Diabetes und der Alzheimer-Erkrankung gibt es einen engen Zusammenhang. Es dürfte deshalb nur eine Frage der Zeit sein, bis Statine komplett vom Markt genommen werden.

Bei *Clofibrat* und *Lipobay*, zwei früheren Verkaufsschlagern unter den Fettsenkern, ist es bereits so weit: Sie wurden wegen zu vieler Todesfälle verboten.

Den Cholesterinspiegel natürlich senken

Es gibt ein einfaches Mittel, den Cholesterinspiegel auf natürliche Weise zu reduzieren – mit Haferkleie. Darin steckt Beta-Glucan, ein löslicher Ballaststoff wie Haferflocken. Hafer-Beta-Glucan hat die Fähigkeit, Gallensäure zu binden. Auf diese Weise wird Cholesterin ausgeschieden, was zur Senkung des Gesamt- sowie LDL-Cholesterinspiegels führt. Dies funktioniert aber nur, wenn man davon mindestens 3 Gramm täglich zu sich nimmt. Haferkleie lässt sich sowohl in Müsli als auch in Joghurt- und Quarkspeisen untermischen. Wer Haferkleie verwendet, sollte gleichzeitig darauf achten, genug zu trinken. Sonst kann es wie bei anderer ballaststoffreicher Kost auch zu Verstopfungen kommen.

Tipp: Mit 4 Esslöffeln Haferkleie (40 Gramm) ist das Soll von mindestens 3 Gramm Beta-Glucan bereits erreicht.

Butter, Milchprodukte oder Margarine?

Wir streichen Butter aufs Brot, essen Käse zum Rotwein oder zum Abendbrot und trinken Kuhmilch. Erst seit wenigen Jahrtausenden sind wir daran gewohnt, Tiermilchprodukte zu uns zu nehmen. Unsere Vorfahren, die Jäger und Sammler, kannten dies nicht – aus guten

Gründen. Eigentlich handelt es sich dabei um eine artfremde Ernährung, und unser Erbgut konnte sich in dieser kurzen Zeit noch nicht daran anpassen. Es ist deshalb kein Zufall, dass viele Menschen auf den in Milch und Molkereiprodukten enthaltenen Milchzucker Laktose allergisch reagieren.

Aber selbst wenn dies nicht der Fall ist, sind die Tiermilchprodukte mit Bedacht zu genießen. Das Fett in Butter, Käse und Milch besteht zu 2 bis 7 Prozent aus den problematischen Transfetten (siehe Seite 104f.), die Herz-Kreislauf-Erkrankungen und neurodegenerative Erkrankungen begünstigen. Darauf deutet auch eine amerikanische Studie bei mehr als 2000 über 65-Jährigen hin: Dabei fanden die Forscher heraus, dass diejenigen am häufigsten unter Alzheimer litten, die bei ihrer Ernährung viel Butter und andere Milchprodukte aßen.[39]

Deshalb auf Margarine zu setzen ist allerdings keine gute Alternative. Dabei handelt es sich um ein Kunstprodukt, das erst durch chemische Verfahren verzehr- und streichfähig gemacht wird – unter Zusatz von Stabilisatoren, Emulgatoren und teilweise künstlichen Vitaminen. Auch Margarine enthält schädliche Transfette und steigert damit die Gefahr von Zivilisationskrankheiten wie Alzheimer. Dann sollte man lieber weniger Butter und Käse essen, mal probieren, ob das Brot bestrichen mit Olivenöl, Kokosöl oder veganen Aufstrichen schmeckt, oder es im Kaffee mal mit Sojamilch versuchen (was allerdings nur wenigen zusagt).

Die Alternative Kokosöl

Kokosöl wird beim Thema »richtige Ernährung« leider völlig unterschätzt, dabei wussten schon unsere Vorfahren, die Jäger und Sammler, intuitiv, wie wichtig die Kokosnuss ist: Sie ist eine Energiebombe. In asiatischen Ländern wie den Philippinen verehren die Menschen sie als Lebensbaum. In der ayurvedischen Lehre wird sie als der Baum bezeichnet, »der uns mit allem Lebenswichtigem versorgt«. Zudem kann der Körper ihr Öl und die damit verbundenen Vitamine und Mineralien leicht aufnehmen.

Worin liegt nun die besonders gute Eigenschaft von Kokosöl? Die meisten natürlichen Fette, ob tierischer oder pflanzlicher Herkunft, bestehen zum überwiegenden Teil aus sogenannten Triglyzeriden, die je nach Anzahl der Kohlenstoffatome in den Fettsäuren in kurz-, mittel- und langkettig eingeteilt werden. Etwa 90 Prozent des mit der Nahrung zugeführten Fetts (zum Beispiel in Butter, Öl, Margarine, Milch, Fleisch, Wurst, Eiern oder Nüssen) besteht aus diesen Neutralfetten. Täglich werden über die Nahrung circa 60 bis 100 Gramm Fett aufgenommen, das zum überwiegenden Teil aus langkettigen Fettsäuren (LCT-Fetten) besteht. Diese sind schlecht wasserlöslich. Da aber die meisten Prozesse im Körper in einer wässrigen Umgebung ablaufen, müssen wir diese Fette zunächst aufwändig verdauen, um die Aufnahme zu ermöglichen.

Kokosöl besteht dagegen fast zur Hälfte aus der Laurinsäure, einer mittelkettigen Fettsäure, die in der Natur kaum vorkommt. Nur Kokosfett, Palmkernöl sowie in geringen Mengen Milchfett enthalten die gesättigten Fettsäuren mittlerer Kettenlänge. Dieser Laurinsäure werden in der Forschung antimikrobielle Eigenschaften zugeschrieben. Sie hilft, das Wachstum bestimmter Viren, Bakterien oder Pilze zu behindern. Säuglinge schützt sie in der Muttermilch vor Infektionen. Auch im Stoffwechsel bieten mittelkettige Fette einige Vorteile. So erfolgt der Transport in die Mitochondrien – die Kraftwerke der Zellen – ebenfalls ohne Hilfsmittel und ist somit schneller als bei langkettigen Triglyzeriden. Mittelkettige Fette (im Fachjargon: MCT-Fette) sind besser wasserlöslich als herkömmliche. Sie können viel leichter verdaut werden. MCT-Fette können daher im Darm unabhängig von Gallensäuren oder dem Einfluss von Verdauungsenzymen in die Darmzellen gelangen. Sie werden direkt ins Blut abgegeben und zur Leber transportiert.

Positiv an den mittelkettigen Fetten ist außerdem, dass sie im Gegensatz zu langkettigen gesättigten Fettsäuren den Cholesterinspiegel im Blut nicht erhöhen. Ersetzt Kokosöl bei der Ernährung Sonnenblumen- oder etwa Maiskeimöl, kann es sogar die Cholesterinwerte verbessern, was wiederum die Alzheimer-Gefahr verringert. Auch bevorzugt der Organismus die MCT-Fette bei der Energiegewinnung, sodass die mittelkettigen Fette nicht ins Fettgewebe eingelagert und zu ungeliebten Fettpolstern werden. Außerdem können sie dem Gehirn als Energielieferant dienen, wenn dem Körper mit der Nahrung weniger Kalorien zugeführt werden, als er braucht. All das zeigt schon, welch außergewöhnliche Vorteile der Genuss von Kokosöl mit sich bringt.

Alzheimer-Patienten können nun in besonderem Maße von Kokosöl profitieren. Ihr Gehirn ist bekanntlich kaum noch in der Lage, die durch den Körper bereitgestellte Energiequelle Glukose zu nutzen. Das Gehirn ist deshalb ständig unterversorgt, die Gehirnzellen sterben ab. Um die Alzheimer-Erkrankung aufzuhalten oder gar verloren gegangene Fähigkeiten zumindest teilweise wiederzuerlangen, müsste also das Gehirn wieder animiert werden, Glukose aufzunehmen. Hier kommt das Kokosöl ins Spiel. Es kann helfen, das Gehirn für Energielieferanten aufnahmefähiger zu machen. Wie das geht? Die mittelkettigen Fettsäuren im Kokosöl werden im Körper nicht in Form von Fettgewebe zwischengespeichert, sondern zu sogenannten Ketonen (siehe Seite 129) umgewandelt, die als alternative Energiequelle und als Ersatz für die Glukose von Alzheimer-Kranken problemlos aufgenommen werden können. Immer mehr Menschen haben es sich daher angewöhnt, bereits zum Frühstück »ihren« Löffel Kokosöl gegen Alzheimer und Demenz täglich einzunehmen.

Nun weist dieses Öl einen hohen Anteil an gesättigten Fettsäuren auf. Immer wieder wird deshalb das Vorurteil kolportiert, dass es gesundheitsschädlich sei und das Risiko einer Arteriosklerose erhöhen würde. Hinter diesem Vorwurf steckt auch die Nahrungsmittelindustrie, die die Werbetrommel für den Genuss von chemisch veränderten

Ölen und Fetten rührt. Die Folgen sind bekannt: Jahrelang setzten die Verbraucher in der heimischen Küche auf gehärtete, billige Fette. Diese sind aber wegen der schädlichen Transfettsäuren (siehe Seite 104f.) nicht zu empfehlen. Wie bereits ausgeführt, gefährden gesättigte Fettsäuren an sich nicht die Gesundheit. Vielmehr kommt es darauf an, in welcher Form und Menge wir sie aufnehmen. Das trifft allerdings ebenso für das Kokosöl zu. Auch hier gilt: Kokosöl ist nicht gleich Kokosöl.

In seiner Reinform besteht es zu 86 Prozent aus gesättigten, zu 6 Prozent aus einfach und zu 2 Prozent aus mehrfach ungesättigten Fettsäuren. Das Öl ist auch frei von Cholesterin und ohne die problematischen Transfette. Es enthält aber nur geringe Mengen von Omega-6- und gar keine Omega-3-Säuren. Wer auf Kokosöl setzt, sollte deshalb immer darauf achten, mit Omega-3-Fettsäuren gut versorgt zu sein (siehe Seite 97ff.). Doch Vorsicht! Wenn das Kokosöl gehärtet ist, enthält es die Transfette, die wir bei unserer Ernährung lieber vermeiden sollten. Beim Einkauf sollten Verbraucher deshalb genau auf das Etikett schauen und darauf achten, dass das Kokosöl folgende Eigenschaften aufweist:

- nicht gehärtet und raffiniert,
- nicht desodoriert und gebleicht,
- frei von Transfettsäuren und jeglichen Zusatzstoffen,
- zu 100 Prozent aus frischem Fruchtfleisch,
- aus kontrolliert biologischem Anbau (Bio-Symbole!),
- bis zu knapp 60 Prozent aus Laurinsäure,
- ohne Gluten und Laktose,
- geeignet für Veganer.

Kokosöl lässt sich in vielfältiger Form verwenden:

- Es kann in der Küche Schmalz, Butter oder Margarine und im Prinzip jedes flüssige oder feste Öl ersetzen. Generell gilt dabei: Kokosöl wird bei 25 Grad Celsius fest.

- Man kann es auf Kartoffeln, Reis, Gemüse oder Nudeln geben oder auf Toastbrot anstelle von Butter verwenden.
- Kokosölkapseln sind keine gute Alternative: Sie sind relativ kostspielig und enthalten nur wenig Öl pro Kapsel.
- Kokosmilch enthält ebenfalls Kokosöl. Auch hier sollten Verbraucher beim Einkaufen nicht wahllos zum billigsten Produkt greifen. Diese sind in der Regel mit Wasser stark verdünnt. Auch fettreduzierte Angebote sollte man lieber im Regal stehen lassen. 4,5 Esslöffel unverdünnte Kokosmilch entsprechen etwa einem Esslöffel Kokosöl.
- In Kokosflocken oder -raspeln, die zum Beispiel ein Müsli bereichern können, steckt ebenfalls Kokosöl. Eine Dritteltasse dieser Zutat entspricht etwa einem Esslöffel des Öls.
- Die englische Ärztin Mary Newport, die mit Kokosöl und einer ketonreichen Ernährung (siehe Seite 129) ihrem bereits mit fünfzig Jahren an Alzheimer erkrankten Mann half, rät – je nach Körpergröße – 4 bis 6 Esslöffel Kokosöl, verteilt auf 2 bis 4 Mahlzeiten, zu sich zu nehmen.[40] Wer allzu schnell zu viel Öl einnimmt, läuft aber Gefahr, Verdauungsprobleme oder Durchfall zu bekommen. Deshalb sollte man lieber langsamer, mit einem Esslöffel anfangen und das Öl beim Kochen, Braten oder Frittieren einsetzen.

Kohlenhydrate und ihre Folgen

Wir leben in einem Zeitalter der Diäten. Ständig werden neue Abnehmmodelle propagiert – ohne Erfolg für die Betroffenen: Die Zahl der übergewichtigen Menschen steigt eher an, sogar Kinder sind immer häufiger fettleibig. Dabei hängen Gewicht und geistige Gesundheit eng miteinander zusammen. Längst ist wissenschaftlich nachgewiesen, dass zu viel Bauchfett die Entwicklung von Demenz befördert und damit das Risiko erhöht, an Alzheimer zu erkranken. Wie groß diese Gefahr ist, zeigt eine amerikanische Untersuchung: Danach erkrankten von knapp 6600 ehemals 40- bis 45-Jährigen mit Übergewicht innerhalb von fast vierzig Jahren mehr als tausend an Demenz. In der Gruppe, die am meisten Bauchfett angesammelt hatte und einen Body-Mass-Index (BMI)[41] über 30 aufwies, stieg das Demenzrisiko sogar um das Vierfache.[42] Was aber trägt dazu bei, dass wir Übergewicht bekommen? Gelernt haben wir bereits, dass Fett nicht gleich Fett ist und eine fettreiche Ernährung nicht unbedingt gesundheitsgefährdend ist. Das führt uns zu den Kohlenhydraten und der Frage, inwieweit sie dazu führen können, sich zu viele Kilos anzufressen und damit das Alzheimer-Risiko zu erhöhen.

Hinter dem Begriff »Kohlenhydrate« verbergen sich organische Verbindungen aus Kohlenstoff, Wasserstoff (»Wasser« heißt im Griechischen *hýdōr*) und Sauerstoff. Man kennt sie landläufig auch als Zucker. Nach den Fetten sind die Kohlenhydrate die zweitwichtigsten Energielieferanten. Wenn sie angeboten werden, nimmt der Körper sogar lieber die Kohlenhydrate als Energiequelle, weil sie schneller und mit weniger Aufwand zur Verfügung stehen. Ihr Energiegehalt liegt bei 4,1 Kilokalorien (kcal) beziehungsweise 17 Kilojoule (kJ) pro Gramm Kohlenhydrate. Kohlenhydrate, die alle Zucker- und Stärkearten umfassen, werden je nach Art ihrer Zusammensetzung »Einfach-«, »Zweifach-« oder »Mehrfachzucker« genannt. Sie sind so etwas wie der Treibstoff im menschlichen Stoffwechsel.

Vorab werden alle Kohlenhydrate, auch die »komplexen« wie die Stärke, in die einzelnen Bestandteile aufgespalten, die Monosaccharide. Im Dünndarm werden sie von der Darmschleimhaut aufgenommen und von dort an das Blut und damit an das Kreislaufsystem abgegeben. Die verschiedenen Einfachzucker wie Fruktose (Fruchtzucker) oder Glukose (Traubenzucker) gelangen über das Blut zur Leber. Diese Stoffwechselfabrik baut die Fruktose um, sodass daraus auch das dasselbe Endprodukt entsteht: Glukose, also Traubenzucker. Insbesondere unsere grauen Zellen in der Steuerzentrale im Kopf sowie die roten Blutkörperchen (Erythrozyten) sind auf Zucker angewiesen. Der Körper kann Glukose auch selbst in ausreichendem Maße herstellen. Kohlenhydrate gehören also nicht zu den lebenswichtigen, essenziellen Nährstoffen. Es gibt daher keinen physiologischen Grund, täglich und in größeren Mengen Zucker oder andere Kohlenhydrate zu verzehren.

Auch das erklärt sich noch besser, wenn wir einen Blick zurück in die Menschheitsgeschichte werfen: Über Millionen von Jahren hat der Mensch ohne Getreideprodukte wie Brot, Nudeln und Reis überlebt. Kohlenhydrate waren Mangelware oder nur saisonal und in geringen Mengen zu haben, wenn Wildfrüchte reiften, zugleich war das Leben von morgens bis abends ziemlich anstrengend. Unsere Gene sind daher perfekt auf eine kohlenhydratarme Ernährung eingestellt.

Andererseits haben wir Lust auf Süßes, mitunter regelrechten Heißhunger auf eine Tafel Schokolade oder eine Portion Eiscreme. Auch dafür können wir nichts, denn tückischerweise wurde uns die Lust auf Süßes ebenfalls im Laufe der Evolution in die Gene geschrieben. Das lag einfach daran, dass süß schmeckende Nahrungsmittel wie etwa wilde Früchte, Beeren, Knollen oder Wurzeln in Urzeiten als ungiftig galten – im Gegensatz zu bitter oder sauer schmeckenden Nahrungsmitteln. Zugleich war das Angebot an süßer Nahrung stark durch die Jahreszeiten begrenzt, weil süße Früchte eben nur im Sommer erntereif waren. Heute werden wir zu jeder Jahreszeit (besonders im Winter) mit Süßem und versteckten Zuckern geradezu überschüttet. Das ist jedoch riskant, denn je mehr Zucker in unserer Nahrung steckt, desto höher ist auch der Glukosegehalt im Blut und infolgedessen die Insulinausschüttung der Bauchspeicheldrüse. Gerade die schnell verfügbaren Kohlenhydrate ballaststoffarmer und stark verarbeiteter Kohlenhydratträger (Weißmehlprodukte wie zum Beispiel Pizza) schießen schon kurz nach dem Essen ins Blut und lösen so starke Blutzuckerreaktionen aus, unmittelbar gefolgt von einer hohen Insulinproduktion und -ausschüttung. Solange die Körperzellen auf die Schlüsselfunktion des Botenstoffs noch ansprechen, wird der Zucker in die Zellen geschleust, und die Blutzuckerkonzentration sinkt innerhalb kurzer Zeit wieder – bei so »schnellen« Kohlenhydraten sogar unter ihr Ausgangsniveau. Das ist für das Hirn und Nervensystem problematisch, kommt einer Bedrohung gleich, denn die Konzentration und Koordinationsleistung lassen stark nach. In seiner Not schlägt es Alarm. Unumgänglich stellt sich quälender Heißhunger ein. Der sich wiederum am leichtesten mit schnell verfügbaren Kohlenhydraten in Form einer Tüte Gummibärchen oder Schokoriegeln stillen lässt, wobei nicht nur die stark verarbeiteten Kohlenhydrate aus Süßwaren, zuckergesüßten Getränken, Snacks und Fertiggerichten, sondern auch Stärke aus Kartoffeln, Reis, Nudeln und vor allem aus Brot sehr schnell viel Glukose freisetzen. So wird jedenfalls ein Teufelskreis in Gang gesetzt, dem oft nur schwer zu entkommen ist.

Kohlenhydrate sind allerdings die am billigsten produzierbaren Nahrungskalorien – und damit die weltweit bedeutendste Nahrungsquelle für Mensch und Tier: Je weniger Geld Menschen zur Verfügung haben, desto mehr stärkereiche und dabei ballaststoffarme Getreideprodukte, Brot und Backwaren, Kartoffeln, Reis, Nudeln landen täglich auf den Tellern. Und da Zucker auch enorm billig ist, gibt es dazwischen für den kleinen Hunger am einfachsten Süßes nach Geschmack, in fester Snackform oder flüssig als Erfrischungsgetränk.

Wir sind aber keine Jäger und Sammler mehr: Selbst die Muskeln eines normalen Menschen, der im Alltag brav Treppen steigt, statt Aufzug zu fahren, und regelmäßig zu Fuß oder auf dem Rad unterwegs ist, benötigen in der Regel keine so große Mengen an Superenergie. Was im Alltag Energie kostet, lässt sich problemlos über die Fettverbrennung decken. Und Fett gibt es ja reichlich – im Essen und in den gehüteten Speicherdepots im Körper.

Werden trotzdem ständig Kohlenhydrate nachgeschoben, ohne dass sie durch Muskelarbeit wieder verbrannt werden, kann keine Glukose mehr gespeichert werden. Die Speicher sind ja randvoll! In diesem Fall muss sie gleich verbrannt werden – auch ohne Muskelarbeit. Das bringt allerdings den Stoffwechsel gewaltig aus dem Takt. In dem Moment, in dem die Glukoseverbrennung die Energiearbeit übernimmt, wird die Fettverbrennung unterdrückt. Darin liegt das große Problem, vor allem wenn man schon ein paar Pfunde mehr mit sich herumschleppt, als einem guttut: Je mehr Kohlenhydrate nun weiter in der Nahrung stecken, umso weniger Fett verbrennt der Körper. Und all die Glukose, die er nicht verbrennen kann, wandelt er kurzerhand auch in Fett um. So fließt immer mehr Fett in den Blutkreislauf, die Blutfettkonzentrationen (Triglyzeride) steigen – und das Gesundheitsrisiko auch. Gleichzeitig wachsen die Fettdepots, und das neu gebildete Fett landet nicht nur in den Fettzellen, sondern auch in den Muskelzellen und in den inneren Organen.

Trotzdem wird in den Industrieländern nach wie vor der fettarmen Ernährung das Wort geredet und stattdessen der Verzehr von Kohlenhydraten empfohlen, obwohl diese ja schnell in Speicherfett umgewandelt werden und damit das Demenzrisiko erhöhen. Die Folgen sind dramatisch: Die Menschen werden noch beleibter, die Diabetes-2-Erkrankungen nehmen zu. Diese Form des Diabetes – kombiniert mit zu viel Bauchfett, Bluthochdruck und gestörten Blutfettwerten – vergrößert aber das Risiko erheblich, an Alzheimer zu erkranken. Amerikanische Hirnforscher stellten bei der Untersuchung der Gehirne von Verstorbenen fest, dass diese bei fettleibigen Menschen um etwa sechzehn Jahre älter aussahen als die der schlanken Untersuchungspersonen. Doch Vorsicht! Deshalb auf Kohlenhydrate zu verzichten ist keine gute Lösung. Die von dem amerikanischen Ernährungswissenschaftler Robert Atkins propagierte, nach ihm benannte Atkins-Diät ist viel zu einseitig. Der Mediziner machte sich für eine Ernährungsform nach dem Low-Carb-Prinzip stark. Er schlug also vor, die Aufnahme von Kohlenhydraten nahezu komplett einzustellen und stattdessen vor allem Eiweiße und Fette zu essen. Dabei ist jedoch die Gefahr groß, dass der Körper zu wenig Ballaststoffe aus Vollkornprodukten bekommt (siehe Seite 124ff.), zu viele der schädliche Transfette (siehe Seite 104f.) aufnimmt und ein Überschuss bei den Omega-6-Fettsäuren (siehe Seite 98ff.) entsteht. Im Übrigen: Wer eine radikale Low-Carb-Diät schon einmal versucht hat, weiß: Solch eine Ernährungsreform ist nicht nur schlecht durchzuhalten, sie macht auch tendenziell schlechte Laune – abgesehen von der nicht unbeträchtlichen Gefahr, dass später der bekannte Jo-Jo-Effekt eintritt.

Das »egoistische« Gehirn

Warum fällt es nun so schwer, auf die bösen Dickmacher zu verzichten? Warum lässt man sich oft sogar wider besseres Wissen und gegen die allerbesten Vorsätze immer wieder verlocken? Offenbar hat das weniger mit Selbstdisziplin zu tun, als man bisher annahm. Experten gehen heute davon aus, dass dabei auch bestimmte Regulationsstörungen eine Rolle spielen könnten: So steigt das Süßverlangen zum Beispiel an, wenn die Energieversorgung des Gehirns gestört ist. Der Lübecker Adipositasexperte Prof. Dr. Achim Peters spricht hier von der Selfish-Brain-Theorie:[43] Weil das Gehirn egoistisch ist und als Erstes mit Zucker versorgt werden will, setzt es alle Hebel in Bewegung, um daranzukommen. Infolgedessen stellt sich ein unstillbares Verlangen nach Süßem ein – das eben so lange anhält, bis es erfüllt wird.

Kommt der Zucker aus dem Fruchtjoghurt oder der Tüte Schokonüsse aufgrund einer Stoffwechselstörung nicht im Gehirn an, dreht sich der Teufelskreis immer weiter, und die Naschsucht hält an. Möglicherweise kommt es bei starkem Übergewicht, also einem BMI von mehr als 30, eher zu dieser Störung und macht Dicken damit das Abnehmen besonders schwer.

Die Naschsucht zu bekämpfen ist schwierig, nicht nur wegen des »inneren Schweinhunds«, der zu überwinden ist. Zucker steckt in einer Vielzahl von Lebensmitteln – und häufig bekommen das die Verbraucher nicht einmal mit.

Alles über Zucker

Zucker steckt im Ketchup genauso wie in vielen Säften, er schlummert im Joghurt ebenso wie in vielen Süßigkeiten. Der Hungermacher Zucker, der uns verführt, mehr zu essen, als wir benötigen, findet sich in vielen Produkten. Wir essen deshalb unbewusst viel mehr Zucker als den oder die Teelöffel, die wir womöglich in unseren Kaffee oder Tee geben. Das aber ist gefährlich: Zu viel Zucker macht dick, fördert auf lange Sicht die Ausbildung einer Insulinresistenz und steigert das Risiko, dement zu werden. Bei mehr als 80 Prozent der Alzheimer-Patienten ist ein erhöhter Blutzucker nachweisbar oder sogar bereits ein ausgeprägter Typ-2-Diabetes. Umso wichtiger ist es, sich das Thema »Zucker« einmal genauer anzuschauen und die verschiedenen Zuckerformen zu kennen. So wird die Gruppe der Kohlenhydrate nach der Anzahl ihrer Zuckerbausteine unterteilt:

Einfachzucker (Monosaccharide)

Monosaccharide bestehen aus einem Zuckermolekül und bilden die Bausteine für Zwei- und Mehrfachzucker: Traubenzucker (Glukose), Fruchtzucker (Fruktose) sowie Schleimzucker aus der Milch (Galaktose). Im Gegensatz zu Glukose lassen Fruktose und Galaktose den Blutglukosespiegel kaum ansteigen.

Zweifachzucker (Disaccharide)

Disaccharide bestehen aus zwei Einfachzuckermolekülen. Zu ihnen gehören:

- **Milchzucker** (Laktose = ein Molekül Traubenzucker [Glukose] und ein Molekül Galaktose): Laktose ist für viele Menschen schwer verträglich.
- **Malzzucker** (Maltose), beispielsweise in Bier: lässt den Blutzuckerspiegel rasch ansteigen.
- **Rohr- oder Rübenzucker** (Saccharose): Saccharose wird vor allem als Kristallzucker verwendet und lässt den Blutzuckerspiegel weniger stark ansteigen als nach einer vergleichbaren Menge Stärke.

Versteckte Zucker

Einfach- und Zweifachzucker stecken in vielen Süßigkeiten, Schokolade, Gebäck, Limonade, Marmelade und Honig, aber auch in Konserven (zum Beispiel Tomaten oder essigsauren Gemüsen), Marinaden für Fleisch oder Fisch oder Würzsoßen. Wer sich gesund ernähren und Alzheimer-Prophylaxe betreiben will, sollte diese Lebensmittel, wenn überhaupt, nur in geringen Mengen verzehren. Dabei sollte man nicht vergessen, vor dem Kauf die Zutatenliste auf Konserven, Gläsern oder Flaschen durchzulesen.

Mehrfachzucker (Oligosaccharide)

Oligosaccharide wie Maltodextrin, Stachyose und Verbascose bestehen aus bis zu zwölf Einfachzuckermolekülen. Sie stecken in natürlicher Form vor allem in Hülsenfrüchten wie Erbsen und Bohnen oder als Abbauprodukt in Backwaren. Dextrine entstehen bei der enzymatischen Spaltung von Stärke in den Nahrungsmitteln oder durch die Verdauung und gehören ebenfalls zu den Mehrfachzuckern.

Vielfachzucker (Polysaccharide)

Vielfachzucker (Polysaccharide) bestehen aus mehr als zwölf Einfachzuckermolekülen. Zu ihnen gehören:

- **Stärke** aus pflanzlichen Lebensmitteln wie Weizen, Weizenprodukte (Gebäck, Brot, Nudeln) sowie Kartoffeln, Mais und Knollengemüse. Dabei gibt es unverzweigte Stärke, die den Blutzucker nur langsam ansteigen lässt, und verzweigte Stärke, die den Blutzucker sogar noch schneller ansteigen lässt als weißer oder brauner, kristalliner Haushaltszucker.
- **Inulin** aus Topinambur, Artischocken, Schwarzwurzeln und Pastinaken ist ebenfalls ein Vielfachzucker. Allerdings besteht er aus Fruktosemolekülen. Dieser Zucker kann nicht verdaut werden, gelangt also nicht ins Blut und wird stattdessen im Darm in wertvolle Fettsäuren umgebaut. Tatsächlich ist Inulin auch kein Süßungsmittel, sondern erinnert vom Geschmack ein wenig an Sahne.

Die Zutatenliste studieren

Wir sollten aber nicht nur die verschiedenen Zuckerformen kennen. Es ist auch gut zu wissen, mit welchen Tricks die Lebensmittelindustrie ihre Absätze steigern will. Schauen wir zuerst auf die Verpackungen. Darauf findet sich in der Regel in kleiner Schrift die Zutatenliste. Sie ist wichtig, weil hier immer in der Reihenfolge des Gewichtsanteils die Inhaltsstoffe angegeben sind. Steht darauf an erster Stelle oder am Anfang Zucker, ist klar, dass es sich um ein äußerst zuckerreiches Lebensmittel handelt. Und ist dort zum Beispiel an zweiter oder dritter Stelle Saccharose oder Sukrose genannt, sind das auch nur Synonyme für normalen Haushaltszucker. Saccharin und Sucralose sind dagegen synthetische Süßstoffe. Andere Hinweise können ebenfalls hilfreich sein, um mehr über den Zuckeranteil zu erfahren:

- **Zuckerarm:** Ein so gekennzeichnetes festes Lebensmittel darf nicht mehr als 5 Gramm Zucker pro 100 Gramm enthalten, flüssige maximal 2,5 Gramm Zucker pro 100 Milliliter.
- **Zuckerfrei:** Mehr als 0,5 Gramm Zucker pro 100 Gramm oder 100 Milliliter sind nicht erlaubt.
- **Reduzierter Gehalt an Zucker:** Der Zuckeranteil muss mindestens 30 Prozent niedriger sein als normalerweise üblich.
- **Ohne Zuckerzusatz:** Diesen Lebensmitteln darf der Hersteller keine Bestandteile mit süßender Wirkung zusetzen. Enthält das Produkt von Natur aus Zucker (was sehr oft der Fall ist), sollte dies auf dem Etikett durch den Hinweis »Enthält von Natur aus Zucker« deutlich gemacht werden. Leider halten sich aber nicht alle Produzenten daran. Auch zugesetztes Getreide mit der darin enthaltenen Stärke kann zu einem starken Zuckergehalt führen.
- **Kohlenhydrate** (Gramm pro 100 Gramm): Vorsicht, darin stecken Polysaccharide wie Stärke, Oligosaccharide, Mono- und Disaccharide.
- **Davon Zucker** (Gramm pro 100 Gramm): Angabe der Mono- und Disaccharide wie Glukose und Saccharose gemäß Analysewert.

Obst, eine Zuckerfalle?

Nun mag sich der geneigte Leser die Frage stellen: Was ist eigentlich mit der in süßem Obst enthaltenen Fruktose (Fruchtzucker) oder Glukose? Ist diese gefährlich? Oder kann ich mich nach wie vor an den Grundsatz halten »An apple a day keeps the doctor away« (»Ein Apfel am Tag hält den Doktor fern«)?

Gewiss, Obst enthält wertvolle Vitamine, Mineralstoffe, sekundäre Pflanzenstoffe (siehe Seite 138ff.) und Ballaststoffe (siehe Seite 124ff.), steigert die Leistungsfähigkeit und trägt tendenziell dabei bei, das Risiko von teilweise ernährungsbedingten Zivilisationskrankheiten zu senken. Doch Obst ist nicht gleich Obst. Moderne Speiseäpfel enthalten zum Beispiel im Gegensatz zu älteren Sorten, die heute noch von Streuwiesen stammen, wesentlich mehr Zucker. Der hohe Anteil an Traubenzucker (Glukose) führt dann zu einem schnellen Blutzuckeranstieg. Auch Weintrauben enthalten besonders viel Traubenzucker (Glukose) und lassen daher den Blutzuckerspiegel stark steigen. Trockenfrüchte sind ebenfalls eine enorme Zuckerquelle, weil ihr Zuckergehalt durch die Trocknung der Früchte steigt. Obstliebhaber sollten deshalb schon auf die jeweilige Obstsorte und ihren Zuckergehalt achten. Besonders empfehlenswert sind beispielsweise Acerola, alle Beerensorten, aber auch Honigmelone, Grapefruit, Mango, Papaya oder Ananas.

Auch beim Fruchtzucker sollte man genau hinschauen. Fruktose genoss lange einen guten Ruf, kommt sie doch in Obst und Honig vor und gilt als »natürlich« und »gesund«. Will man einigen Herstellern von Wellnessgetränken, Kinderjoghurts oder Müsliriegeln glauben, so ist allein der Kristallzucker – also der Haushaltszucker – »böse« und Fruchtzucker dagegen gut. Auch für Diabetiker mit ihrem gestörten Insulinstoffwechsel galt Fruktose als Ideallösung. Schließlich ist sie im Gegensatz zur Glukose unabhängig von Insulin verwertbar. Das heißt, die Leberzellen nehmen die Fruktose auf und verarbeiten sie, alles ohne Hilfe des Hormons aus der Bauchspeicheldrüse. Diese wird also beim Fruktoseverzehr geschont. Ökosüße wie Birnen- oder Apfeldicksäfte, die zum großen Teil aus Fruchtzucker bestehen, wurden deshalb wie andere Fruktoseprodukte auch gern Diabetikern empfohlen. Seit Mitte der Achtzigerjahre werden allerdings immer mehr Studien veröffentlicht, die den Schluss nahelegen, dass Fruchtzucker keineswegs so harmlos ist.

Tatsächlich hat der Verzehr von Fruktose eine Reihe unerwünschter Nebenwirkungen. Er erhöht beispielsweise den Blutfettspiegel, genauer gesagt die gefährlichen Triglyzeride, gleichzeitig sinkt der Gehalt an dem sogenannten »guten« HDL-Cholesterin (siehe Seite 105), ein, wie wir gesehen haben, wichtiger Parameter bei der Entstehung von Alzheimer. Fruchtzucker löst eine Erhöhung der Harnsäurekonzentration im Blut aus. Das erhöht nicht nur das Gichtrisiko, sondern vergrößert die Gefahr, eine Nierenfunktionsstörung und einen Herzinfarkt zu entwickeln. Hohe Mengen an Fruchtzucker führen sogar dazu, dass verschiedene Gewebe im Körper regelrecht »verzuckern«. Es entstehen so starke Zell- und Gewebeveränderungen, dass ihre Funktionen eingeschränkt oder verändert werden. Am besten hält man sich deshalb mit den süßesten Früchtchen (zum Beispiel Weintrauben) zurück und setzt lieber auf Beeren. Auch sollten Obstfreunde die Früchte am besten im Ganzen zu sich nehmen und nicht in Form von Säften oder Smoothies. In einem halben Liter Apfelschorle sind vier oder fünf Äpfel enthalten! Diese Menge würde man nie auf einmal essen! Außerdem tut es dem Körper gut, wenn er sich die Nährstoffe aus den Lebensmitteln noch erarbeiten muss.

Fazit: Wer über die Marketingstrategien der Zuckerindustrie gut informiert ist, Zuckerbomben meidet und mit einem ausgewogenen Ernährungsmix Diabetes vorbeugt, betreibt eine gute Demenzprophylaxe.

Gesunde Ballaststoffe

Zu dem guten Ernährungsmix gehören auch Ballaststoffe, die in der Regel aus pflanzlichen Lebensmitteln stammen. Nach chemischen Kriterien handelt es sich bei einigen aus dieser Klasse ebenfalls um Vielfachzucker. Andere Ballaststoffe bestehen aus unverdaulichen Kohlenhydraten oder holzähnlichen Verbindungen. Dabei wird unterschieden zwischen löslichen und unlöslichen Ballaststoffen. Lösliche wie Pektine, Carrageen und Agar-Agar kommen vor allem in Gemüse und Obst vor, aber auch in Getreide, etwa Weizen. Unlösliche Ballaststoffe wie Lignin, Zellulose und Hemizellulose stecken in den

Randschichten von Getreidekörnern, also in Vollkorngetreide und Vollkornprodukten, aber auch Randschichten von Ölsamen oder Kokosfasern.

Ballaststoffreich sind Gemüse, Beeren, Früchte, Pilze, Hülsenfrüchte, Nüsse und Vollkornprodukte. Insbesondere nach dem Verzehr von isolierten ballaststoffreichen Nahrungsmitteln wie Weizenkleie oder Flohsamen sollte man viel trinken, denn sie quellen im Darm und binden viel Flüssigkeit. Gemüse und Obst enthalten bereits relativ viel Wasser und sind in dieser Hinsicht unproblematisch.

Der Begriff »Ballaststoffe« stammt noch aus einer Zeit, in der man diese Nahrungsbestandteile im Rahmen einer gesunden Ernährung als überflüssig betrachtete. Da die Verdauungssäfte des Menschen keine Enzyme enthalten, die diese Verbindungen spalten können, ging man davon aus, dass sie vom menschlichen Körper nicht verwertbar seien. Tatsächlich wird ein Teil dieser Ballaststoffe durch Darmbakterien abgebaut. Dadurch bilden sich zum Teil wieder Stoffe (zum Beispiel Fettsäuren), die vom Darm resorbiert werden.

Ballaststoffe tragen dazu bei, vor einer ganzen Reihe von Beschwerden zu schützen. So regen sie beispielsweise die Darmbewegung an. Außerdem leben viele Darmbakterien von ihnen, weshalb sie dabei helfen, eine gesunde Darmflora zu erhalten. Die löslichen Ballaststoffe binden Gallensäuren, die zu 80 Prozent aus Cholesterin bestehen, sowie andere Stoffwechselprodukte und sorgen für deren Ausscheidung. Auf diese Weise gelangt weniger Cholesterin ins Blut, und der für die Alzheimer-Vorbeugung relevante Cholesterinspiegel sinkt. Nicht zuletzt sind sie Sattmacher, da sie den Magen gut füllen und hier auch länger verweilen als beispielsweise kurzkettige Kohlenhydrate. Das sorgt für ein lang anhaltendes Sättigungsgefühl. Da Ballaststoffe zudem Stärkemoleküle aus der Nahrung einschließen, sodass sie langsamer abgebaut werden, steigt der Blutzuckerspiegel nach ihrem Verzehr nur langsam an, und der Körper setzt weniger Insulin frei. Und das verhindert bekanntermaßen Heißhungerattacken.

Trotzdem ist es im Rahmen einer gesunden Ernährung empfehlenswert, auch bei den Ballaststoffen genauer hinzuschauen. Dies gilt gerade für das Getreide. Das Problem dabei: Jedes Getreide – und allen voran der Weizen – enthält Stärke und damit Zucker. Außerdem verbergen sich in den Randschichten Lektine. Diese sogenannten Fraßschutzstoffe der Pflanzen können Entzündungen im Darm und in anderen Organen auslösen. Nicht zuletzt enthalten viele Getreidearten Gluten (Klebereiweiß), das für viele Menschen unverträglich ist, weil es in den Zell-Zell-Verbindungen im Darm Löcher bilden kann, wodurch Nahrungsbestandteile aus dem Darm ins Blut gelangen können. Dieses als »löchriger Darm« bezeichnete Phänomen ist die Ursache für viele Nahrungsmittelunverträglichkeiten, die sich in Symptomen wie etwa Migräne, Depressionen oder Hautentzündungen äußern können. Durch die Züchtung von besonders klebrigen Glutenformen, die die Backeigenschaften von Brot verbesserten, wurden diese Probleme in der industriellen Herstellung noch verstärkt. Das gilt besonders für moderne Weizensorten. Biobetriebe oder handwerklich orientierte Bäcker legen deshalb verstärkt ihr Augenmerk auf glutenfreie Produkte. Glutenfrei sind ebenfalls die als Pseudogetreide bezeichneten Grassamen wie Buchweizen, Amaranth, Canihua, Hirse und Quinoa sowie Mais, die wiederum moderat bis viel Stärke enthalten.

Glutenfreie Alternativen

Wer lieber auf Nummer sicher gehen will, ist mit glutenfreien älteren Getreidesorten wie Amaranth, Hirse und Quinoa sowie mit den sogenannten Urgetreiden wie Einkorn, Emmer und Dinkel gut bedient. Einkorn hat auch den Vorteil, im Vergleich zu Weizen und Dinkel doppelt so viel Eiweiß und deutlich mehr sekundäre Pflanzenstoffe und Mineralien als andere Getreide zu enthalten. Allerdings ist das Backen mit Einkorn etwas mühsamer, da die Kuchen leichter bröseln. Um dies zu verhindern, gibt es glutenfreie eiweißhaltige Ballaststoffpulver, die die Bindefähigkeit von Backwaren oder Nudeln erhöhen, ohne dass sie mögliche Gesundheitsrisiken von Gluten mit sich bringen.

Eine Alternative zum Weizenmehl sind auch die etwas stärkereicheren Mehle aus Hafer, Gerste oder Roggen. Sie sind deutlich gesünder als Weizen, der den Blutzucker am stärksten in die Höhe schnellen lässt.

Besonders wertvolle Ballaststoffe oder auch kohlenhydratarme Mehle lassen sich ebenfalls aus den Schalen oder dem Presskuchen von Ölsamen gewinnen. Hierzu zählen Leinsamen-, Mandel-, Kürbiskern-, Granatapfelkern- und Traubenkernmehl. Sie sind glutenfrei und enthalten noch wertvolle Öle, Ballaststoffe und sekundäre Pflanzenstoffe (siehe Seite 138ff.). Dies hat auch den Vorteil, dass sie bei einer Mischung wertvolle Öle nicht wie Löschpapier aufsaugen und damit eine Aufnahme in den Körper verhindern.

Weitere wertvolle ballaststoffreiche Mehle wie das Kokosmehl kann man aus der Kokosnuss gewinnen, womit sich der Kreis schließt: Kokosöl als ein wichtiger Bestandteil bei der Alzheimer-Vorbeugung haben wir bereits kennengelernt (siehe Seite 109ff.).

Das unterschätzte Eiweiß

Was wir beim Vergleich unserer Vorfahren mit dem modernen Menschen bislang noch nicht erörtert haben, ist die Proteinzufuhr. Für die Jäger und Sammler war die Ernährung mit Eiweiß etwas Selbstverständliches, sofern das Jagdglück sie nicht verlassen hatte und die Versorgung mit Wild sichergestellt war. Dafür mussten sie sich aber anstrengen. Wer überleben wollte, musste sich bewegen. Das und ihre aus heutiger Sicht gesunde Ernährung halfen den Jägern und Sammlern, sich vor Beschwerden zu schützen, die wir Jetzigen »Zivilisationskrankheiten« nennen. Aber wie ist es bei uns?

Die Menschen im 21. Jahrhundert können, wenn sie zu dem Teil der Menschheit gehören, dem es besser geht, zum Beispiel mit dem Auto in den Supermarkt zum Einkaufen fahren und sich ohne große Anstrengung Nahrung beschaffen. Viele bewegen sich in der Regel wenig – und essen Fertiggerichte, weil es schnell gehen soll. Diese Lebensweise kann auf Dauer zur Entstehung von Zivilisationskrankheiten führen, als da wären Diabetes, Herz-Kreislauf-Erkrankungen, Krebs oder eben auch Alzheimer.

Viele Verbraucher wissen das ganz gut, auch wenn sie es vielleicht verdrängen. Trotzdem ist die Ratlosigkeit groß: Was soll man denn nun essen, um nicht zu fett zu werden und gesund zu bleiben? Nach Atkins lieber FdH oder Kensington, Low Fat oder Kohlsuppe, Mayo-Diät oder vielleicht lieber gleich Nulldiät?

Als gesichert gilt inzwischen, dass eine »verzuckerte« Ernährung nicht in unser biologisches Programm passt – dies trifft allenfalls für Leistungssportler zu. Doch wie leben die meisten Menschen in den westlichen Industriegesellschaften? Morgens gibt es vielleicht Brötchen, Cornflakes und Müsli zum Frühstück, zwischendurch einen gesüßten Fruchtjoghurt, mittags eine Portion Spaghetti, abends ein paar Brote mit magerer Wurst oder Käse, dazwischen womöglich noch ein bisschen süßes Obst.

Wer so isst, geht meist davon aus, sich ausgewogen und gesund zu ernähren, zumal bei richtiger Dosierung und etwas Bewegung sich sogar die gute Figur halten lässt. Die Erfahrung zeigt aber, dass auch scheinbar gesunde und schlanke Menschen Krebs oder Alzheimer bekommen können. Es geht also nicht allein um die Gefahren durch Übergewicht. Vielmehr essen wir zu wenig wertvolle Öle und Fette und zu viele Kohlenhydrate, die meist zu jeder Mahlzeit gereicht werden, was wiederum die Aufnahme von lebensnotwendigen Eiweißbausteinen (Aminosäuren) verringert. Die Nahrung, die wir heutzutage zu uns nehmen, unterscheidet sich daher in vielen Punkten sehr stark von der Nahrung unserer Vorfahren, die sich so gut wie möglich mit Eiweiß eindeckten. Sie beherzigten intuitiv, dass Eiweiß unverzichtbar für ihre Gesundheit ist.

Dabei muss man wissen, dass unser Körper nur über einen begrenzten Glukosevorrat verfügt. Wenn wir trotzdem mehr als einen Tag lang nichts essen, gibt es aber einen Plan B. Dieser verhindert, dass wir gleich sterben. Steht keine Glukose zur Verfügung, können sogar glukoseabhängige Organe wie das Gehirn (und die meisten Organe sowieso) auch durch andere Energiequellen gespeist werden. Ohne diese Fähigkeit wäre der Mensch schon längst ausgestorben. In Hungerzeiten bedienen wir uns aus den Reservoirs in unseren Fettspeichern. Hieraus werden Fettsäuren freigesetzt, von denen einige in Ketonkörper umgewandelt werden. Diese Ketonkörper können die Blut-Hirn-Schranke im Gehirn passieren und die Zellen dort mit alternativen Energiequellen versorgen. Wegen dieser Ketonkörper müssen wir aber nicht unbedingt fasten. Sie werden schon gebildet, wenn wir uns für ein paar Stunden die kohlenhydratreiche Ernährung versagen oder uns konsequent ketogen ernähren.

Und hier kommen wieder die Eiweiße ins Spiel. Sich ketogen zu ernähren heißt nämlich, eine relativ fettreiche, dabei kohlenhydratarme und eiweißreiche Ernährungsweise zu bevorzugen. Auch dabei sollte man auf die Nahrungsmittel mit mittelkettigen Fettsäuren wie Kokosöl setzen (siehe Seite 109ff.). Diese werden in der Leber zerkleinert, teilweise in Ketonkörper umgewandelt und als Gehirnnahrung in unsere Denk- und Schaltzentrale geschickt. Dass diese Form der Ernährung bei der Alzheimer-Prophylaxe helfen kann, deuten zumindest Versuche mit Mäusen an. So fanden Forscher heraus, dass Mäuse mit menschlichen Alzheimer-Genen im Erbgut, die zum vorübergehenden regelmäßigen Fasten gezwungen werden, einen Schutz vor dem Alzheimer-Toxin entwickeln und sich bei diesen die Entwicklung der Krankheit verzögert.

Eiweiß, das aus pflanzlichen (zum Beispiel aus Getreide, Soja und Hülsenfrüchten) oder tierischen Quellen (zum Beispiel aus Fisch,

Fleisch oder Molkereiprodukten) stammt, hat jedenfalls viele Vorteile: Es liefert die Aminosäuren, die wir unbedingt brauchen, um körpereigenes Eiweiß aufzubauen. Diese sind deshalb unentbehrlich als Bau- und Reparaturstoff der Körperzellen, Muskeln, Haut und Haare. Eiweiß hilft auch bei der Herstellung von verdauungsanregenden Enzymen, Hormonen (zum Beispiel Glukagon und Insulin), Antikörpern für das Immunsystem und Blutkörperchen. Außerdem enthält es lebensnotwendige Stickstoff- und Schwefelatome. Aus all diesen Gründen sollte Eiweiß regelmäßig in der Nahrung vorkommen, zumal der Körper es kaum speichern kann.

Zwar liefert jedes Gramm Eiweiß aus Fleisch, Fisch, Soja- und Milchprodukten zunächst genauso viele Kalorien wie Kohlenhydrate. Der Körper muss allerdings mehr Einsatz bringen, um es zu verarbeiten. Dabei wird ein Teil der aufgenommenen Kalorien gleich wieder verbraucht. Eiweiß gilt daher als echter Abnehmhelfer, und zwar nicht, indem man ihn einspart. Regelmäßig hochwertiges Eiweiß auf dem Teller hilft beim Kaloriensparen, denn beim Ab- und Umbau von Eiweiß aus der Nahrung erwärmt sich der Körper. Die Wärme wird an die Umwelt abgegeben und kann nicht mehr in die Kalorienbilanz Einzug halten. Hinzu kommt: Ausreichend Eiweiß in der Nahrung hilft – neben regelmäßiger Bewegung –, beim Abnehmen die Muskulatur zu erhalten. Das ist wichtig. Denn die Muskeln sind die wichtigsten Verbündeten beim Abnehmen. Jedes Pfund Muskulatur verbraucht rund um die Uhr zusätzliche Energie selbst in Ruhe und vor allem ein Vielfaches mehr als jedes Pfund Fett am Körper.

Wer dennoch bei der Ernährung Kohlenhydrate überbetont, setzt sich gleich mehreren Gefahren aus: Bei einer zu niedrigen Versorgung mit Eiweiß lässt trotz gut gefüllter Fettreserven nachweislich die körperliche und geistige Leistungsfähigkeit nach. Muskeln werden abgebaut. Das Immunsystem leidet, und es kommt zu einer erhöhten Anfälligkeit für Infekte. Auch Alterungsprozesse werden beschleunigt. Dies sind die häufigsten Symptome bei Eiweißmangel:

- Erschöpfungszustände,
- Konzentrations- und Gedächtnisstörungen,
- Regenerationsstörungen,
- Muskelabbau und ungewollter Gewichtsverlust,
- Zellreparaturstörungen,
- Schwächung des Immunsystems mit erhöhter Anfälligkeit für akute Infekte und chronische Erkrankungen,
- reduzierte Stoffwechselleistungen,
- vorzeitiges Altern,
- die Verminderung von Bluteiweißen (vor allem Albuminen), die zu Wasseransammlungen (Ödemen) im Bindegewebe führt,
- ein Mangel an Verdauungsenzymen (Enzyme bestehen vor allem aus Eiweiß), der zu Verdauungsbeschwerden führt (Blähungen, weiche Stühle bis Durchfälle, Verstopfung, Darmflorastörungen und so weiter),
- Verringerung der Fähigkeit der Leber zur Entgiftung,
- Zahnfleischschwund, Parodontose,
- Haarausfall, frühes Ergrauen der Haare,
- Menstruationsstörungen bis Ausbleiben der Menstruationsblutung (Amenorrhoe) und Unfruchtbarkeit.

Tierische oder pflanzliche Proteine?

Das Eiweiß aus tierischen Lebensmitteln wie Fleisch, Fisch, Milch und Milchprodukten hat eine höhere biologische Wertigkeit, da es in seiner Struktur sehr dem menschlichen Eiweiß ähnelt. Denn je ähnlicher das aufgenommene Eiweiß dem Körpereiweiß in seiner Aminosäurenzusammensetzung ist, desto weniger Eiweiß muss pro Kilogramm Körpergewicht aufgenommen werden, um ausreichend versorgt zu sein. Das heißt, tierische Eiweißquellen liefern die essenziellen Aminosäuren in einer für unseren Stoffwechsel günstigeren Zusammensetzung als die meisten pflanzlichen Eiweißbausteine (zum Beispiel aus Sojaprodukten oder Hülsenfrüchten). Hier sind vor allem Sojabohnen und andere Hülsenfrüchte gute Lieferanten. Empfehlenswert ist eine gute Kombination an tierischen und pflanzlichen Proteinen.

Die optimale Sättigungsbeilage

Bei dem etwas altbacken anmutenden Begriff »Sättigungsbeilage« denken viele immer noch wie früher an Kartoffeln und Klöße, Nudeln oder Reis. Die machen einen wirklich pappsatt, sorgen aber auch für ein gewisses Schweregefühl nach dem Essen. Das wiederum schränkt die Leistungsfähigkeit ziemlich ein, weil es eher die Sehnsucht nach einem Nickerchen schürt. Nun ist dieser – wenig angenehme – Sättigungseffekt von recht kurzer Dauer, weshalb oben genannte Lebensmittel ihren Zusatznamen eigentlich gar nicht verdienen. Auf der Rangliste der echten Sattmacher stehen sie deshalb weit hinten.

Besser sind da schon Ballaststoffe aus Gemüse, Obst und Hülsenfrüchten – und natürlich Eiweiße. Viele Studien kommen zum selben Ergebnis: Eiweißreiche Mahlzeiten machen besser und länger satt als vergleichsweise eiweißarme, kohlenhydratreiche Varianten. Der Vorteil: Ihr Sättigungseffekt ist nicht nur anhaltend, sie sind auch nicht beschwerend. Das liegt möglicherweise am Zusammenspiel verschiedener Sättigungshormone, deren Produktion durch Eiweiß angeregt wird. Der Körper ist einige Zeit mit dem Verstoffwechseln beschäftigt. Das ist insofern toll, als man auf diese Weise längere Essenspausen einhält, ohne sich dazu zurückhalten zu müssen, seine Bauchspeicheldrüse schont und den Insulinspiegel schön flach hält. Heißhungerattacken haben jetzt gar keine Chance: Rindersteak mit gegrilltem Gemüse, Rührei mit Krabben oder gegrillter Fisch mit einem frischen Salat verweilen eben länger im Magen. Zu Fleisch oder Fisch sättigt eine große Portion Gemüse schnell und gut, weil seine Ballaststoffe und der hohe Wasseranteil für viel Gewicht und Volumen im Magen sorgen – und das fast ohne Kalorien!

Obendrein hat der Körper richtig viel von den Vitalstoffen aus solchen Mahlzeiten: Er schöpft daraus kaloriensparsam Energie und wird putzmunter. Und nicht nur das: Die nächste Mahlzeit fällt dann unter Umständen auch weniger üppig aus, weil man auf dem Teller gar nicht mehr viel zum Satt- und Glücklichsein braucht. Fazit: Sich richtig mit Eiweiß zu ernähren hilft, Übergewicht und Diabetes Typ 2 vorzubeugen – und damit auch bei der Alzheimer-Prophylaxe.

Ist Eiweiß nicht auch gefährlich?

Rund um das Thema »Eiweiß« ranken sich viele Vorurteile. So fragen sich etwa viele Menschen, ob sie durch seinen stärkeren Konsum ihren Cholesterinspiegel erhöhen. Tatsächlich ist es so: Wer seine Kohlenhydrataufnahme langfristig senkt und dafür den Eiweißgehalt in der Nahrung durch tierische oder pflanzliche Proteine entsprechend erhöht, verringert »böses« LDL-Cholesterin sowie die Triglyzeride. Gleichzeitig steigt das »gute« HDL-Cholesterin (siehe Seite 105ff.).

Eiweißreiche Produkte sind ebenfalls in Verruf geraten, uns zu »übersäuern«. Tatsächlich kommt es im Körper zunächst ganz kurzfristig zu einem Säurenüberschuss, wenn mit der Nahrung viele eiweißreiche Lebensmittel wie Fleisch, Geflügel und Fisch oder auch Getreideprodukte aufgenommen werden. Doch blitzschnell entschärft der Organismus zum eigenen Schutz die Säuren mithilfe eines ausgeklügelten Puffersystems. So scheidet er zum Beispiel Säure über die Atemluft und über den Urin aus. Bedenklich wird es nur, wenn Säure und Basen im Blutkreislauf nicht im Gleichgewicht sind. Deshalb ist es wichtig, bei reichlichem Eiweißgenuss auch einen hohen Anteil an basenbildendem Gemüse und Obst zu sich zu nehmen.

Daher sollte man besser Fleisch, Geflügel und Fisch mit Salat, Gemüse oder Obst servieren! So kann eine hohe Eiweißzufuhr sogar dazu beitragen, die Knochen besser zu erhalten und der Volkskrankheit Osteoporose vorzubeugen.

Gefragt wird immer wieder auch nach dem Gichtrisiko. Richtig ist: Tierische Lebensmittel enthalten viele Purine. Das sind für den Menschen lebenswichtige Bausteine für den Zellaufbau. Gefährlich werden sie erst, wenn mehr Purine im Körper vorhanden sind als notwendig. Normalerweise werden überschüssige Purine bei einem gesunden Menschen zu Harnsäure abgebaut, die dann über die Nieren oder zu einem geringen Teil auch über den Darm ausgeschieden wird.

Ein akuter Gichtanfall mit heftigen Schmerzen meist im Großzehengelenk, Rötung, Schwellung und Überwärmung des Gelenks, Schmerzen bei der Bewegung und sogar Fieber ist Folge einer Störung im Purinstoffwechsel, deren Auslöser ein physiologisches Ungleichgewicht ist: Einerseits werden zu viele Purine zu Harnsäure abgebaut, andererseits wird zu wenig Harnsäure ausgeschieden. Wenn daraufhin der Harnsäurespiegel im Blut dauerhaft zu hoch ansteigt, stellt dies ein Gesundheitsrisiko dar. In der Fachsprache nennt man das Hyperurikämie. Es bilden sich Harnsäurekristalle, die sich in Organen, aber vor allem in Gelenken, ablagern und zu schmerzhaften Reizungen, Entzündungen oder zum Gichtanfall führen können.

Selten liegt der Grund dafür in einem rein genetischen Defekt. Typische Ursachen sind vielmehr bei einer entsprechenden Veranlagung Überernährung beziehungsweise Übergewicht, insbesondere beim Fettansatz im Oberkörperbereich, der eine Störung des Insulinhaushalts – und nicht des Eiweißstoffwechsels – befördert. Hohe Insulinkonzentrationen hemmen jedenfalls die Harnsäureausscheidung über die Nieren. Da Kohlenhydrate besonders viel Insulin locken, kann die Gicht auch eine Folge einer zu kohlenhydratbetonten und nicht zu eiweißreichen Ernährung sein. Regelmäßig zu hoher Alkoholkonsum verschärft noch die Situation. Denn Alkohol hemmt ebenfalls die

Harnsäureausscheidung über die Nieren. Wer schlank ist und nicht übermäßig zum Glas greift, hat aber bei einer hohen Purinzufuhr kein Gichtrisiko.

Die besten Eiweißquellen

Fisch

Die besten Eiweißquellen sind fettarmes Fleisch, Geflügel, Fisch sowie Hülsenfrüchte. Beim Fischkauf hilft das Umweltsiegel des World Wildlife Fund (WWW), der so die biologische Vielfalt der Meere bewahren, erneuerbare Ressourcen nachhaltig nutzen und die Umweltverschmutzung verringern möchte. Auch das Siegel des Marine Stewardship Council (MSC) steht für nachhaltigen und umweltschonenden Fischfang. Fischsorten aus dem Meer und damit aus Salzwasser haben einen Vorzug: Sie liefern neben dem leicht verdaulichen Eiweiß im Gegensatz zu Süßwasserfischen auch noch das stoffwechselfördernde Jod. Besonders reich an gesunden Omega- 3-Fettsäuren (siehe Seite 97ff.) sind Makrele, Lachs, Hering oder Thunfisch sowie Aal.

Fleisch

Auch beim Fleischkauf kommt es auf die Qualität an: Diese hängt vor allem davon ab, wie die Tiere gehalten, aufgezogen und gezüchtet wurden. Egal ob Fleisch von Schweinen, Rindern, Hühnern oder Puten – die allermeisten Tiere stammen in Deutschland aus der Massentierhaltung.

Obwohl bei gesunden Tieren keine Antibiotika eingesetzt werden dürfen, werden sie bei Stichproben immer wieder nachgewiesen. Das

Fleisch ist oft mit einem Übermaß an (Stress-)Hormonen belastet, die natürlich auch in Biofleisch vorkommen können; denn der letzte Weg führt bei allen Tieren zum Schlachter. Dies sind nur wenige Beispiele für viele negative Konsequenzen, die vor allem mit der Massentierhaltung darüber hinaus auch noch in ethischer und ökologischer Hinsicht verbunden sind und die immer mehr ins Bewusstsein einer breiten Öffentlichkeit vordringen.

Im Vergleich zu industriell hochgezüchteten und schnell gemästeten Tieren schmeckt das Fleisch ursprünglicher Haustierrassen, die zudem auf Wiesen und Almen grasen durften und über ausreichend Bewegungsspielraum verfügten, nicht nur besser. Es weist auch festeres Muskelfleisch mit einer feineren Fettmarmorierung sowie eine gesündere Fettzusammensetzung auf. Wenn Sie beim Genuss von Fleisch und tierischen Produkten Wert auf gute Qualität legen und bewusster und verantwortungsvoller konsumieren möchten, sollten Sie sich also vergewissern, woher die Tiere stammen und wie sie gehalten wurden.

Hülsenfrüchte

Hülsenfrüchte sind hervorragende Eiweißquellen, in denen darüber hinaus noch wertvolle Ballaststoffe, Vitamine, Mineralstoffe und Spurenelemente (siehe Seite 143) stecken. Ob Kichererbsen, Linsen oder Bohnen & Co. – es gibt viele köstliche Gerichte, die man hier entdecken kann.

Schon eine Handvoll Nüsse (etwa 30 Gramm) pro Tag ist eine feine Ergänzung vieler Gerichte und ein Knabbergenuss, von dem der Körper, die grauen Zellen und das Herz profitieren. Hasel-, Wal-, Erdnüsse, Mandeln oder Cashewkerne, Pekan- oder Paranüsse sind ein willkommener Snack zwischendurch, wenn man sie in ihrer natürlichen Form und nicht industriell verfeinert zu sich nimmt.

Molkereiprodukte

Mit Molkereiprodukten sollten Menschen, die sich gesund ernähren und einer Demenzerkrankung vorbeugen wollen, eher vorsichtig sein (siehe Seite 108f.). Wer trotzdem gern Milch und Milchprodukte konsumieren möchte, sollte sie wegen der Kohlenhydrate und des hohen Anteils an Omega-6-Fettsäuren nur in Maßen genießen und Angebote mit natürlichem Fettgehalt wählen. Diese schmecken und sättigen besser und sind nährstoffreicher als fettarme Sorten. Milch enthält nicht nur viel Eiweiß, sondern auch Vitamine (A, D, E, K sowie B-Vitamine) und wichtige Mineralstoffe wie Kalzium und Phosphor sowie essenzielle Aminosäuren.

»Biomilch« muss unter den höchsten Qualitätsanforderungen erzeugt werden. Neben einer artgerechten Haltung sollen die Tiere überwiegend mit hofeigenem Futter ernährt werden. Wirkstoffzusätze wie Antibiotika und Masthilfen sind tabu. Biomilch ist daher meist weniger mit Schadstoffen belastet als konventionelle Milch. Die gilt im Prinzip auch für Biokäse. Trotzdem kann man es einmal mit Sojadrinks probieren. Hafer- oder Reisdrinks gelten hingegen nicht als gute Eiweißquelle.

Eier

Eier sind für die Deckung des Eiweißbedarfs eine unschätzbare Quelle – und definitiv nicht für einen hohen Cholesterinspiegel verantwortlich. Allerdings gleicht nicht jedes Ei dem anderen. Ob braun oder weiß, macht geschmacklich keinen Unterschied und ist erblich bedingt. Man sollte jedoch beim Kauf eines Eis immer einen Blick auf den Stempel werfen, den mittlerweile jedes in der EU verkaufte Ei tragen muss. Vor allem die erste Ziffer des zehnstelligen Codes gibt Auskunft darüber, wie die Hühner gehalten wurden. Zu bevorzugen sind dabei Eier aus Bio-Freilandhaltung. Denn wie beim Fleisch schlägt sich die Art und Weise der Haltung wie der Ernährung auch in Qualität und Geschmack nieder. Die »0« des auf dem Ei aufgedruckten Kennzeichnungs-Codes steht für »biologische Erzeugung«.

Sekundäre Pflanzenstoffe auf einen Blick

Unsere Vorfahren aßen auf natürliche Weise das, was sie vorfanden und zum Leben brauchten. So versorgten sich die Jäger und Sammler mit Eiweiß, aber auch ganz automatisch und in großen Mengen mit sekundären Pflanzenstoffen, auf die wir hier bislang noch nicht ausführlich eingegangen sind. Auch sie tragen dazu bei, unsere Gesundheit zu bewahren und uns im Rahmen einer Alzheimer-Prophylaxe richtig zu ernähren. Werfen wir deshalb einen Blick hinter das Geheimnis dieser Pflanzenstoffe mit Namen wie »Carotinoide«, »Flavonoide«, »Polyphenole« oder »Glucosinolate«.

Dahinter verbirgt sich eine Gruppe extrem zahlreicher, chemisch sehr unterschiedlicher Stoffe, die ausschließlich in Pflanzen vorkommen. Im Gegensatz zu den primären Pflanzenstoffen (Kohlenhydraten, Fetten, Eiweißen, Vitaminen und Mineralstoffen) haben sekundäre Pflanzenstoffe keine Nährstoffeigenschaften. Sie werden im sogenannten sekundären Stoffwechsel hergestellt, wovon auch ihr Name abgeleitet ist. Das Ausmaß dieses Stoffwechsels ist jedoch von Pflanze zu Pflanze sehr unterschiedlich.

Noch ist unbekannt, wie viele sekundäre Pflanzenstoffe es überhaupt gibt. Bisher haben Forscher etwa 30 000 verschiedene entdeckt, davon mehr als 10 000 in essbaren Pflanzen. Man vermutet jedoch, dass die tatsächliche Zahl weitaus höher ist und womöglich bei etwa 60 000 bis 100 000 liegt. Den Pflanzen dienen diese Stoffe als Farb-, Duft-und Lockstoffe, als Schutz vor Bakterien- und Pilzbefall sowie vor schädlicher UV-Strahlung. Auch helfen sie dabei, Wachstumsprozesse zu steuern. Für die Menschen haben sie ebenfalls eine schützende Funktion. So stärken sie das Immunsystem, beeinflussen den Stoffwechsel positiv und fangen zellschädigende Sauerstoffverbindungen (freie Radikale) ab (siehe Seite 81ff.). Die sekundären Pflanzenstoffe sind deshalb lebenswichtig.

Doch wie viele wir davon aufnehmen, hängt sehr stark von unserer Ernährung und den verwendeten Lebensmitteln ab. Und hier beginnt das Problem: Die modernen hochgezüchteten Nutzpflanzen und das Obst im Supermarkt enthalten mehr Zucker als die alten Sorten, gleichzeitig hat sich in diesen Produkten der Anteil an sekundären Pflanzenstoffen durch die Zucht verringert – teilweise schmeckt es dann nicht mehr so bitter. Während frühere Generationen täglich mehrere Gramm dieser Stoffe aufnahmen, sind es heute wegen der modernen westlichen Ernährungsweise (viele Kohlenhydrate und falsche Fette) oft weniger als 0,5 Gramm am Tag. Das aber ist fatal. Schließlich ist längst nachgewiesen, dass eine mediterrane oder vereinfacht gesagt eine »bunte« Ernährung dazu beiträgt, das Krebsrisiko, die Gefahr von Herz-Kreislauf-Erkrankungen und Alzheimer zu verringern. Sekundäre Pflanzenstoffe wirken positiv auf einen zu hohen Blutdruck und einen zu hohen Spiegel an »schlechtem« HDL-Cholesterin. So ist es kein Zufall, dass in Mittelmeerländern mit hohem Gemüse- und Obstverzehr wie in Griechenland, Italien, Frankreich oder Spanien die Menschen deutlich seltener an Herz-Kreislauf-Erkrankungen leiden.

Schutz vor freien Radikalen

»Freie Radikale« nennt man sehr aggressive sauerstoffreiche Verbindungen, die in Zellen wirksam sind. Sie spielen vermutlich eine Schlüsselrolle bei der Entstehung von Krebs und Herz-Kreislauf-Erkrankungen. Normalerweise kann sich der Körper gut vor ihnen schützen. Gefährlich wird es erst, wenn sie sich häufen. Besonders durch Rauchen, Umweltverschmutzung sowie Röntgen- und UV-Strahlung, aber auch durch eine zu hohe Stressbelastung und zu wenig Schlaf gelangen vermehrt freie Radikale in den Körper und führen dann zu gesundheitsschädlichen Reaktionen.

Sehr wirksam gegen diese freien Radikale sind die Vitamine C, E und Beta-Carotin sowie der Mineralstoff Selen. Außerdem können zahlreiche sekundäre Pflanzenstoffe die freien Radikale unschädlich machen. Radikalfänger gibt es besonders in gelben, orangeroten und roten Obst- und Gemüsearten sowie in dunkelgrünem Gemüse (zum Beispiel Möhren, Rotkohl, Spinat, Kürbis, Radicchio, Tomaten, Aprikosen, Kirschen oder Erdbeeren).

Sekundäre Pflanzenstoffe können in der Pflanze als gelbe, grüne oder rote Farbstoffe vorhanden sein. Dann kann man sie sehen, zum Beispiel die rotgelben Carotinoide in Möhren oder in Paprika, das grüne Chlorophyll in Brokkoli oder Spinat, die rotvioletten Anthocyane in Rotkohl oder blauen Trauben. Man kann sie aber ebenso riechen, wie etwa die schwefelhaltigen Verbindungen (Sulfide) in Knoblauch oder Zwiebeln. Die Sulfide sind auch für die tränenden Augen beim Zwiebelschneiden verantwortlich. Oder man kann sie schmecken. So geben Polyphenole der Chili- oder der Paprikaschote ihren scharfen oder Glucosinolate dem Rettich oder der Kresse ihren aromatischen Geschmack.

Ausschlaggebend für die besondere Schutzwirkung von Gemüse und Obst ist das Zusammenspiel all dieser Inhaltsstoffe – kein Stoff kann dies allein. Deshalb ist es ratsam, bei der täglichen Obst- und Gemüseauswahl auf Abwechslung und Vielfalt zu achten und die Produkte möglichst frisch, reif und frei von Schadstoffen zu kaufen. Natürliche Lebensmittel, die am richtigen Ort und zur richtigen Jahreszeit geerntet werden, stecken voller Vitamine, Mineralien, Spurenelemente und sekundärer Pflanzenstoffe. Diese enthalten mehr von den Gesundheitshelfern als unreif geerntetes Obst und Gemüse. Oftmals sind Frische und Reife nur schwer miteinander vereinbar, weil das Obst und Gemüse von weither kommt. So werden zum Beispiel Bananen, Zitrusfrüchte oder Tomaten gekühlt und in einer Atmosphäre aus Gasen, die die Reifung verzögern, transportiert. Am Zielort werden sie unter denselben Bedingungen gelagert und erst bei Bedarf durch Zugabe bestimmter anderer Gase, die bei Pflanzen wie Hormone wirken (etwa Ethylen), zum Reifen gebracht. Obwohl die Ware im Supermarkt frisch und reif erscheint, ist ihr Gehalt an Vitaminen und Pflanzenstoffen im Vergleich zu tatsächlich ausgereiftem und frischem Obst oder Gemüse deutlich geringer.

Am besten greift man deshalb zu saisonalen Produkten aus der Region, um bei der Alzheimer-Prophylaxe auch wirklich einen Effekt zu erzielen. Auch sollten Verbraucher zum Beispiel Äpfel, Birnen, Möhren oder Gurken vor dem Essen nur kurz und gründlich waschen und nicht schälen. Denn bei vielen Arten befinden sich die sekundären Pflanzenstoffe in der Schale oder direkt darunter. Diese verlieren auch ihre gesundheitsfördernde Wirkung, wenn sie zu lange im Licht liegen. Obst und Gemüse sollte man daher lieber häufig frisch kaufen und rasch verzehren!

Sekundäre Pflanzenstoffe werden nach ihrer chemischen Struktur in zehn verschiedene Gruppen eingeteilt. Die bedeutendsten unter ihnen sind die folgenden:

- **Carotinoide:** Bei ihnen handelt es sich um Farbstoffe in rot- oder gelbfarbigem Gemüse oder Obst. Das bekannteste ist Beta-Carotin. Es steckt in Möhren, roter Paprika, Kürbissen, Aprikosen und Tomaten. Auch grüne Gemüsesorten wie Grünkohl, Wirsing, Spinat und Feldsalat, bei denen das grüne Chlorophyll die orangerote Farbe überdeckt, sind gute Beta-Carotin-Quellen.
- **Flavonoide** sind eine Gruppe wasserlöslicher Pflanzenfarbstoffe. Sie befinden sich in fast allen Obst- und Gemüsearten. Typisch für flavonoidreiche Pflanzen ist ihre kräftig rote Farbe, etwa bei Roter Bete, Rotkohl, Auberginen, Kirschen und Trauben.

- **Sulfide** sind Salze des Schwefelwasserstoffs und verantwortlich für den scharfen Geschmack von Knoblauch, Zwiebeln, Lauch und Schnittlauch. Sie regen den Stoffwechsel an. Knoblauch und Zwiebeln helfen gegen Entzündungen, indem ihre Inhaltsstoffe Schwellungen, Rötungen und Schmerzen lindern.
- **Glucosinolate** wirken entgiftend und stecken in hohen Konzentrationen in allen Kohlarten, in Kresse, Radieschen und Rettich.
- **Sulphoraphan** ist in Pflanzen aus der Familie der Kreuzblütler wie Kohl, Senf, Kresse, Meerrettich oder Raps(öl) enthalten.

Bei manchen sekundären Pflanzenstoffen gibt es auch Indizien, dass sie gegen die Entwicklung einer Alzheimer-Demenz helfen. Dazu gehört *Resveratrol*, das in Himbeeren, Pflaumen und Weintrauben, vor allem aber in Rotwein vorkommt. Resveratrol gehört zu den Flavonoiden und hilft bei der Abwehr von Pilzen und Bakterien, unterstützt das Herz-Kreislauf-System, den Fettstoffwechsel und das Immunsystem. Es fängt freie Radikale und senkt das Risiko, an Arteriosklerose zu erkranken, indem es die Zusammenballung von Blutplättchen verhindert. Zudem senkt der Stoff den »schlechten« LDL-Cholesterinwert und verbessert so die Cholesterinwerte im Blut. Versuche mit Ratten legen den Schluss nahe, dass Resveratrol die neurotoxische Wirkung von Beta-Amyloid verringert, die Ansammlung zum Alzheimer-Toxin beeinträchtigt und die neurotoxische Wirkung von bereits bestehendem Alzheimer-Toxin abschwächt.

Das heißt aber nicht, dass man nun täglich Rotwein in großen Mengen trinken soll. Ein Glas ab und zu reicht, zumal es auch andere trinkbare Anti-Alzheimer-Angebote gibt …

Das gilt jedenfalls für *grünen Tee* (der wegen der hohen Pestizidbelastung bei konventionell angebauten Sorten am besten aus biologischem Anbau sein sollte). In ihm steckt das Polyphenyl Epigallocatechingallat (EGCG). Versuche mit Mäusen zeigen, dass das EGCG das Alzheimer-Toxin zerstören und bereits vorhandene Beta-Amyloid-Ansammlungen auflösen kann. Die Bewohner von Okinawa wissen schon, warum sie regelmäßig grünen Tee trinken …

Weithin unterschätzt bei der Prävention gegen Alzheimer ist auch *Kurkuma (Curcumin)*, ein intensiv orangegelber, lichtempfindlicher Pflanzenstoff der Gelbwurzel. Es stellt die Grundlage für das in der indischen Küche vielfach verwendete Currypulver dar und gehört in die Gruppe der Polyphenole. Auch Kurkuma kann beim Vorbeugen der Demenzerkrankung helfen, sofern gleichzeitig Fischöl gegessen wird. Das zeigen Tests mit Alzheimer-Mäusen. Kurkuma wirkt demnach besonders stark, wenn den Mäusen gleichzeitig Fischöl kredenzt wurde. Dazu noch ein Küchentipp: Kurkuma wird in der Leber und in der Darmschleimhaut sehr schnell abgebaut, weshalb es nur kurze Zeit für den Körper verfügbar ist. Dieser Prozess lässt sich jedoch aufhalten, wenn man das Gericht zugleich mit Pfeffer würzt. Denn das im Pfeffer enthaltene Piperin hemmt den schnellen Abbau. Curcumin reagiert auch sehr empfindlich auf Licht, Hitze und Sauerstoff. Daher ist es wichtig, Extrakte oder Gewürze mit Curcumin an einem trockenen und kühlen Ort zu lagern, um ihre biologische Wirksamkeit besser zu erhalten.

Vitalstoffe mit Power

Mineralstoffe

Lebensnotwendig ist nicht nur eine ausreichende Ernährung mit sekundären Pflanzenstoffen, dazu gehören auch Vitamine, Mineralstoffe sowie Spurenelemente. Obwohl nur winzige Mengen benötigt werden, sind sie unentbehrliche Bausteine für den Ernährungsmix, der bei der Alzheimer-Prophylaxe hilft. Ohnehin ist der Körper auf Vitamine und Mineralstoffe angewiesen. Sie sind die Helfer für die Enzyme, die die biochemischen Prozesse im Körper in Gang bringen. Stecken zu wenige dieser Mikronährstoffe in unserer Nahrung, kann dies zu Mangelerscheinungen führen, und wir können Kohlenhydrate, Fette und Eiweiß aus der Nahrung nicht richtig verarbeiten und verwerten. Es lohnt sich also, sich mit diesen Power-Vitalstoffen näher zu befassen.

Mineralstoffe sind anorganische Substanzen, die nur in geringen bis winzigen Mengen nötig, aber unentbehrlich sind. Die Erregbarkeit von Muskeln und Nerven, die Blutbildung und der Sauerstofftransport, der Aufbau von Knochen und Zähnen und die Steuerung des Wasserhaushalts hängen von einer ausreichenden Mineralstoffversorgung ab. Da sie durch Schwitzen und den Urin ausgeschieden werden, müssen sie ständig ersetzt werden – und zwar am besten aus Lebensmitteln und nicht aus Präparaten. Die wichtigsten Mineralstoffe sind die folgenden:

- **Chlorid** ist bedeutsam für die Regulierung des Wasserhaushalts sowie des Säure-Basen-Haushalts (aus Koch- und Meersalz).
- **Natrium** (aus Kochsalz) trägt zusammen mit **Kalium** (aus Bananen, Aprikosen, Pflaumen, Milchprodukten, Fleisch, Fisch) dazu bei, die Druckverhältnisse der Körperflüssigkeiten aufrechtzuerhalten.
- **Kalzium** ist wichtig für die Bildung von Knochen- und Zahnsubstanz sowie für die Erregbarkeit von Muskeln und Nerven. 99 Prozent des Bestands von Kalzium stecken in unseren Knochen (aus Milchprodukten, Käse [Brie, Edamer, Gouda, Parmesan, Ziegenweichkäse], Brokkoli, Grünkohl, Spinat, härterem Trinkwasser).
- **Phosphor** ist Bestandteil des Skeletts und wichtig für die Energiegewinnung und -umwandlung (aus Käse, Milch, Fleisch).
- **Magnesium** ist Bestandteil von Knochen und Zähnen und aktiviert verschiedene Stoffwechselreaktionen beziehungsweise Enzyme: Es ist auch bedeutsam für die Muskel- und Nervenreizbarkeit (aus Gerste, Grünkern, Hirse, Kakao, Kürbiskernen, Leinsamen, Mohn, Sesam, Sojabohnen).

- **Eisen** ist am Transport von Sauerstoff im Blut beteiligt und ein wichtiger Baustoff des roten Blutfarbstoffs Hämoglobin (aus Fenchel, Hirse, Kalbsleber, Kalbsnieren, Linsen, Mangold, Pfifferlingen, Schwarzwurzel, Schweinefilet, Spinat, Sojabohnen, Linsen, weißen Bohnen, Feldsalat, Buchweizen, Haferflocken, Weizenkeimen, Hirseflocken, Weizenkleie, Mandeln, Paranüssen, Kokosraspeln, Aprikosen, Walnüssen, Erdnüssen, Eigelb, Austern, Miesmuscheln, Wildfleisch).

Eisen – essenzieller Allrounder

Eisen wird im Dünndarm und im Zwölffingerdarm durch die Schleimhaut des Darms aufgenommen. *Vorsicht:* Bei Dysbiosen, Darmschleimhautreizungen, Leaky Gut (»löchrigem« Darm), bei Zuckerüberfrachtungen und unter Nahrungsmittelintoleranzen können weder Eisen noch Vitamin B_{12} aufgenommen werden! Als Transportprotein für Eisen arbeitet Transferrin. Transferrin ist gleichzeitig ein wichtiger Neurotransmitter und zudem die Schlüsselsubstanz des wichtigsten Enzyms des Glykogenstoffwechsels. Als Grundstruktur der Phosphoglucomutase 1 reguliert Transferrin die Verfügbarkeit von Energie aus den Glykogenspeichern.

Aber: Zu hohe Zuckerspiegel hemmen Transferrin. Dann droht Eisen an den falschen Stellen toxisch zu werden. Eisen reagiert mit Sauerstoff, erhöht rasant die Anzahl freier Radikale und wird giftig und in der Interzellularsubstanz abgelagert. Typischerweise finden sich über diese biochemischen Stoffwechselwege hohe Eisenbelastungen in der Leber und im Gehirn von Alzheimer-Patienten. Post-mortem-Untersuchungen zeigten hier vor allem im Gedächtniszentrum Hippocampus und in den Bewegungszentren der Basalganglien extrem hohe Eisenbelastungen. Eiseninfusionen zum falschen Zeitpunkt und unter unklaren biochemischen Bedingungen können eine starke Neurotoxizität bewirken.

- **Jod** wird für die Bildung und Aktivierung der Vorstufen des Schilddrüsenhormons Thyroxin benötigt (aus jodiertem Speisesalz, Algen, Fisch, Meeresprodukten).
- **Fluor** stabilisiert Knochen und Zähne. Doch Vorsicht: Fluor wird nur in winzigsten Mengen benötigt. Zu viel davon hemmt den Zuckerabbau und fördert Vergärungsprozesse. Deshalb sollten Sie besser Kochsalz verwenden, dem Fluorid zugesetzt wurde (aus schwarzem Tee, Mineralwasser, Innereien und Fisch).
- **Mangan** aktiviert viele Stoffwechselreaktionen (aus Bananen, Nüssen, schwarzem Tee).
- **Kupfer** wird im Bindegewebsstoffwechsel sowie zum Eisentransport benötigt (aus Obst, Pilzen).
- **Selen** wirkt entgiftend, da es die Aktivität der Immunzellen anregt. Aufgrund der hochindustrialisierten Landwirtschaft in Europa kommt Selen in der Nahrung allerdings häufig nur noch mangelhaft vor (aus Fisch, Fleisch, Milch, Nüssen, Eiern, Leber, besonders reich in Kokosmehl vorhanden).
- **Zink** stärkt die Zellmembranen, ist Bestandteil wichtiger Enzyme und Eiweiße, die die Genaktivität steuern, und wichtig im Zucker-, Fett- und Eiweißstoffwechsel. Auch das Immunsystem und der Hormonkreislauf sind auf Zink angewiesen (aus Austern, Garnelen, Gerste, Gouda, Edamer, Hummer, grünem Blattgemüse, Kohl, Mandeln, Innereien, Kalb-, Rind-, Lamm- und Schweinefleisch, Brunnenkresse, Avocado, Himbeeren, Artischocken, Walnüssen, Brokkoli, Linsen, Erbsen, Bohnen, Kohl, Spargel, Spinat, Zwiebeln, Pilzen, Haferflocken und Zartbitterschokolade).

Das Orchester der Zinkaktivitäten

Zink hat eine zentrale Bedeutung für das Gedächtnis beziehungsweise zur Alzheimer-Prophylaxe. Der Mineralstoff ist für die stabilen Wirkungen mehrerer Neurotransmitter, verschiedener Entgiftungsenzyme, körpereigener antioxidativer Schutzmechanismen, für die schnelle Immunantwort, für die Schilddrüse und die Balance des Zuckerstoffwechsels sehr wichtig.

Zink ist niemals isoliert aktiv. So gehören regelmäßig Selen, Eisen, Mangan, Kupfer und Magnesium zu dem Orchester der Zinkaktivitäten. Unter den Bedingungen eines Selen- und Eisenmangels sowie bei einer Eisenverwertungsstörung können isolierte hohe Zinkeinnahmen kontraproduktiv sein. Im Zweifelsfall sollten eventuelle Mangelerscheinungen durch ein Blutbild geklärt werden.

Die Lösung lautet: Nicht ein Mineralstoff allein, sondern das Zusammenspiel mehrerer hilft gegen – und bei Alzheimer.

Wichtige Vitamine

Vitamin D

Vitamine, das weiß eigentlich jedes Schulkind, sind lebensnotwendig. Manche von ihnen spielen bei der Alzheimer-Vorbeugung eine besondere Rolle. Dazu gehört vor allem **Vitamin D**. Das Multitalent ist nicht nur wichtig für Immunsystem, Muskulatur, Nerven, Zähne sowie Knochen, fördert die Kalziumaufnahme und wirkt Osteoporose entgegen. Vitamin-D-Mangel gehört auch nach neueren wissenschaftlichen Erkenntnissen neben Rauchen, Stress, Bluthochdruck und metabolischem Syndrom (siehe Seite 68) zu den größten Risikofaktoren chronischer und damit als schwer heilbar definierter Krankheiten. Nachgewiesen ist inzwischen ebenfalls, dass ein Vitamin-D-Mangel das Risiko erhöht, an Alzheimer, anderen Demenzen und kognitiven Störungen zu erkranken.

Besonders in den Gedächtnis- und Orientierungsarealen (Hippocampus und Gyrus dentatus) sind sowohl die Schlüsselenzyme als auch die Rezeptorsysteme des Vitamins D besonders stark vertreten. Die aktive Form von Vitamin D, das 1,25 Hydroxyvitamin, reguliert und regt die Ausschüttung von Neurotrophinen an. Diese sind essenziell für das Überleben, die Entwicklung und die Funktion von Nervenzellen. Auch das Schutzzellsystem der Neurone, die Gliazellen, wird über sie reguliert. Vitamin D ist darüber hinaus verantwortlich für die Stimulation spezieller Makrophagen, die überschüssige Amyloid-Plaques abbauen. Nicht zuletzt reduziert Vitamin D die Zytotoxizität und den Zelltod, der von oxidiertem Amyloid ausgeht. Auch Zellstress sowie dessen Ausläufer in ein chronisch entzündliches Milieu im Gehirn kann durch ausreichend Vitamin D unterbrochen und reguliert werden. Man kann deshalb davon ausgehen, dass Vitamin D auf mehrfache Weise und effizient schützend gegen Alzheimer wirkt. Die Einnahme des Powerstoffs verbessert alle kognitiven Funktionen, das Gedächtnis, die Merkfähigkeit und den Antrieb im Alltag.

Doch wie bekommt man überhaupt genug Vitamin D? In nennenswerten Mengen ist es in Nahrungsmitteln nur in Champignons, Shiitake-Pilzen und Avocados vorhanden. Der Körper ist aber im Prinzip auch nicht darauf angewiesen, dass es eingenommen wird – zumindest nicht im Sommer. Er bildet nämlich Vitamin D zum größten Teil selbst. Um dies im ausreichenden Umfang zu schaffen, benötigt der Körper allerdings die Sonne beziehungsweise Sonnenlicht. Spaziergänge bei Sonnenschein mit entblößten Armen tragen deshalb dazu bei, dass er durch die UV-Strahlung Vitamin D bilden kann. Im Sommer kann man sogar durch das Streulicht auch unter einem Baum im Schatten langsam seine Vitamin-D-Speicher auffüllen. Im Winter bietet sich an, Vitamin-D-Tabletten zu schlucken, um eine ausreichende Versorgung sicherzustellen.

Vitamin D wirkt allerdings in keinem Fall für sich allein. Nur wenn mehrere Faktoren zusammenspielen, hilft es dabei, Nervenbotenstoffe zu produzieren und die Nervenzellen zu schützen. Nötig sind dafür andere Helfer für die Energiegewinnung in den Zellen wie beispielsweise die B-Vitamine, Magnesium, Eisen, Mangan und Calcium. Auch deshalb ist es wichtig, einen Blick auf die anderen Vitamine zu werfen.

Vitamin E

Vitamin E ist der Überbegriff für Tocopherole und Tocotrienole. Diese haben jeweils vier Unterformen. Alle acht Vitamin-E-Formen sind fettlöslich. Im Gegensatz zu den synthetisch preiswert herstellbaren Tocopherolen sind die Tocotrienole synthetisch nicht zu produzieren und daher wesentlich teurer. Aufgrund dessen wird fast ausschließlich das günstige Tocopherol als Vitamin-E-Zusatz in Lebensmitteln verwendet. Die biologische Wirkung der Tocopherole unterscheidet sich allerdings sehr stark von der der Tocotrienole. Selbst bei den vier verschiedenen Formen der Tocotrienole gibt es ungemein große Unterschiede.

Das sogenannte Gamma-Tocotrienol wird seit einigen Jahren intensiv erforscht, da es in sehr unterschiedlichen biologischen Prozessen eine enorm positive Wirkung aufweist. So konnten Wissenschaftler zeigen, dass Gamma-Tocotrienol eine wesentlich stärkere antioxidative Wirkung aufweist als Tocopherol. Es verlangsamt den Alterungsprozess und wirkt lebensverlängernd, hemmt Entzündungen und beeinflusst die auch bei der Alzheimer-Vorbeugung wichtigen Blutfettwerte sehr positiv. Tocotrienole sind in Palmöl, Reiskleie, Gerste, Weizen, Roggen und Hafer enthalten.

Natürliche Vitamin-E-Quellen, in denen sich allerdings kaum Tocotrienole befinden, sind pflanzliche Öle und Fette (wie etwa Oliven-, Raps- oder Sojaöl), Nüsse und Mandeln, Spinat, Kohl, Kürbis oder Pastinaken. Die Gefahr einer zu hohen Aufnahme von Vitamin E besteht normalerweise nicht, da es im Gegensatz zum auch fettlöslichen Vitamin A bei zu hoher Konzentration ausgeschieden wird.

Vitamin K

Vitamin K ist für die Blutgerinnung erforderlich. Es steckt in Geflügel, Kalbsleber, Butter, Quark, Sauerkraut, Rosenkohl, Spinat, Blumen- und Grünkohl, Brokkoli, Hagebutten, Kartoffeln, Sellerie, Portulak sowie Kohlrabi.

Vitamine der B-Gruppe

Vitamine der B-Gruppe werden für viele Stoffwechselreaktionen benötigt.

Vitamin B_1 spielt im Zucker- und Fettstoffwechsel eine wesentliche Rolle. Es kommt in Fleisch, Erbsen, Schwarzwurzeln, Rosenkohl, Sonnenblumenkerne, Roter Bete, Kürbis, Lauch, Kartoffeln, Topinambur und Birnen vor.

Vitamin B_2 ist ebenfalls für den Stoffwechsel bedeutend. Es steckt in Milch, Molke, Käse, Leber, Eiern, Vollkorn, Leinsamen, Sprossen, Grün-, Rosenkohl, Roter Bete, Kürbis und Birnen.

Besonders wichtig bei der Alzheimer-Prophylaxe ist **Vitamin B_3**, das sich in Fleisch, Tierleber, Fisch (Sardinen, Makrelen oder Heilbutt), Erdnüssen, getrockneten Steinpilzen, Rettich(sprossen), Grünkohl und Topinambur befindet. Eine entscheidende Rolle spielt dabei NADH, eine sehr starke Form von Vitamin B_3, im Allgemeinen als »Niacin« oder »Nicotinamid« bezeichnet. NADH ist die Abkürzung für »Nicotinamid Adenin Dinucleotid«. Das »H« steht für hochenergetischen Wasserstoff und weist darauf hin, dass diese Substanz in der am meisten biologisch aktiven Form vorliegen kann. Oft auch als »Coenzym 1« bezeichnet, ist NADH das wichtigste Coenzym des Körpers und unterstützt zahlreiche biologische Reaktionen. Das NADH ist notwendig für die zelluläre Entwicklung und die Energieproduktion. Es hilft, Energie aus der Nahrung zu produzieren. Wissenschaftler haben mittlerweile herausgefunden, dass NADH das stärkste Antioxidans ist, um Zellen vor Schäden durch gesundheitsgefährdende freie Radikale (siehe Seite 81ff.) zu schützen. Diese sind an der Entstehung von mehr als achtzig Krankheiten – einschließlich Herzkrankheit, Krebs, Arthritis und eben neurodegenerativer Krankheiten des Alterns – beteiligt. Dass NADH bei Erkrankungen signifikant wirkt, die wie bei Alzheimer zentral an Energiestoffwechselstörungen gekoppelt sind, konnte in mehreren Studien eindrücklich gezeigt werden.

Fehlt NADH, macht sich dies folglich durch geistige wie körperliche Erschöpfung und Müdigkeit bemerkbar. Oft reicht der mit der Nahrung zugeführte und in den Körperzellen selbst erzeugte Anteil jedoch nicht aus. Zwar ist der Energiespender in rohem Fleisch, Geflügel, Fisch und in kleinen Mengen auch in Obst und Gemüse enthalten, doch bereits durch das Kochen wird ein Großteil zerstört. Der Rest fällt fast vollständig der Magensäure zum Opfer, noch bevor das Coenzym 1 beim Verdauungsprozess ins Blut gelangen kann. Es bleibt also nur noch wenig verwertbarer Treibstoff für die Energieproduktion in den Zellen übrig.

Vitamin B_6 ist für den Aminosäurenstoffwechsel wichtig. Es findet sich in Sojabohnen, Hirse, Lachs, Sardinen, Makrelen, Walnüssen, Linsen, Grün- und Rosenkohl, Roter Bete, Zwiebeln, Sellerie, Pastinaken, Kürbis oder Äpfeln. Da es aber in vielen Speisen vorkommt, gibt es normalerweise kein Mangelproblem.

Dies gilt auch für das für verschiedene Stoffwechselreaktionen nötige **Vitamin B_{12}**. Das gibt es in Fleisch und Fisch. Vor allem aber ist es in Hühnereiern zu finden. Und die Leber hat einen Vorrat davon, der für mehrere Jahre reichen dürfte.

Vitamin B_9 ist bekannt als Folsäure. Es hilft beim Wachstum und bei der Zellteilung. B_9 steckt in Bierhefe, Leber, Nüssen, Endiviensalat, Fenchel, Eiern, Spinat, Erbsen, Gurken, Tomaten, Erdbeeren, Orangen, Mandarinen, Kirschen, Trauben, aber auch in Milchprodukten,

Walnüssen, Grün-, Rosen- und Blumenkohl, Brokkoli, Chinakohl, Feldsalat, Spinat, Zwiebeln, Chicorée, Pastinaken oder Birnen.

Vitamin C

Vitamin C wird benötigt für die Bildung und Erhaltung der Binde- und Stützgewebe und regt die Immunabwehr an. Es steckt in Brokkoli, Fenchel, Paprika, Grünkohl, Hagebutten, Sanddornbeeren und schwarzen Johannisbeeren. 2004 wurde eine Studie veröffentlicht, die bei Menschen mit Vitamin-E- und Vitamin-C-Einnahme ein um zwei Drittel (!) verringertes Risiko für Alzheimer ergab. Vitamin E oder Vitamin C allein waren allerdings nicht wirksam.

Vitamin A

Vitamin A beziehungsweise seine Vorstufe **Beta-Carotin** wird als Bestandteil des Farbstoffs der Netzhaut für den Sehvorgang sowie für den Aufbau und den Erhalt der äußeren Hautschicht sowie des Schleimhautgewebes benötigt. Es steckt in Leber(tran), Butter, Käse, Milch, Aal, Thunfisch, gelbem, orangerotem und grünem Obst (Pfirsich, Aprikose, Melone, Papaya), roten Paprikaschoten (Peperoni), Grünkohl, Möhren, Feldsalat, Rosenkohl und anderen Kohlsorten, in Brokkoli, Spinat, Kürbis, Chicorée, Sojabohnen und -sprossen, Mangold sowie Sellerie.

Wichtig: Die richtige Vitaminzufuhr

Wer Vitamin- und Mineralstoffpräparate einnehmen will, sollte dies stets mit dem Arzt absprechen und anhand seines Blutbilds klären lassen, ob es überhaupt notwendig ist. Bei manchen Vitaminen kann eine zu hohe Dosis gesundheitlich riskant sein. Außerdem belegen Studien, dass per Pille aufgenommene Vitamin- und Mineralstoffpräparate wenig oder kaum wirken. Der Grund: Der Körper nimmt diese wichtigen Vitalstoffe viel besser aus der Nahrung auf. Eine Überdosierung ist nur bei den fettlöslichen Vitaminen A, D, E und K möglich, die der Körper speichern kann. Wasserlösliche Vitamine werden bei einem Überschuss über die Nieren wieder ausgeschieden.

Der Risikofaktor Homocystein

Homocystein ist ein Zwischenprodukt unseres Stoffwechsels, das bei Menschen, die sich an den hier empfohlenen Ernährungsmix halten, schnell wieder abgebaut wird. Liegt aber ein Mangel an Vitamin B_6, B_9 (Folsäure) oder B_{12} vor, kann sich Homocystein im Körper anreichern. Das hat unter Umständen dramatische Folgen: Mittlerweile wurden fast 10 000 wissenschaftliche Arbeiten zum Thema »Homocystein« veröffentlicht. Seitdem ist klar: Homocystein spielt bei der Entwicklung von Herzinfarkten und Schlaganfällen eine wichtige Rolle. In der Bevölkerung ist Homocystein als Risikofaktor allerdings nahezu unbekannt. Eine bereits 2003 veröffentlichte Studie von der Tufts University in Boston untersuchte das Risiko von erhöhtem Homocystein bei der Entstehung einer Alzheimer-Demenz.[44] Das Ergebnis: Hohe Homocysteinspiegel vervierfachen das Risiko für Alzheimer. Dieser Gefahr kann man jedoch wirksam gegensteuern. Das fanden ein Jahr später US-Forscher anhand einer Gruppe von älteren Studienteilnehmern heraus. Danach erkrankten nur halb so viele von ihnen an Alzheimer, wenn sie Folsäure in ausreichendem Umfang zu sich nahmen. Das waren 400 Mikrogramm pro Tag.[45]

Weitere Helfer

Coenzym Q 10

Coenzym Q 10 ist Teil der Atmungskette im Prozess der ATP-Synthese, die in den Mitochondrien stattfindet. Der Biochemiker Peter Dennis Mitchell erhielt 1978 den Nobelpreis für Chemie, weil er unter anderem die Funktion von Ubiquinon-10 alias Coenzym Q 10 bei der Energieumwandlung in den Zellen aufklärte.[46] Ist in den Zellen genügend Sauerstoff vorhanden, so wird ATP, die Energiewährung in unseren Zellen, über die Atmung gebildet. Insgesamt entstehen bei diesem Prozess aus einem Molekül Glukose (Traubenzucker) bis zu 38 ATP-Moleküle, die unserem Organismus als Energie zur Verfügung stehen.

Ist hingegen nicht genügend Sauerstoff vorhanden, so schaltet die Zelle auf die sogenannte Milchsäuregärung um, bei der aus einem Molekül Glukose lediglich zwei ATP-Moleküle gebildet werden. Bei diesem Prozess wird die Energie zwar rasch zur Verfügung gestellt, doch ermüden die Zellen nach kurzer Zeit, weil sich Milchsäure (Laktat) dort anhäuft.

Auch bei einem Q-10-Mangel können die Zellen nicht ökonomisch arbeiten. Schließlich müssen sie, wenn der wichtige Cofaktor fehlt, ebenfalls auf Milchsäuregärung umstellen. Hierdurch ermüdet und erschöpft unser Körper schnell. Die Leistungsfähigkeit lässt drastisch nach.

Ein Ubiquinon-10-Mangel ist heute sehr häufig und mehr oder weniger in allen Zivilisationserkrankungen verwoben. Bei einem Mangel an bestimmten Eiweißbausteinen (den Aminosäuren Phenylalanin oder Tyrosin – den Vorstufen von Q-10) sinkt die körpereigene Synthese, was auf Dauer zu einem Ubiquinon-Mangel führen kann.[47] Auch im Alter nimmt der Ubiquinon-Gehalt in der Muskulatur stark ab.

Wichtig bei erhöhten Cholesterinwerten

Personen, die infolge erhöhter Cholesterinwerte Statine einnehmen, stören dadurch die Synthese von Q-10. Wissenschaftler gehen davon aus, dass ebenso die Q-10-Anzahl innerhalb der Mitochondrien durch die Medikamenteneinnahme absinkt und hieraus resultierend die Energieumwandlung nicht mehr optimal funktioniert. Die Forscher raten den betroffenen Patienten daher, sich besonders Q-10-reich zu ernähren.

Vor allem Organe, die viel Energie benötigen, sind, laut Gian Paolo Littarru, dem Vorsitzenden der Internationalen Coenzyme Q10 Association (IQA), bei einem Q-10-Mangel betroffen. Hierzu zählen das Herz, die Leber und die Nieren. Der am Institut für Biochemie der italienischen Universität Ancona beschäftigte Professor stellte 2002 in einem Bericht über Q-10 fest, dass eine ausgewogene Energiebilanz das Immunsystem und die Abwehrkräfte stärkt. Demzufolge macht Q-10 den menschlichen Organismus widerstandsfähig gegenüber Krankheitserregern. Ubiquinon-10 kann darüber hinaus freie Radikale binden und besitzt daher zusätzlich eine wichtige Funktion als Antioxidans. Hierdurch schützt Q-10 die Zellen vor Schädigungen.[48] Ubiquinon schirmt dabei – als Bestandteil der Lipidmembran – Fette, vor allem LDL-Cholesterin, vor einer oxidativen Veränderung durch freie Radikale ab.[49]

Kreatin

Kreatin ist eine zentrale körpereigene Substanz für die Mitochondrien und den Energiestoffwechsel. Ebenso wie Ribose, Ubiquinon 10 und NADH kann Kreatin die ATP-Synthese und die ATP-Verfügbarkeit wesentlich verbessern. Im Besonderen kann Kreatin bei Hirnstoffwechselstörungen und bei Morbus Alzheimer die Therapiekonzepte wirkungsvoll begleiten. Die seit vielen Jahren vermuteten positiven Wirkungen bei sehr vielen Patienten mit kognitiven Störungen und demenziellem Syndromen konnten auch in einer Vielzahl wissenschaftlicher Untersuchungen bestätigt werden.

Das Kreatinsystem befindet sich vermehrt im Gehirn, vor allem in den Nervenzellen, die wichtig für Bewegung und Koordination oder für Lernen und Gedächtnis (Nervenzellen des Hippocampus) sind. Folglich kann Kreatin eine Leistungssteigerung dieser Gehirnbereiche hervorrufen. Neueste Befunde zeigen, dass neurodegenerative Erkrankungen wie Alzheimer, Parkinson oder auch Chorea Huntington ein wenig gemildert werden konnten. Kreatin hat also eine Schutzfunktion im Gehirn, die auch vor Sauerstoffradikalen oder Sauerstoffmangel schützen soll.

Hilfreiche Pflanzen

Verschiedene wissenschaftliche Arbeiten haben die positiven Wirkungen verschiedener Pflanzen auf die Gedächtnisleistung und den Gehirnstoffwechsel gezeigt.

Schneeglöckchen *(Galanthus nivalis)* wirkt sehr positiv auf alle Gedächtnisleistungen und damit gegen Alzheimer. Mit dem Wirkstoff Galantamin stärkt die Pflanze die Arbeit des Gedächtnisbotenstoffs Acetylcholin. Zum einen wird sein Abbau gehemmt, sodass der besser und länger wirken kann, und gleichzeitig werden die Bindestellen für eine stärkere Aktivität verbessert. Das Schneeglöckchen gibt es sowohl als verschreibungspflichtiges Medikament als auch als homöopathische Arznei.

Ein chinesisches Moosgewächs mit dem Namen **Qian Ceng Ta** *(Huperzia serrata)* entfaltet ebenfalls sehr gute Wirkungen für das Gedächtnis und wird als Anti-Alzheimer-Mittel gehandelt. In einer Vielzahl von Studien offenbarte sich ein ähnlicher Wirkmechanismus, wie der, der für Schneeglöckchen beschrieben wurde. Huperzine A (HupA) verbessert die Wirkungen des Acetylcholins und hemmt dessen Abbau.

Den durchblutungsfördernden Substanzen des **Ginkgo**-Baums *(Ginkgo biloba)* wurden schon seit Urzeiten positive Wirkungen gegen Schwindel, Kopfschmerz, Ohrgeräusche und zur Stärkung kognitiver Leistungen nachgesagt. Tatsächlich liegen zahlreiche Untersuchungen vor, die die sehr guten Wirkungen gegen Demenz belegen. Speziell die Blätter enthalten mehrere sekundäre Pflanzenstoffe wie Flavonoide, Proanthocyanidine, Kaempferol, Quercetin, Luteolin und Terpene. Alle verbessern das Wirkungsspektrum von Acetylcholin und den Energiestoffwechsel im Gehirn. Ginkgo ist erwiesenermaßen nicht nur für Senioren, sondern bereits ab dem mittleren Alter sinnvoll, um die Hirnleistung in Schwung zu halten. Ginkgo-Präparate gibt es in Form von Tabletten, Kapseln, Tropfen oder Spagyrik. Wichtig für eine Therapie ist die hohe Dosierung von 240 Milligramm pro Tag. Bei Tee ist sie in der Regel niedriger. Da Vergesslichkeit langsam zunimmt, sollte mit einer sechs- bis achtwöchigen Therapie möglichst früh begonnen werden. Nebenwirkungen sind bei der Einnahme von Ginkgo-Präparaten nicht zu erwarten. *Vorsicht:* Der Extrakt kann die blutgerinnungshemmende Wirkung von anderen Medikamenten verstärken.

Rosenwurz: Die in Sibirien »Goldene Wurzel« genannte Pflanze steigert Erinnerungs- und Aufnahmevermögen sowie die Konzentration. In Studien konnte gezeigt werden, dass der Extrakt aus den nach Rosen duftenden Wurzeln die Denk- und Merkfähigkeit deutlich steigern kann. Die Inhaltsstoffe von Rosenwurz regen die Ausschüttung der Neurotransmitter im Hirn an. Auch der Energiestoffwechsel der Gehirnzellen verbessert sich. Nicht nur die Lernfähigkeit wird dadurch positiv beeinflusst, sondern auch die körperliche Leistungskraft, die Energie und die Stimmung. Gleichzeitig baut Rosenwurz erhöhte Spiegel von Stresshormonen ab. Aus Rosenwurz hergestellte pflanzliche Arzneimittel gibt es nicht, aber zahlreiche Nahrungsergänzungsmittel. Diese unterscheiden sich in der Extraktmenge pro Kapsel und der Standardisierung auf den Hauptwirkstoff Rosavin.

In asiatischen Ländern gilt **Ginseng** als Jungbrunnen und Allheilmittel, das vor allem dem Herzen und der Leistungsfähigkeit guttut. Aber auch zur Unterstützung der Hirnleistung, vor allem Konzentration und Gedächtnis, ist die Wurzel bekannt, denn Ginseng enthält viele B-Vitamine.

Salbei, Brennnesseln & Co.: Auch Salbei ist erwiesenermaßen gut für Hirn, Nerven und vor allem für das Lang- und Kurzzeitgedächtnis. Er hemmt ein Enzym, das den wichtigen Botenstoff Acetylcholin abbaut. Brennnesseln (zum Beispiel in Form von Gemüse, Salat oder Tee) helfen ebenfalls bei Konzentrations- und Gedächtnisschwäche und wirken wie eine Frischekur fürs Gehirn.

Bärlauch unterstützt Herz und Kreislauf, senkt den Blutdruck und beugt Arterienverkalkung vor. Das Gehirn wird besser durchblutet.

Beeren sind nicht nur Vitalstoffbomben, sie helfen dem Gehirn, giftige Abfallprodukte zu beseitigen. Das zeigt eine Studie von Shibu Poulose vom Human Nutrition Research Center on Aging in Boston mit Heidel- und Erdbeeren.[50] Poulose konnte zeigen, dass die Pflanzenschutzstoffe (Polyphenole) der Beeren im Gehirn biochemische Abfallprodukte beseitigen, die die Hirnfunktion beeinträchtigen. Diese Aufgabe übernehmen normalerweise die Mikrogliazellen. Im höheren Alter schaffen die Zellen dies nicht mehr in ausreichendem Maße. Die Folge: Zellabfall durch zugrunde gegangene Zellen wird nicht mehr regelrecht entsorgt und häuft sich an. Verantwortlich für die Schutzwirkung von Beeren aufs Gehirn ist offenbar der blaue Farbstoff der Anthocyane, der die Informationsübertragung zwischen den Neuronen anregt. Neben der Abfallentsorgung wird aber auch die Neurogenese, also die Neubildung von Gehirnzellen, in Hippocampus und Neurokortex gestärkt. Studien an Mensch und Tier zeigten die positiven Auswirkungen auf die kognitiven Fähigkeiten: So verbesserte sich bei älteren Menschen durch den täglichen Verzehr von Beeren die Reaktionszeit um 6 Prozent, eine weitere Studie zeigte beim Konsum von circa 500 Millilitern Blaubeersaft pro Tag eine signifikante Verbesserung der Kognition und des Erinnerungsvermögens.[51]

Kakao erwies sich in einer Studie der Harvard Medical School als wirksam gegen den geistigen Abbau. Demnach verbesserte das Getränk den Blutfluss im Gehirn, zugleich schnitten die Teilnehmer besser in Gedächtnistests ab. Die Untersuchung des Forscherteams um Farzaneh Sorond konnte feststellen, dass bei sechzig älteren Personen ohne Demenz zwei Tassen Kakao pro Tag ausreichen, um den Blutfluss im Gehirn – und hier vor allem im Hippocampus – zu verbessern. Der Effekt wurde den Flavonoiden in der heißen Schokolade zugeschrieben.[52]

Weitere Studien deuten darauf hin, dass regelmäßige **Kaffee**trinker, die drei bis fünf Tassen pro Tag genießen oder einen hohen Koffeinspiegel im Blut haben, ein um bis zu 65 Prozent reduziertes Demenzrisiko haben. Klingt gewöhnungsbedürftig, schmeckt aber und versorgt die grauen Zellen optimal: 1 große Tasse schwarzen Kaffee mit 1 EL Rapsöl und 1 EL Kokosöl verrühren, dazu einen Schuss Milch nach Belieben und das Ganze mit dem Stabmixer pürieren.[53]

Höhere Lebensspanne bei weniger Nahrung

Es gibt noch eine weitere überaus einfache Möglichkeit, um tief in die zellulären und molekularen Prozesse unseres Körpers einzugreifen und Alterungsprozesse hinauszuzögern. Am vielversprechendsten ist dabei ein Ansatz, der auch mit dem Essen zu tun hat. So scheint vor allem eine reduzierte Energiezufuhr das Leben zu verlängern. Ergebnisse an Insekten und Ratten zeigten eine deutlich höhere Lebensspanne bei weniger Nahrung und regelmäßigen

Fastenphasen. Eine Langzeitstudie mit Rhesusaffen in den USA deutet darauf hin, dass die Dauerdiät auch bei höher entwickelten Lebewesen den Alterungsprozess hinauszögert. Erste Untersuchungen bei Menschen, die die Hungerkur freiwillig testen, weisen unter anderem auf ein vermindertes Arterioskleroserisiko hin. Das liegt offenbar daran, dass unsere genetische Ausstattung für das regelmäßige Essen weniger gut geeignet ist als dafür, gut auf längere Essenspausen und Fasten zu reagieren. Von der Evolution her betrachtet, war es die Regel, dass der Mensch immer wieder Fastenperioden überleben musste. Insofern ist es kaum verwunderlich, dass der Körper eher Probleme hat, wenn wir nicht fasten und immer regelmäßig essen.

Die positiven Wirkungen sind erstaunlich: Gelegentliche Fastentage erhöhen die Produktion des Wachstumshormons (HGH/Human Growth Hormone). Das ist vor dem Hintergrund beachtlich, da die Produktion von Wachstumshormon, das für Zellerneuerungs- und Fettabbauprozesse zuständig ist und in engem Zusammenhang mit dem Rückgang geistiger und körperlicher Möglichkeiten steht, mit zunehmendem Lebensalter weniger wird. Zusätzlicher positiver Effekt gelegentlicher Fastenzeiten: Bei Energiemangel lässt der Körper seine Zellkraftwerke, die Mitochondrien, effizienter arbeiten, damit sie Nährstoffe besser umsetzen können. Erhöhte Spiegel des Gute-Laune-Hormons Serotonin haben eine stimmungsaufhellende Wirkung, ebenso wie die Hormone Adrenalin, Noradrenalin, Dopamin oder Leptin, die die Stoffwechselvorgänge regulieren sowie für eine erhöhte Sensibilität der Insulinrezeptoren sorgen. Andreas Michaelsen, Professor für Klinische Naturheilkunde und Chefarzt an der Charité, Berlin, konnte in unzähligen Studien die vielen positiven Auswirkungen des Fastens belegen und ist überzeugt davon, dass das Fasten für den menschlichen Organismus wahre Wunder vollbringen kann.

Genügend trinken

Ohne Wasser läuft im Körper nichts, schließlich bestehen wir zu über 70 Prozent aus diesem Element. Nur können wir es nicht bevorraten. Für alle Stoffwechselvorgänge ebenso wie für ein frisches Aussehen und straffes Körpergewebe ist eine ausreichende Flüssigkeitszufuhr (lebens-) wichtig. Jeder Mensch hat seinen individuellen Flüssigkeitsbedarf, der je nach Alter, Körpergewicht, körperlicher Aktivität, Transpiration, Klima und so weiter variiert. Etwa die Hälfte davon müssen wir trinken. 40 Prozent nehmen wir bestenfalls mit der Nahrung auf. Den Rest erzeugt unser Stoffwechsel. Um einem Leistungsabfall vorzubeugen, sollten Sie dem Körper verlorene Flüssigkeit immer rasch zurückgeben.

Bei älteren Menschen ist die größte Gefahr die Austrocknung (Dehydrierung), denn naturgemäß schwindet mit dem Lebensalter das Durstgefühl. Bei Wassermangel können Zustände der Verwirrung auftreten oder verstärkt werden. Der Körper vermindert bei Wassermangel die Fähigkeit, harnpflichtige Stoffe auszuscheiden. Es kann zu Verstopfungen und Harnwegserkrankungen kommen. Weitere Folgen können Nieren- und Kreislaufversagen sowie im schlimmsten Fall Bewusstlosigkeit sein. Bei zu wenig Wasseraufnahme verringert sich die Leistungsfähigkeit eines jeden Menschen. Wassermangel wirkt sich außerdem negativ auf die Haut, die Schleimhäute und die Körpertemperatur aus.

Ärzte und Ernährungswissenschaftler mahnten jahrelang, täglich mindestens zwei Liter Flüssigkeit aufzunehmen. Nun werden zunehmend Stimmen laut, die den Nutzen solcher Empfehlungen anzweifeln. Eine Studie amerikanischer Nierenexperten der Universität von Pennsylvania zeigte schon 2008, dass die für einen erwachsenen Menschen empfohlene Tagesmenge von zwei Litern keine gesundheitlichen Vorteile mit sich bringt.[54]

Auch ist zu viel Wasser zu trinken auf jeden Fall ungesund: Bei übertriebener Flüssigkeitszufuhr sinkt der Natriumgehalt im Blut durch die Verdünnung, und man wird paradoxerweise noch durstiger. Eine neuere Empfehlung lautet, je nach Temperatur und körperlicher Anstrengung mindestens einen Liter Wasser am Tag zu trinken – und seinem naturgegebenen Durstgefühl zu vertrauen. Ein guter Indikator ist auch die Farbe des Urins: Ist er dunkelgelb, einfach ein kleines Glas Wasser zwischendurch trinken. Viel mehr kann der Darm ohnehin nicht auf einmal aufnehmen. Einzige Ausnahme: Krankheiten, bei denen dem Körper viel Flüssigkeit verloren geht.

Als Durstlöscher sind in erster Linie Wasser, Kräuter- und Früchtetees sowie Frucht- und Gemüsesaftschorlen (im Verhältnis 3:1) zu empfehlen. Insbesondere grüner Tee ist empfehlenswert, da er reich an sekundären Pflanzenstoffen ist und durch seine Bitterstoffe sättigend wirkt.

Trinken Sie Alkohol in Maßen. Der gesundheitliche Wert von einem Glas Rotwein aufgrund der in ihm enthaltenen wertvollen sekundären Pflanzenstoffe pro Tag für das Herz ist bewiesen. Trotzdem stimulieren Bier oder Wein aufgrund des darin enthaltenen Zuckers Insulin. Deshalb: In Maßen genossen, ist der Rebensaft in Ordnung, zu viel macht hungrig.

Flüssigkeitsverluste ausgleichen

Mit den folgenden Tipps können Sie Flüssigkeitsverluste durch ein nachlassendes Durstgefühl ganz einfach ausgleichen:

- Beginnen Sie jeden Tag direkt nach dem Aufstehen mit einem Glas Wasser.
- Stellen Sie in dem Raum, in dem Sie sich am häufigsten aufhalten, in Ihrem Sichtfeld eine Flasche Wasser hin.
- Essen Sie zudem wasserreiches Obst und Gemüse wie zum Beispiel Melone und Zucchini.
- Trinken Sie zu jeder Mahlzeit etwas.

Was sollen wir essen? – Die wichtigsten Tipps im Überblick

Es gibt unzählige Diäten, die alle eines gemeinsam haben: Sie sind – jedenfalls fast immer – in irgendeiner Form einseitig, weil eine bestimmte Ernährungsmethode überbetont wird. Nun mag die eine oder andere Diät trotzdem dem einen oder anderen helfen. Leider ist aber das, was dem einen zu einem bestimmten Zeitpunkt vielleicht hilft, nicht unbedingt das Beste für jemand anderen.

Es gibt zum Beispiel **anthroposophisch inspirierte und vegetarische Diäten**. Sie sind eine feine Sache, aber viel zu getreide- und früchtelastig: Auch Vollkornprodukte belasten den Körper mit zu vielen kurzkettigen Kohlenhydraten und damit Zucker. Zu viel Fruchtzucker ist darüber hinaus nicht gut für Leber, Stoffwechsel und Gehirn. Wer Fleisch in großem Umfang durch Soja ersetzt, schädigt Darm und Stoffwechsel gleichermaßen. Außerdem droht ein Mineralstoff-, Eisen-, Aminosäuren- und Vitamin-B_{12}-Mangel, der nicht gleich zu erkennen ist.

Auch für **Rohkostdiäten** gilt: Sie sind im Prinzip gut, belasten jedoch stark den Darm: Viele wertvolle sekundäre Pflanzenstoffe werden erst nach dem Kochen verwertbar. Deshalb besteht die **ayurvedische, tibetische** und **chinesische Medizin** darauf, alles zu verkochen und gar nichts Rohes zu essen. Diese Ernährungskonzepte sind hervorragend, weil dabei großer Wert auf Gewürze, sekundäre Pflanzenstoffe, Gemüse, viele Hülsenfrüchte, schwarzen Reis und viele andere gesunde Produkte gelegt wird. Hier bestehen keine Belastungen mit Zucker und Fruchtzucker. Dafür kommt der Salat vielleicht zu kurz, und es gibt zu wenig Ungekochtes.

Vegane Diäten mögen für bestimmte Zeiten guttun. Aber auch hier besteht das Risiko, den Körper mit Getreide, Brot, Nudeln, Zucker und wesentlich zu vielen Früchten beziehungsweise zu viel Fruchtzucker regelmäßig zu überfrachten.

Bei der an sich sehr guten **Paläo-Ernährung** besteht das Risiko einer falschen Auslegung. Diese fußt auf der Vermutung, Steinzeitmenschen hätten viel Fleisch gegessen. Genaue Überprüfungen konnten belegen, dass der Anteil von Fleisch bei der original Paläo-Ernährung überschätzt wurde. Fleisch machte allenfalls zwischen 20 und 40 Prozent der Kost der Steinzeitmenschen aus. Außerdem ist heute die Qualität der Fleisch- und Fischprodukte zu beachten. Überzüchtete und mit Silokraftfutter ernährte Tiere, verarbeitetes Fleisch, gehärtete und konservierte Produkte, Zuchtfisch und toxische Eier aus Legebatterien sind extrem ungesund.

Eine gute Leitlinie ist die **Mittelmeer-Diät:** Auch hier besteht allerdings die Gefahr, dass man sich dabei zu wenig bewegt und körperlich belastet. Darüber hinaus ist diese Ernährungsform leider reich an kurzkettigen Kohlenhydraten und Getreideprodukten.

Wir versuchen hingegen, alle positiven Erkenntnisse der verschiedensten Diäten zu integrieren, ohne eine eigene Diät zu propagieren. Das Zauberwort heißt »Abwechslung«. Diese Lösung integriert die natürlichen und positiven Aspekte der Paläo-Power, kohlenhydratarmer Ernährungsstrategien, des Essens der Bewohner am Mittelmeer und der seit fast einem Jahrhundert erfolgreichen ketogenen Ernährung (siehe Seite 129). Ziel sollte es sein, das ursprüngliche, natürliche und in uns evolutionär angelegte Ernährungsverhalten wiederzuentdecken und uns selbst darin zu schulen.

Um einerseits den für die Alzheimer-Erkrankung entscheidenden zentralen Energiehaushalt zu stärken und gleichzeitig auch schlecht verwertbare toxische Nahrungsbestandteile zu reduzieren, müssen wir deshalb:

- Kalorien verringern,
- kurzkettige Kohlenhydrate (sogenannte schnelle Zucker und Stärke) reduzieren,
- den Blutzuckerspiegel in einem gesunden Gleichgewicht halten,
- die Glukoseverwertung verbessern,

- die Hyperinsulinämie (siehe Seite 68) und die Insulinresistenz-Verhältnisse und die daran gekoppelten entzündlichen Stoffwechselbedingungen überwinden,
- über wertvolle Fette die »Fettverbrennung« aktivieren und mit genügend Proteinen, sekundären Pflanzenstoffen, Mineralstoffen und natürlichen Vitaminen körpereigene Tumorabwehr- und Tumorkontrollinstanzen des Organismus stärken.

Alle Mediziner räumen heute ein: Wer sich wenig bewegt, seinen Körper selten in Schwung bringt und gleichzeitig zu viel, zu häufig und Falsches isst, erhöht sein persönliches Risiko an Zivilisationskrankheiten wie Krebs oder Alzheimer zu erkranken. Es gilt mittlerweile als erwiesen, dass eine Ernährung, die reich an Antioxidanzien wie Vitamin C, E und Carotinoiden ist, Schutz vor Demenzerkrankungen bietet. Was also und wie sollen wir essen? Hier unsere Zehn-Punkte-Liste für die Küche und den Einkauf, um Alzheimer zu vermeiden oder zumindest die Entwicklung zu verzögern.

1. **Buntes Essen:** Ein gutes Gericht hat viele Farben, weil Obst (morgens und mittags) oder Gemüse, Salat und Kräuter verwendet werden. Die Produkte sollte man möglichst frisch, am besten aus regionaler Produktion, kaufen und, wenn nötig, nur kurz erhitzen. Pflanzliche Nahrung hat kein Cholesterin. Zudem stecken in Pflanzen Sterine, die dazu beitragen, den Cholesterinspiegel zu senken.
2. **Gesunde Pflanzenstoffe:** Wer sich bewusst ernährt, weiß um die positive Wirkung der ausgesprochen gesunden »sekundären Pflanzenstoffe«, die zum Beispiel in Kurkuma, grünem Tee und Rotwein versteckt sind. Es ist deshalb gut, die Speisen nicht nur mit Salz, sondern auch mit frischen Kräutern, Zwiebeln und Knoblauch zu würzen. Ein Spritzer Zitronensaft ist ebenfalls gesund und hilft dabei, dass der Körper sekundäre Pflanzenstoffe besser aufnehmen kann. Wer seine Mahlzeiten abwechslungs-

reich gestaltet, alte und natürliche Obst- und Gemüsesorten statt moderne Züchtungen bevorzugt und Produkte aus ökologischem Anbau präferiert, hat besonders viel von den sekundären Pflanzenstoffen. *Achtung:* Die Powerstoffe sind nicht hitzebeständig oder wirken mehr oder weniger stark, wenn sie zu stark erwärmt werden. Gemüse daher langsam und schonend zubereiten und Zutaten mit empfindlichen Pflanzenstoffen wie etwa Knoblauch erst kurz vor dem Servieren ins Essen geben. Rohkost ist meist die beste Variante, um in den vollen Genuss der wirksamen Inhaltsstoffe von Obst und Gemüse zu gelangen.

3. **Gute Fruchtauswahl:** Bei der Auswahl von Früchten liegt man mit glukose- und fruktosearmen Sorten besser. Heidelbeeren, Preiselbeeren, Himbeeren, Gojibeeren und Johannisbeeren besitzen ein weites Spektrum insulinunabhängiger Zucker wie Mannose und Galaktose. Außerdem verfügen sie über eine große Zahl sekundärer Pflanzenstoffe, die den Körper schützen. Papaya, Aprikose, Honigmelone, Limetten und Grapefruit bieten diese Vorteile ebenfalls.
4. **Kohlenhydrate maßvoll:** Hülsenfrüchte wie Erbsen, Kichererbsen, Linsen, Sojabohnen, Mungobohnen und weiße Bohnen liefern langkettige, gesunde Kohlenhydrate und essenzielle Aminosäuren, die sämtliche Aufbauprozesse im Körper unterstützen. Bei Kohlenhydraten, die den Blutzuckerspiegel schnell nach oben treiben wie Kartoffeln, Nudeln oder ballaststoffarmen Getreideprodukten, ist es hingegen besser, sich zurückzuhalten. Vorsicht, auch süßes Obst enthält zum Teil reichlich Fruktose. Dies ist bei der täglichen Kohlenhydratmenge zu berücksichtigen.
5. **Gute Vollwertkost:** Wer darauf achtet, Vollwertprodukte (etwa beim Brot) zu kaufen, lebt gesünder. Diese enthalten mehr von den guten Ballaststoffen, die dabei helfen, den für die Alzheimer-Prophylaxe maßgeblichen Cholesterinspiegel zu senken.

6. **Richtiges Fleisch:** Am besten verzichtet man auf verarbeitetes Fleisch und zu viel Wurstwaren. Fleisch aus biologischer Haltung verfügt hingegen in der Regel über reiche ungesättigte Fettsäuren.
7. **Gesunder Fisch:** Besonders Kaltwassermeeresfisch (aus nicht belasteten Gewässern) fördert die Gesundheit mit fünffach ungesättigten reichen Fetten, Vitamin D und Spurenelementen. Omega-3-Fettsäuren aus fetten Fischen wie zum Beispiel Lachs, Hering, Makrele oder Thunfisch können Schäden im zentralen Nervensystem in gewissem Umfang sogar wieder reparieren. Fische machen oder halten also tatsächlich schlau.
8. **Wenig Milch und Transfette:** Milchprodukte, die die Cholesterinwerte verschlechtern, sollte man nur sehr sparsam zu sich nehmen. Das gilt ebenso für die Transfette, die das Alzheimer-Risiko erhöhen.
9. **Bestes Öl:** Wer einer Demenz vorbeugen will, sollte in seiner Küche, wann immer möglich, Kokosöl einsetzen, gutes Olivenöl für die kalte Küche verwenden und wegen des hohen Anteils an der Omega-6-Linolsäure möglichst auf Sonnenblumen-, Maiskeim-, Weizenkeim-, Distel- und Traubenkernöl und daraus hergestellte Margarinesorten verzichten.
10. **Genügsam am Abend:** Wer abends auf Früchte und kurzkettige Kohlenhydrate verzichtet, hilft dem Körper bei der Regeneration und gibt ihm Raum für zelluläre Reparaturen. Vom frühen Abend bis zum Morgen nichts mehr zu essen trägt dazu bei, das »gute« HDL-Cholesterin zu erhöhen und das »schlechte« LDL-Cholesterin zu senken und so sein Alzheimer-Risiko zu verringern.

Die besten Lebensmittel

Obst
Ananas
Apfel
Aroniabeeren
Brombeeren
Cranberry (getrocknet)
Datteln
Erdbeeren
Feigen (frisch)
Gojibeeren (getrocknet)
Granatapfel
Grapefruits
Heidelbeeren
Himbeeren
Holunderbeeren
Honigmelonen
Johannisbeeren (rot, schwarz)
Jostabeeren
Kirschen (sauer, süß)
Kiwis
Limetten
Litschi
Mango
Maracuja
Maulbeeren (getrocknet)
Nektarinen
Orangen
Papayas
Pflaumen
Pfirsich
Preiselbeeren
Quitten
Rhabarber
Sanddorn
Stachelbeeren
Sternfrüchte
Wassermelonen
Zitronen

Gemüse
Algen (Nori, Wakame, Hijiki, Chlorella, Spirulina)
Artischocken (maximal 150 Gramm/Tag)
Auberginen (maximal 150 Gramm/Tag)
Avocado
Bataviasalat
Bleichsellerie (Staudensellerie)
Blumenkohl
Bohnen, grün
Brokkoli
Chicorée
Chinakohl
Eichblattsalat
Erbsen, frisch
Feldsalat
Fenchel
Friséesalat
Frühlingszwiebeln
Grünkohl
Gurken
Karotten
Kartoffeln
Kohlrabi
KopfsalatKürbis

Lauch (Porree)
Lollo-Salate (Biondo/Rosso)
Mangold
Melde (Spanischer Salat)
Navetten (weiße Rübchen)
Oliven
Okraschoten
Paprikaschoten
Pastinaken
Petersilienwurzeln
Portulak
Postelein
Radicchio
Radieschen
Rettich (weiß, schwarz)
Romanasalat
Romanesco
Rosenkohl
Rote Beten
Rotkohl
Rucola (Rauke)
Sauerampfer
Schalotten
Schwarzwurzeln
Spargel
Spinat
Spitzkohl (Zuckerhut)
Süßkartoffeln
Tomate (roh)
Weißkohl
Wirsing
Zucchini
Zuckerhut (bitterer Wintersalat)
Zwiebeln

Pilze
Austernpilze
Champignons
Egerlinge
Morcheln/Mu-Err-Pilze
Pfifferlinge
Shiitakepilze
Steinpilze
Stockschwämmchen
Trüffelpilze

Kräuter und Gewürze
Basilikum
Bohnenkraut
Borretsch
Brennnessel
Brunnenkresse
Chilischoten
Dill
Essig
Fenchelsamen
Gewürznelke
Ingwer
Kapern
Kardamom
Kerbel
Knoblauch
Koriander
Kresse
Kreuzkümmel
Kümmel
Kurkuma
Liebstöckel
Löwenzahn
Majoran

Meerrettich
Melisse
Muskatnuss
Oregano
Petersilie
Pfeffer (alle Arten)
Pfefferminze
Piment
Rosmarin
Safran
Salbei
Sauerampfer
Schnittlauch
Schwarzkümmel
Sellerieblätter
Senfpulver
Thymian
Tomatenmark
Wildpflanzen, Wildkräuter
Ysop
Zimt
Zitronenmelisse
Zucchiniblüte

Sprossen und Keime
Alfalfasprossen
Adzukibohnensprossen
Amaranthsprossen
Bambussprossen
Bockhornkleesprossen
Braunhirsesprossen
Brokkolisprossen
Dinkelkeimlinge
Gerstenkeimlinge
Hirsesprossen
Koriandersprossen
Leinsamensprossen
Linsensprossen
Radieschensprossen
Rettichsprossen
Roggenkeimlinge
Rotkohlsprossen
Rucolasprossen
Senfsprossen
Sojabohnensprossen
Sonnenblumenkernsprossen
Weizenkeimlinge

Getreide und Hülsenfrüchte
Amaranth
Braunhirse
Buchweizen
Couscous
Dinkel
Einkorn
Haferflocken (kernig, maximal 15 Gramm täglich)
Hefeflocken
Hirse
Kamut
Kichererbsen
Linsen
Roggen
Reis, rot
Soja
Waldstaudenkorn
Wildreis

Nüsse und Samen
Erdmandeln

Kakaopulver (dunkel)
Kokos
Mandelmus
Mandeln
Maroni (Esskastanien)
Paranuss
Pistazien
Sesam
Walnuss

Eier und Geflügel
Bioeier
Biopute
Biohähnchen

Fleisch
Biolamm
Wild

Fisch
Bachforelle
Heilbutt
Hering
Kabeljau
Rotbarsch
Saibling
Sardine
Schellfisch
Scholle
Schwertfisch
Seezunge
Thunfisch
Wildlachs
Zander

Fette und Öle
Ghee
Hanföl
Kokosöl
Kürbiskernöl
Leinöl
Leinsamenöl
Macadamianussöl
Olivenöl
Rapsöl
Sesamöl
Walnussöl

Getränke und Milchersatz
Cranberrysaft
Früchtetee
Fruchtsaft (frisch gepresst, Beere/Grapefruit; bis 11 Uhr)
Haferdrink
Kaffee, Espresso
Kokosmilch (ungezuckert)
Kokosnusswasser (Dr. Martin's)
Kräutertee
Kuhmilch, laktosefrei
Kuhmilchprodukte, laktosefrei
Mandeldrink
Matetee
Milch (Schaf, Ziege)
Rotwein (1/8 Liter/Tag)
Sanddornsaft
Tee (schwarz/grün)
Wasser

Aufstriche
Marmelade (selbst gemacht, mit Agar-Agar)
Tahin (Sesampaste)

Milchprodukte
Joghurt (Ziege/Schaf)
Quark (Ziege/Schaf)
Sahne
Ziegenkäse

Mehl
Dinkelmehl
Einkornmehl
Emmermehl
Guakernmehl
Johannisbrotmehl
Kokosmehl
Kartoffelmehl
Lupinenmehl

Zucker
Erythritol
Galaktose
Inulin (einmal die Woche, zum Beispiel beim Backen)
Isomaltulose
Kokosblütenzucker
Mannose
Ribose
Stevia
Tagatose
Xylose

Ernährungsumstellung? So geht's!

Mit einer gezielten Ernährungsumstellung über zwölf Wochen können Sie in Kombination mit einem leichten Bewegungsprogramm (ab Seite 200) den Zuckerstoffwechsel wirkungsvoll ausbalancieren.

Dazu sollten Sie in den ersten vier Wochen grundsätzlich bei allen Mahlzeiten alle »schnellen« Kohlenhydrate stark reduzieren. »Langsame« Kohlenhydrate in Form von Vollkorngetreide, -backwaren oder Hülsenfrüchten sind grundsätzlich erlaubt.

Essen Sie regelmäßig. Ideal sind zwei bis drei Mahlzeiten am Tag, die Sie möglichst in einem entspannten Rahmen genießen sollten. Probieren Sie dafür die Rezepte ab Seite 174 aus.

Halten Sie zwischen den Mahlzeiten eine Pause von vier bis fünf Stunden ein, damit das Essen immer vollständig verdaut wird und sich der Insulinspiegel ausbalancieren kann. Wenn Sie mit diesen Pausen anfangs Probleme haben sollten, weil Sie daran gewöhnt sind, auch zwischendurch etwas zu essen oder Kalorienhaltiges zu trinken, dann empfehlen sich kleine Snacks, die den Insulinspiegel nicht zu sehr belasten: Zum Beispiel 1 hart gekochtes Ei, 1 bis 2 Scheiben magerer gekochter Schinken oder Geflügelwurst, 2 Scheiben Räucherlachs, 1 Becher Hüttenkäse, 1 kleiner Becher fettreduzierter Joghurt, 1 Becher Magerquark (200 Gramm), 1 Teller klare Gemüsebrühe oder 1 großes Glas Wasser oder Tee.

Bis 14.00 Uhr können Sie Obst essen, dabei höchstens 180 Gramm Beeren (Aroniabeeren, Brombeeren, Heidelbeeren, Himbeeren, Johannisbeeren, Preiselbeeren, Stachelbeeren) oder 100 Gramm fruktosearme Früchte (Ananas, Aprikosen, Grapefruit, Honigmelone, Kokosnuss, Limetten, Mandarinen, Papaya, Pfirsich, Rhabarber, Zitrone).

Der Verzicht auf Früchte und kurzkettige Kohlenhydrate (zum Beispiel aus Weißbrot, Kartoffeln, Pasta) speziell am Abend gewährt dem Organismus weitere Phasen zur Regeneration und Raum für Zellreparaturen, da der Insulinspiegel flach bleibt und gleichzeitig die Ausschüttung des Wachstumshormons gefördert wird.

Setzen Sie auf gesunde Zucker zur Stoffwechselbalance: In der ersten Woche empfehlen wir 1 TL (dreimal 3 Gramm) D(+)Galaktose täglich.

Rezepte

Im Folgenden finden Sie für drei Tage Beispiele zur Zusammensetzung von drei Hauptmahlzeiten des Tages. Lassen Sie sich davon inspirieren und stellen Sie sich anhand der in diesem Buch beschriebenen Kriterien Ihre eigenen Kompositionen zusammen.

Frühstück 1

Bircher-Müsli

1 Portion
35 g Mangostücke, getrocknet
3 EL Haferflocken (Großblatt)
250 g Mandeldrink
1 kleiner säuerlicher Apfel
1 EL Haselnüsse, gehackt
1 TL Agavendicksaft oder Ahornsirup

1. Getrocknete Mangostücke klein würfeln und in eine Schüssel geben. Mit den Haferflocken und dem Mandeldrink verrühren. Apfel waschen, vierteln, Kerngehäuse entfernen und raspeln, ebenfalls unterheben.
2. Über Nacht im Kühlschrank quellen lassen.
3. Müsli circa 30 Minuten vor dem Verzehr aus dem Kühlschrank nehmen und mit Haselnüssen bestreuen. Nach Belieben mit Agavendicksaft süßen.

Mittagessen 1

Bunter Salat mit Putenstreifen

1 Portion
100 g Putenbrustfilet
1,5 EL Olivenöl
Kräuter der Provence
10 g Pinienkerne
1 Romanasalatherz
5 Erdbeeren (oder Himbeeren, auch TK)
¼ reife Avocado
1 TL Zitronensaft
50 g Seidentofu
1 EL weißer Aceto balsamico
1 EL Haferdrink (oder Mandeldrink)
Salz, Pfeffer

1. Fleisch waschen, trocken tupfen, in Streifen schneiden. Öl und Kräuter in einer kleinen Schüssel verrühren und das Fleisch untermischen. Pinienkerne in einer Pfanne ohne Fett goldbraun rösten und beiseitestellen.
2. Salat putzen, waschen, trocken schleudern, klein schneiden. Beeren waschen, putzen und halbieren (Himbeeren ganz lassen). Avocadofruchtfleisch in Spalten schneiden. Mit Zitronensaft beträufeln.
3. Seidentofu, Balsamico, Haferdrink, Salz und Pfeffer in einem hohen Gefäß mit dem Stabmixer pürieren.
4. Eine beschichtete Pfanne erhitzen und Putenstreifen mit Marinade in circa 5 Minuten goldbraun braten, mit Salz und Pfeffer würzen.
5. Salat, Avocado und Beeren auf einen Teller geben, das Tofudressing darübergeben und die Putenstreifen obenauf anrichten. Mit Pinienkernen bestreuen.

Abendessen 1

Asiatische Pilzlasagne

Für 2 Portionen
10 g getrocknete Shiitakepilze
600 g China- oder Spitzkohl
2 l Gemüsebrühe
200 g Tofu
1 Bund Frühlingszwiebeln
250 g Egerlinge (oder Champignons)
1 EL Kokosöl
2 TL Currypulver
2 EL Kokosraspel
3 EL Sojasoße
4 Stängel Koriander (oder Petersilie)
100 g Joghurt (Schafs- oder Ziegenmilch)
Pfeffer
2 EL Sesamsamen

1. Shiitakepilze in etwas heißem Wasser in einer kleinen Schüssel einweichen. Ofen auf 225 Grad Ober- und Unterhitze vorheizen. Kohl waschen, putzen, die Blätter abziehen. Das Herz in Streifen schneiden. Die Gemüsebrühe zum Kochen bringen und die ganzen Kohlblätter darin 2 Minuten blanchieren. Mit dem Schaumlöffel herausheben und beiseitelegen. Die Brühe beiseitestellen.
2. Tofu würfeln. Frühlingszwiebeln waschen, putzen und in Ringe schneiden. Pilze putzen und würfeln. Shiitakepilze abseihen, Stiele abzupfen und die Köpfe in Streifen schneiden. Das Öl in einer Pfanne erhitzen und die Zwiebeln darin andünsten. Curry unterrühren, Pilze, Kohlstreifen und Tofu untermischen. Mit Kokosraspel und Sojasoße würzen. Etwas von der Gemüsebrühe angießen.

3. Kohlblätter und Pilzmischung abwechselnd in eine Auflaufform schichten. Koriander waschen, trocken schütteln, abzupfen und die Blätter fein hacken. Mit Joghurt, Salz und Pfeffer verrühren und auf das oberste Kohlblatt geben. Mit Sesam bestreuen und 15 Minuten im Ofen backen.

Frühstück 2

Kokos-Amaranth-Müsli

1 Portion
2 EL Vollkornhaferflocken
1 EL Kokosraspel
1 EL gehackte Mandeln oder Walnüsse
150 g Ziegenmilchjoghurt (oder Schafsmilch oder Mandeldrink)
4 EL ungesüßte Kokosmilch (Dose)
1 EL Limettensaft
1 EL Ahornsirup
200 g Papayafruchtfleisch
4 EL Puffamaranth

1. Eine beschichtete Pfanne erhitzen und Haferflocken, Kokosraspel und Nüsse darin ohne Fett in circa 2 Minuten rösten. Vom Herd ziehen und beiseitestellen.
2. Joghurt, Kokosmilch, Limettensaft und Ahornsirup in einer Schüssel verrühren und mit der Flockenmischung aus der Pfanne mischen.
3. Papaya in Würfel schneiden.
4. Die Haferflockenmischung mit Amaranth bestreuen und die Papaya unterheben.

Mittagessen 2

Gemüsesuppe mit Lachs

Für 2 Portionen

½ Fenchelknolle
1 Möhre
1 kleiner Zucchino
½ Zwiebel
1 kleine Knoblauchzehe
1 EL Rapsöl
450 ml Hühnerbrühe (oder 200 ml Fischfond und 250 ml Hühnerbrühe)
100 g Sahne
200 g Lachsfilet ohne Haut
1 EL Zitronensaft
2 EL Dill (TK)

1. Fenchel waschen, vierteln und den Strunk herausschneiden. Quer in dünne Streifen schneiden. Möhre putzen und schälen. Zucchino waschen und putzen, beides in dünne Scheiben schneiden. Zwiebel und Knoblauch abziehen und fein hacken.
2. Öl in einem Topf erhitzen, Zwiebel und Knoblauch darin glasig dünsten. Mit Brühe und Sahne aufgießen und bei mittlerer Hitze 10 Minuten köcheln lassen.
3. Lachs waschen, trocken tupfen und in mundgerechte Stücke teilen. Salzen, pfeffern und mit Zitronensaft beträufeln.
4. Fenchel, Möhre und Zucchinischeiben in die Suppe geben und zugedeckt circa 5 Minuten garen. Fischstücke einlegen und bei schwacher Hitze noch 5 Minuten ziehen lassen. Mit Salz, Pfeffer und Zitrone abschmecken, Dill darüberstreuen und servieren.

Abendessen 2

Auberginen mit Basilikumdressing

Für 2 Portionen
400 g Aubergine
2 EL Rapsöl
Salz, Pfeffer
2 Eiertomaten
2 getrocknete Tomaten
4 Stängel Basilikum
40 g Ricotta
1 EL Pinienkerne
125 g Mozzarella light

1. Den Ofen auf 225 Grad (Ober- und Unterhitze) vorheizen. Die Aubergine waschen, putzen, längs in schmale Scheiben schneiden und diese auf ein mit Backpapier ausgelegtes Blech legen. Dünn mit Öl bepinseln. 5 Minuten backen, wenden, die andere Seite ebenfalls einpinseln, salzen und pfeffern und in 5–10 Minuten goldbraun backen.
2. Tomaten waschen, Stielansätze entfernen, halbieren und mit einem Löffel entkernen. Das Fruchtfleisch fein würfeln, salzen und pfeffern. Die getrockneten Tomaten klein schneiden und untermischen.
3. Für das Dressing Basilikum waschen, trocken schütteln, abzupfen und die Blättchen fein schneiden. Mit Ricotta, Salz und Pfeffer mischen.
4. Die Auberginenscheiben aus dem Ofen holen. Auf die Hälfte jeder Scheibe Dressing streichen und auf die andere Tomatenwürfel geben. Wieder in den Ofen geben und 5 Minuten backen. Inzwischen die Pinienkerne in einer Pfanne ohne Fett goldbraun rösten und den Mozzarella klein schneiden. Die Auberginen auf Tellern anrichten, mit dem Käse und den Pinienkernen bestreuen und servieren.

Frühstück 3

Tomaten-Rucola-Omelett

Für 1 Portion
6 Kirschtomaten
1 Frühlingszwiebel
2 Stängel Petersilie (oder Koriander, Schnittlauch)
½ Handvoll Rucola
2 Eier
1 EL Sahne
Salz, Pfeffer
15 g geriebener Parmesan
1 TL Rapsöl (oder Kokosöl)
1 TL Butter

1. Tomaten waschen und halbieren. Frühlingszwiebel waschen, putzen und in feine Ringe schneiden. Petersilie waschen, trocken schütteln, abzupfen und hacken. Rucola waschen, trocken schütteln und grob schneiden.
2. In einer Schüssel die Eier mit der Sahne verquirlen, mit Salz und Pfeffer würzen. Käse und Petersilie unterrühren.
3. Öl in eine beschichtete Pfanne geben. Frühlingszwiebeln unter Rühren 1 Minute andünsten, Tomaten kurz mitbraten, die Eiermilch dazugießen. Bei schwacher Hitze 2 Minuten fest werden lassen. Abdecken und in 8 Minuten bei mittlerer Hitze stocken lassen.
4. Omelett auf einen Teller geben und mit Rucola bestreuen.

Mittagessen 3

Selleriesuppe

Für 2 Portionen
150 g Zwiebeln
400 g Pastinaken
1 große Möhre
je 100 g Knollen- und Staudensellerie
1,5 EL Kokosöl
1 TL Kümmel
1 TL Paprikapulver
1 Msp. Chiliflocken
500 ml Gemüsebrühe
2 EL Schnittlauch (TK)

1. Zwiebeln abziehen und würfeln. Pastinaken, Möhre und Knollensellerie schälen und würfeln. Staudensellerie waschen, putzen und in kleine Stücke schneiden.
2. Das Kokosöl in einem Topf erhitzen und die Zwiebel darin andünsten. Gewürze unterrühren. Möhren und Sellerie dazugeben, mit der Brühe aufgießen und alles einmal zum Kochen bringen. Die Pastinaken unterrühren und in circa 15 Minuten bei schwacher Hitze garen. Mit Schnittlauch bestreut servieren.

Abendessen 3

Hackfleischküchlein mit Mandeln

Für 2 Portionen
500 g Lammhackfleisch
2 Knoblauchzehen, abgezogen und gehackt
1 EL Kräuter der Provence
1 Bioei
3 EL Rapsöl
1 Zwiebel
1 Dose Pizzatomaten
1 EL Oregano
Salz, Pfeffer

1. Hackfleisch, 1 Knoblauchzehe, Kräuter und Ei zu einem geschmeidigen Teig verkneten und mit feuchten Händen zu Frikadellen formen. In einer Pfanne 2 EL Öl erhitzen und die Frikadellen darin unter Wenden in circa 10 Minuten knusprig braten.
2. Für die Soße die Zwiebel und die zweite Knoblauchzehe in 1 EL Rapsöl andünsten, die Tomaten dazugeben und mit Oregano und Salz und Pfeffer würzen. 5 Minuten bei kleiner Hitze köcheln lassen.

Wie Bewegung das Gedächtnis stark macht

Eine ebenso wichtige Rolle wie der Ernährung schreiben Forscher bei der Alzheimer-Prävention der Bewegung zu. Körperliche Aktivität wirkt immer, auch wenn man erst in späteren Lebensjahren damit beginnt. Dabei kommt es nicht so sehr darauf an, *was* wir machen – also ob wir zwei- oder dreimal pro Woche ins Fitnessstudio gehen, walkend unsere Runden drehen oder Bahnen im Schwimmbad ziehen –, sondern *dass* wir überhaupt etwas tun. Für die meisten Menschen reichen etwa 30 Minuten Bewegung am Tag. Dabei lässt sich das Aktivitätskonto übrigens auch sehr gut mit Alltagsbeschäftigungen auffüllen. Die klassischen Tipps dazu kennt eigentlich jeder: so viele Wege wie möglich zu Fuß gehen, den Aufzug meiden und die Treppe benutzen, das Auto einmal stehen lassen und dafür aufs Rad steigen. So kann man sich und sein Gehirn ganz einfach fit halten, ohne es zu übertreiben.

Leistungssport dagegen ist kein Garant für ein längeres Leben, denn der hat mit Gesundheitssport nun gar nichts zu tun. Altersforscher wissen, dass alles, was fürs Herz-Kreislauf-System gut ist, auch dem Gehirn nutzt. Durch Bewegung wird außerdem der Abbau des Hippocampus gestoppt und kann teilweise sogar wiederaufgebaut werden. Außerdem wird der Zucker im Blut reduziert, eine der Hauptursachen für Alzheimer, und die Muskulatur als wichtigstes Stoffwechselorgan erhalten und gestärkt.

Belegt wird dies durch verschiedene Studien: Ganze dreißig Jahre dauerte eine Langzeitstudie, die belegen sollte, dass Bewegung das Demenzrisiko senkt. Tatsächlich konnten sich die Probanden durch ihre regelmäßige körperliche Aktivität ein reduziertes Risiko erarbeiten, so die Erkenntnisse der Forscher, die die Daten im Februar 2013 im Fachblatt *Annals of Internal Medicine* publizierten. Bereits seit Anfang der Siebzigerjahre wurden im Cooper Center in Dallas Angaben von Patienten im Rahmen der Studie ausgewertet. Die körperliche Fitness – genauer die kardiorespiratorische Fitness, die misst, wie gut die Atmung und der Blutkreislauf den Körper mit Sauerstoff versorgen – wurde durch eine Sporteinheit auf dem Laufband ermittelt. Anschließend teilte man die Probanden je nach Leistung in fünf Gruppen ein.

Fast 20 000 Männer und Frauen kamen im Schnitt 24 Jahre später als über 65-Jährige in die Klinik zurück. Die damalige Fitnessmessung wurde dann mit aktuellen Befunden abgeglichen. Die Gruppe, in der sich die fittesten Probanden befanden, hatte ein um ein Drittel geringeres Demenzrisiko. Die positive Auswirkung der körperlichen Fitness auf das Demenzrisiko zeigte sich unabhängig von anderen Herz-Kreislauf-Risikofaktoren.[55]

Die Befunde der Studie machen deutlich, wie sehr die Muskulatur und das Gehirn miteinander verbunden sind. Alles weist darauf hin, dass Menschen, die viel trainieren – ob jung oder alt –, sehr viel wacher und aufnahmebereiter sind. Wie ist dieser Zusammenhang zu erklären?

Zuckerstoffwechsel ohne Stress

Für die Regulation des Insulinstoffwechsels spielt das tägliche Bewegungsverhalten neben der Ernährung tatsächlich eine überragende Rolle. Jede Muskelbewegung durch alltägliche Verrichtungen wie Gehen, Treppensteigen, Einkäufe oder Getränkekistenschleppen hilft nicht nur dabei, den Energieverbrauch zu erhöhen, sondern auch einen zu hohen Zucker- beziehungsweise Insulinspiegel zu senken. So wird einerseits der Muskelerhalt angeregt und andererseits die Empfindlichkeit der Insulinrezeptoren an den Zellen gestärkt. Der Energiehaushalt in den Kraftwerken der Zellen, den Mitochondrien, läuft wieder stabiler und ökonomischer ab. Durch körperliche Aktivität und Bewegung können verbessert werden:

- bestehende Insulinresistenzzustände,
- eine gestörte Glukosetoleranz,
- eine Glukoseverwertungsstörung,
- ein gestörter Glukosetransport,
- Gegenübersetzungs- und Signalwege an den Rezeptoren,
- entgleiste Stoffwechselsituationen wie bei Morbus Alzheimer, Typ-2-Diabetes, metabolischem Syndrom (Bluthochdruck, Arteriosklerose/entzündlichem Gefäßverschleiß), Fettstoffwechselstörungen, Fettleber bis zur fettbedingten Leberentzündung) oder

- Depressionen und alle Symptombilder, die von einer Insulinresistenz herrühren.

Wichtig dabei: Je besser die Versorgung mit Sauerstoff im Stoffwechsel der aeroben Verbrennung, umso besser, länger und ökonomischer sind die ATP-Verfügbarkeit und die schnelle Wiederverwertung verbrauchter Energieträger. Denn ohne Sauerstoff funktioniert im Stoffwechsel gar nichts. Der Sauerstoff, den man mit der Luft einatmet, gelangt in die Lunge und von dort über das Blut in die Muskeln und Organe. Die mit Sauerstoff durch Verbrennung erzeugte Energie ist die Voraussetzung für alle physiologischen Vorgänge und für die Muskelbewegung. Im modernen, eher bewegungsarmen Alltag ist der Energiebedarf durch Muskelbewegung so gering, dass die Muskeln immer mit genügend Sauerstoff versorgt werden können, um die gesamte Energie durch Verbrennung zu erzeugen. Diese Form der Energiegewinnung durch Verbrennung mit Sauerstoff nennt man aerob. Sie ist durch die Kapazität von Atmung, Kreislauf und den Energiestoffwechsel begrenzt.

Je schlechter der Energiehaushalt erzogen ist – durch ungünstige Ernährungsgewohnheiten mit zu viel Zucker, zu viel (ungesundem) Fett und zu wenig gesunden Fetten in Kombination mit zu wenig Bewegung –, desto schneller verpuffen Energiespeicher und ATP-Reserven. Im sauerstoffarmen (anaeroben) Stoffwechsel entstehen dafür die Stoffwechselabbauprodukte Laktat, Ammoniak, Harnsäure und Harnstoff. Sie wirken leistungsbegrenzend, machen schnell schlapp und müde.

Aerobe und anaerobe Energiegewinnung

Je nachdem, wie intensiv eine körperliche Belastung ausfällt, findet die Energiegewinnung in der Muskelzelle auf anaerobem oder auf aerobem Weg statt. Aerob bedeutet, dass der Körper bei Muskeltätigkeiten ausreichend mit Sauerstoff versorgt wird: Dabei legen Sie zum Beispiel beim Gehen oder Laufen ein zügiges Tempo vor, kommen aber nur wenig aus der Puste.

Bei anaeroben Belastungen steht dem Körper zu wenig Sauerstoff zur Verfügung, und die Zellen werden nicht mehr ausreichend versorgt: Jetzt bildet sich Laktat (Salz der Milchsäure). Mit zunehmender Laktatanhäufung übersäuert das Blut, und das fühlt sich so unangenehm an, dass man eine Bewegung oder ein Training abbricht. Daher eignet sich diese Art der Energiegewinnung nur für kürzere Aktivitäten wie etwa sehr schnelles Laufen oder Gewichtheben.

Entscheidend für ein sehr gutes körperliches wie geistiges Leistungsvermögen ist deshalb auf der einen Seite das nicht zu starke Ansteigen dieser blockierenden Abbauprodukte und auf der anderen Seite deren schneller Abbau zwischen Leistungsspitzen beispielsweise beim Sprinten. Diesen schnellen Abbau nennt man »Laktatelimination«. Eine schnelle Fähigkeit zur Laktatelimination garantiert gleichzeitig niedrige Ammoniakbelastungen und damit ausdauernde Leistungen im Körperlichen wie im Geistigen.

Wie Körper und Geist zusammenspielen

Sie können Ihren ATP-Haushalt ab sofort gezielt trainieren. Dafür müssen die Zuckerverwertung in Ihrem Körper, die Mitochondrien und die Steuerzentrale des Energiehaushalts, das Gehirn, miteinander gekoppelt werden. Je besser die Mitochondrien darin geschult werden, auf »Fettverbrennungsstoffwechsel« zurückzugreifen, desto ökonomischer wird die Verfügbarkeit von ATP, sein Verbrauch und seine Wiederverwertung im Gehirn.

Auch für den Hippocampus ist Bewegung wichtig: Das für die Erinnerung zuständige Hirnareal zeichnet verantwortlich für die Wachstumsimpulse im Körper. Es schrumpft jährlich vom zwanzigsten Lebensjahr an um 1 Prozent. Dadurch steigt das Alzheimer-Risiko insgesamt, denn der Hippocampus gibt immer vor, wie viele neue graue Zellen gebildet werden müssen. Aktiviert werden kann er durch verschiedene Maßnahmen. Eine der wichtigsten neben Gehirntraining: Bewegung und dem Körper dadurch immer wieder neue Impulse geben. Dieses Programm steckt tief in unseren Genen. Warum das so ist? Unser Körper ist ein Steinzeitmodell, und unsere Vorfahren waren auf der Suche nach Nahrung ständig auf den Beinen, egal ob sie satt oder hungrig waren. In zwei Millionen Jahren hat sich diese Grundlage unserer Vitalität und Stoffwechselgesundheit in unserem Genpool verankert. Denn Bewegung sicherte das Überleben. Unsere Urahnen jagten, sammelten, zogen umher oder ackerten später hart auf den Feldern. Diese Bewegungsmuster aus Ausdauer- und Kraftleistungen wurden als ein Muster im menschlichen Stoffwechsel »hinterlegt«. Für den modernen Büromenschen, der heute mehr oder weniger unbewegt für seinen Lebensunterhalt sorgt, ist das fatal. Denn unser Muskel- und Bewegungsapparat ist nach wie vor derselbe wie vor Tausenden von Jahren. Deshalb ist klar, dass sich ohne regelmäßige körperliche Aktivität viele Stellschrauben im Organismus *ver*stellen. Insbesondere unsere Muskulatur als wichtigstes Stoffwechselorgan ist davon betroffen.

Doch was passiert eigentlich, wenn der Körper (wieder) in Bewegung kommt? Jede körperliche Aktivität setzt im Körper biochemische Kreisläufe in Gang. So hat Bewegung einen positiven Einfluss auf den Fett- und Zuckerstoffwechsel. Sobald wir beispielsweise einen zügigen Spaziergang an der frischen Luft machen, verbrauchen unsere Muskeln Sauerstoff, um die benötigte Energie bereitstellen zu können. Das Herz und die Muskeln reagieren auf diesen neuen Impuls nicht sofort, deshalb sinkt der Sauerstoffgehalt im Blut. Sensoren registrieren das und geben ein Kommando an die Blutgefäße der gerade betätigten Muskeln und an die Nieren weiter. Die Blutgefäße stellen daraufhin ein Hormon her mit dem Namen »Vascular Endothelial Growth Factor (VEGF)«. Es ist verantwortlich für das Wachstum von neuen Blutgefäßen. So ist man beim nächsten Mal besser auf das Training vorbereitet, weil die Muskeln besser mit Sauerstoff versorgt werden können. Auch die Nieren werden zur Hormonproduktion angeregt: Hier wird das Hormon Erythropoetin (EPO) ausgeschüttet. Dieses bewirkt, dass mehr rote, Sauerstoff transportierende Blutkörperchen hergestellt werden. Verstärkt wird der Effekt zusätzlich durch das Wachstumshormon Human Growth Hormon (HGH), das in der Nacht dafür sorgt, dass die Muskeln wachsen. Diese Hormone und noch einige mehr – wie zum Beispiel Serotonin (reguliert die Spannung der Blutgefäße) und Adiponectin (reguliert den Gehalt des Glukosegehalts im Blut und unterstützt die Aufschlüsselung der Fettsäuren in deren Bestandteile) – sorgen dafür, dass wir fitter werden und dass der Hippocampus die entscheidenden Wachstumssignale erhält, um mehr »graue Zellen« zu produzieren.

Außerdem erlebt jeder, der sich bewegt, in der Regel Neues, muss diese Erfahrungen verarbeiten und sie sich merken. Dafür benötigt er einen größeren Speicher. Die durch die Bewegung freigesetzten Hormone regen das Wachstum der Gehirnzellen an, damit der Erinnerungsspeicher wachsen kann. Wissenschaftlich gesehen, wird so die Neurogenese im Hippocampus angestoßen, es entstehen kontinuierlich neue Gehirnzellen. Menschen, die sich laufend bewegen, sind somit weniger anfällig für Alzheimer oder können eine bereits eingetretene Alzheimer-Demenz aufhalten.

In der heutigen Zeit der Automatisierung – statt Treppen zu steigen, nehmen wir den Aufzug, wir kochen uns unser Essen nicht selbst, sondern bestellen Pizza beim Heimservice oder schieben eine Fertigmahlzeit in die Mikrowelle und nutzen beim Fernsehen die Fernbedienung – hat der Körper wenig Gelegenheit, die für das Zellwachstum wichtige Neurogenese anzustoßen. Der Mensch gibt seinem Körper ein fatales Zeichen: Hippocampus, du kannst dich zur Ruhe setzen, mit neuen Erfahrungen ist nicht zu rechnen!

Das Rezept: Dranbleiben

Es ist erwiesen, dass Menschen, die bereits in ihrer Jugend und im Alter von vierzig bis fünfzig Jahren aktiv waren, damit entscheidende Weichen für ihr Wohlbefinden in den restlichen Lebensjahren stellen. So hat, wer im mittleren Alter regelmäßig aktiv ist, ein um 60 Prozent geringeres Risiko, an Alzheimer zu erkranken. Da die Neurogenese aber ein Leben lang wieder angekurbelt werden kann, zeichnen sich auch für Menschen im fortgeschrittenen Alter durchaus noch Erfolge ab: Bei älteren Personen sinkt das Demenzrisiko um 37 Prozent und für leichtere kognitive Einschränkungen sogar um bis zu 46 Prozent. Selbst bei bereits eingetretener Erkrankung hat Bewegung einen positiven Effekt: Die Krankheit mag zwar nicht geheilt werden können, es ist aber wissenschaftlich erwiesen, dass sie die Entwicklung sehr verlangsamen kann.

In einem Experiment wurden 120 Senioren ausgewählt, die im Durchschnitt 66 Jahre alt waren. Sie waren geistig und körperlich fit, hatten sich allerdings im letzten halben Jahr nicht mehr als 30 Minuten pro Woche zu Fuß bewegt. Die Teilnehmer wurden in zwei gleich große Gruppen eingeteilt, die ein Jahr lang unterschiedliche Übungen machten. Während die eine Gruppe täglich 40 Minuten spazieren ging, machte die andere Gruppe in derselben Zeit gymnastische Dehnübungen. Um die Wirksamkeit der Maßnahmen nachweisen zu können, wurde bei allen Teilnehmern vor dem Start des Programms, in der Mitte und am Ende, die Aktivität des Hippocampus gemessen. Die Ergebnisse waren eindeutig: Bei der Gruppe, die täglich wandern gegangen war, wuchs die Masse des Hippocampus im Durchschnitt um 2 Prozent, ein überdurchschnittliches Wachstum. Erstaunlich war, dass bei der Gruppe, die täglich Gymnastik gemacht hatte, der Hippocampus um durchschnittlich 1,4 Prozent geschrumpft ist, obwohl diese Gruppe auch aktiv war.[56]

Dieser Test zeigt eindrucksvoll, dass ein eher bewegungsarmes Gymnastikprogramm nicht ausreicht, um den Hippocampus nachhaltig wachsen zu lassen. Es ist wichtig, sich aktiver zu zeigen und zum Beispiel täglich spazieren zu gehen. In einer ähnlichen Studie wurde herausgefunden, dass Probanden, die 3000 Meter pro Tag spazieren gehen, gegenüber den Probanden, die 400 Metern pro Tag spazieren gehen, ein um die Hälfte kleineres Alzheimer-Risiko haben.

Eine weitere Studie zeigt erstaunliche Ergebnisse: Das Institut für Sport- und Bewegungswissenschaften der Universität Stuttgart hat einen Vergleich durchgeführt zwischen zwanzig Mönchen und Nonnen, die im Durchschnitt 78 Jahre alt waren, und einer ähnlich strukturierten Gruppe von zwanzig Männern und Frauen, die durchschnittlich 76 Jahre alt waren. Dabei wurde sichergestellt, dass beide Gruppen einen ähnlichen Bildungsstand hatten.[57]

Mönche und Nonnen verbringen einen großen Teil ihres Lebens hinter Klostermauern, verbrauchen aber tagtäglich 80 Prozent mehr Energie als durchschnittliche Männer und Frauen. Das macht wahrscheinlich das strenge Klosterleben, in dem bereits um 4.30 Uhr der Wecker klingelt, der erste Gang zum Gebet in die Kirche wartet und im Anschluss viele interne Arbeiten verrichtet werden müssen: Der Garten muss in Ordnung gehalten werden, viele Klöster führen eine eigene Landwirtschaft, das Kloster selbst muss gepflegt werden. Einer der an der Studie beteiligten Mönche legte am Tag 8481 Schritte zurück, das entspricht fünf Kilometern. So ist es nicht erstaunlich, dass bei den Tests, die mit beiden Gruppen durchgeführt wurden, die Klosterbewohner sehr viel besser abschnitten: Sie konnten die gestellten Aufgaben – ein 92-jähriger Mönch kam bei diesen Tests zum ersten Mal mit einem Computer in Berührung – sehr viel präziser lösen.

Dabei handelte es sich um Aufgaben, die mit zunehmendem Alter immer schwerer zu bewältigen sind.

Fraglich ist allerdings, warum trotz Bewegung das Alzheimer-Risiko nicht ganz eliminiert werden kann. Das hat sehr einfache Ursachen: Die Zellen, die durch die vermehrte Bewegung entstehen, müssen auch »mit Leben gefüllt«, stimuliert werden. Bewegung allein reicht nicht aus, um Alzheimer zu bekämpfen, mindestens genauso wichtig sind dafür die geistige Herausforderung und die richtige Ernährung. Es ist allerdings durchaus möglich, dass sich das Risiko annähernd auf null reduzieren ließe, wenn man alle anderen Faktoren einhielte und ihm nur noch die Bewegung fehlte.

Wie gezielte Bewegung und Muskeltraining das Gehirn schützen (Myoreflextherapie)

Warum können bestimmte körperliche Aktivitäten und entsprechendes Muskeltraining das Nervensystem nähren und das Gehirn fit halten? Das liegt daran, dass das neuromuskuläre System, das Bindegewebe und die Faszien, das Gehirn, der Stoffwechsel und seine Organe, das Immunsystem und der Darm untrennbar innerhalb eines Supersystems verwoben sind. Dabei sind mehrdimensionale Prinzipien der Selbstregulation und Synchronisation für das Leben des Organismus entscheidend.

Muskeln, Nervenzellen, Gliazellen, Bindegewebe, Faszien und Knochen können isoliert nur unzureichend verstanden werden. Denn Muskeln sind physiologische Hormondrüsen und die Signal- und Botenstoffe der Muskeln – sogenannte Myokine – dienen der Kommunikation zwischen allen Organen. Sie schützen vor nahezu jeder Erkrankung!

In den Sichtweisen der chinesischen, der tibetischen Medizin und des Ayurveda spielten die Muskeln schon immer eine Schlüsselrolle.

Ihnen werden in diesen Traditionen entscheidende Stoffwechselfunktionen zugeschrieben. Muskeln sind vor dem Hintergrund maßgeblich für das Gleichgewicht des Energiestoffwechsels sowie des Zucker- und Insulinsystems, für die Funktion des Immunsystems und die hormonelle Balance.

Das Erfahrungswissen dieser medizinischen Heilsysteme inspirierte die Entwicklung der »Myoreflextherapie durch Dr. med. Kurt Mosetter«. Hier werden die neuromuskulären Verschaltungsmuster, die Muskeln als Träger-, Handlungs- und Ausdrucksorgansystem als mehrdimensionales, zentrales Organ verstanden und entsprechend behandelt. So setzen Muskelvorläuferzellen die Entwicklung des Nervensystems in Gang, muskuläre Funktionen signalisieren aussprossenden Nerven den Weg und leiten über ureigene Botenstoffe lebenswichtige Kopplungs- und Interaktionsvorgänge ein.

Die Myoreflextherapie

Die Therapie- und Übungsmethode der Myoreflextherapie entwickelte sich aus unterschiedlichen Wissensbereichen. In ihr sind die Erfahrungen und Einsichten altbewährter Heilkulturen integriert ebenso wie Ergebnisse der modernen Physik und der aktuellen Hochschulmedizin. Die Grundlagen der Myoreflextherapie sind:

- die Anatomie und das Muskelsystem des Menschen,
- die Physik und die Biomechanik des Bewegungsapparates,
- Neurophysiologie und Neuropsychologie,
- psychologische Medizin und Psychotraumatologie,
- die Phänomenologie und Erfahrungsmedizin des östlichen Kulturkreises mit der Traditionellen Chinesischen Medizin (TCM) und dem Akupunktursystem,
- die Orthopädie mit der manuellen Medizin,
- die Osteopathie,
- physiotherapeutische Verfahren und
- die Neuraltherapie.

Bei dieser Methode geht es in erster Linie um die Auflösung einer zu hohen inneren Spannung im Muskel beziehungsweise im Muskel-Nerven-System und damit um Entspannung und Entstressung. Sie kann nur von einem erfahrenen Therapeuten angewandt werden.

Mit KiD-Übungen (Kraftentfaltungen in Dehnungspositionen) hingegen ist es auf einfache Art möglich, das eigene körperliche und seelische Befinden zu verbessern und selbstständig im Gleichgewicht zu halten. Die Basis dieser Übungsmethode (Beispiele finden Sie ab Seite 205ff.) ist die neuromuskuläre Selbstregulation. Kräftigung und Dehnung werden bei den KiD-Übungen in idealer Weise gleichwertig miteinander verbunden.

Die Forschungsergebnisse und Veröffentlichungen um die sogenannten Myokine, die Botenstoffe aus der Innenwelt der Muskeln, leiten einen Paradigmenwechsel in der Medizin ein. Die Beweise und Daten sind offensichtlich: Das Muskelsystem ist zum einen ein hormonproduzierendes Organsystem und spielt zudem eine Schlüsselrolle im Zucker- und Energiestoffwechsel. Eine große Familie bekannter Zytokine wie die Interleukine, die Interferone oder der Neurokine wird von und in den Muskeln hergestellt. So kann eine ganze Gruppe von Myokinen beispielsweise das Tumorwachstum und mögliche Mechanismen der Metastasierung bei Krebs hemmen! Zudem verfügen einige von ihnen über das Potenzial, das Erbgut (DNA) zu schützen.

Wirkung der »konzertierten Maßnahmen«

Im Zusammenspiel haben intelligente Ernährung, Myokine, Training und KiD-Übungen folgenden Effekt:

- Sie schützen und entlasten die Leber,
- nähren und pflegen das Gehirn, fördern Gedächtnisleistungen,
- stärken das Immunsystem,
- wirken antientzündlich,

- hemmen Krebszellen,
- fördern den Knochenaufbau,
- regulieren den Fettstoffwechsel, senken Fettwerte,
- entlasten die Bauchspeicheldrüse,
- ökonomisieren den Zuckerstoffwechsel und
- wirken stark als körpereigene Schmerzmittel.

Speziell für die Regeneration der Nervenzellen, für die Regulation ihres Funktionierens, des Wachstums und des Überlebens spielen sogenannte neurotrophe Zytokine und Wachstumsfaktoren eine Schlüsselrolle. Diese Neurokine werden nicht nur im Gehirn, sondern interessanterweise auch in den Muskeln synthetisiert. Ein besonders gut beforschtes Zytokin ist dabei der BDNF (Brain-Derived Neurotrophic Factor), der auf die Neuroplastizität und die Neurogenese im Gehirn einwirkt. Im Inneren der Muskelzellen produziertes IGF-1 (Insulin-Like Growth Factor 1) bewirkt neuroregenerative Aktivitäten im Gehirn und löst Muskelwachstum aus. Das Miteinander mehrerer Myokine ökonomisiert den Fettstoffwechsel und verbessert die Stoffwechselvorgänge in Leberzellen und im Pankreas. Unterschiedliche Myokine sind mit unterschiedlichen muskulären Aktivitäten verbunden. Dabei wirkt ein ausgewogenes und genau gesteuertes Muskeltraining besser als jede Medizin. Wir haben auf den folgenden Seiten einige Erfolg versprechende Vorschläge zusammengestellt.

Das Wichtigste: Die Bewegung beziehungsweise der Sport soll Spaß machen, denn sonst wird es auch sehr schnell beim guten Willen bleiben, und das Vorhaben wird an den Nagel gehängt. Außerdem sind Sportarten, bei denen die Ausdauer gefördert wird, besser. Zusätzlich schonen sie die Gelenke. Ideal sind 30 bis 60 Minuten Bewegung täglich an vier bis sechs Tagen pro Woche.

Bei der FINGER-Studie,[58] die sich an die internationalen Leitlinien des American College of Sports Medicine und der American Heart Association hielt, hat man sich hingegen ehrgeizigere Ziele gesetzt: Hier wurden sowohl Muskelaufbau- und Erhaltungstrainings eingesetzt als auch aerobe Ausdauertrainingseinheiten (also Sportarten, bei denen man nicht aus der Puste kommt). Man ging bei der Konzeption dieser mindestens dreißigminütigen Trainings davon aus, dass die besten Ergebnisse zur Stärkung der Geisteskraft dann erzielt werden können, wenn sich Krafttrainings (Muskelaufbau- und Erhaltungstrainings) mit Ausdauertrainings, bei denen sich die Teilnehmer noch miteinander unterhalten konnten, abwechseln und ergänzen. Teilnehmer dieser Studie haben über einen Zeitraum von etwa sechs Monaten mit nicht allzu schweren Gewichten Übungen mit vielen Wiederholungen durchgeführt, sodass nicht nur die Muskeln aufgebaut und gestärkt wurden, sondern auch das Herz-Kreislauf-System aktiviert wurde. Anfangs wurden diese Übungen an ein bis zwei Tagen pro Woche für 30 bis 45 Minuten durchgeführt, im zunehmenden Trainingsgrad wurde die Frequenz auf einstündige Einheiten an zwei bis drei Tagen pro Woche gesteigert. Um die Ausdauer zu stärken, wurde Nordic Walking oder Wassergymnastik angeboten.

Die FINGER-Studie

Insgesamt 1260 Frauen und Männer zwischen 60 und 77 Jahren sind an sechs finnischen Zentren in die FINGER-Studie (**Fin**nish **Ger**iatric Intervention Study to Prevent Cognitive Impairment and Disability) aufgenommen worden. Einschlusskriterium war ein erhöhtes Demenzrisiko, ermittelt durch den CAIDE (Cardiovascular Risk Factors, Aging and Dementia) Dementia Risk Score (mindestens 6 von 15 Punkten). Außerdem durften die Studienteilnehmer in Kognitionstests – ihrem Alter entsprechend – maximal durchschnittliche oder leicht unterdurchschnittliche Leistungen zeigen. Durch diese Auswahl wollte man der realen Risikogruppe in der älteren Allgemeinbevölkerung so nah wie möglich kommen.

Zu Beginn der zweijährigen Studienperiode wurden alle Teilnehmer über gesunde Ernährung informiert sowie darüber, wie sie mittels körperlicher, kognitiver und sozialer Aktivitäten vaskulären Risiken und anderen Erkrankungen vorbeugen können. Die Studienteilnehmer wurden in zwei Gruppen randomisiert. Die Interventionsgruppe folgte – anders als die Kontrollgruppe – einem aus vier Modulen bestehenden Programm. Dies enthielt zum einen eine umfassende Ernährungsberatung in drei Einzel- und sieben bis neun Gruppensitzungen. Dabei wurde den Teilnehmern unter anderem empfohlen, viel Obst, Gemüse, Vollkornprodukte, fettarme Milch- und Fleischprodukte sowie wenig Zucker zu essen. Außerdem sollten sie mindestens zwei Portionen Fisch pro Woche zu sich nehmen und statt Butter Pflanzenmargarine oder Rapsöl verwenden.

Darüber hinaus folgten sie einem Fitnessprogramm, bestehend aus einem individuell angepassten Muskeltraining (ein- bis dreimal pro Woche) und Aerobicübungen (zwei- bis fünfmal pro Woche).

Im dritten Modul wurden die kognitiven Fähigkeiten der Probanden trainiert. Insgesamt zehnmal trafen sich die Teilnehmer hierfür zu Gruppensitzungen unter der Leitung eines Psychologen. Zusätzlich sollten sie dreimal die Woche für 10 bis 15 Minuten mit einem speziell für die Studie entwickelten Computerprogramm trainieren.

Das vierte Modul bestand schließlich aus der regelmäßigen Überprüfung metabolischer und kardiovaskulärer Risikofaktoren wie Blutdruck, Gewicht und Body-Mass-Index (BMI) sowie kontinuierlichen Blutuntersuchungen.

Fazit: Noch nie zuvor war es überhaupt gelungen, Effekte in einem so frühen Demenzstadium nachzuweisen. Die Autoren um Tiia Ngandu sehen darin großes Potenzial: »Diese kleinen Veränderungen implizieren große Effekte«, schreiben sie. »Wenn die positiven Effekte auf die Kognition aus der FINGER-Studie nur zu kleinen Verzögerungen beim Auftreten von Demenz und der Alzheimer-Krankheit führen, könnte dies bedeutende Effekte auf individueller und gesellschaftlicher Ebene nach sich ziehen.«[59]

Selbst bei Bewegungshungrigen, die ihr ganzes Leben lang Sport getrieben haben, können sich im gehobenen Alter noch neue Aspekte auftun: Sie können zum Beispiel wetterunabhängig bei einem Spinningkurs im Fitnessstudio trainieren und dabei auf einem fest installierten Rad fahren, ohne dabei im Winter den eisigen Wind im Gesicht zu haben. Beliebt bei Senioren ist auch das Nordic Walking. Richtig angeleitet, bietet diese Sportart beste Voraussetzungen, um Herz-Kreislauf-System und Ausdauer zu trainieren. Aber auch Gymnastik wie zum Beispiel Yoga, Schwimmen im Sommer im Freien und im Winter im Hallenbad oder Tanzen mit einer Gruppe Gleichgesinnter macht vielen alten Menschen sehr viel Spaß. Solange die Bedingungen dafür stimmen, kann mit siebzig immer noch fast jeder Ausdauersport durchgeführt werden.

Die Reautomatisierung des Gehens

Viele Alzheimer-Kranke leiden an Gangstörungen (siehe Seite 46): Da der natürliche Diagonalgang nicht mehr möglich ist, gehen Betroffene in den sogenannten Passgang über, wodurch sich das Gleichgewicht verschiebt und das Gehen immer schwerer fällt. Wenn dann auch noch gleichzeitig zum Gehen eine weitere Aktivität hinzukommen soll, ist der Patient schlichtweg überfordert. Dies hat nicht selten zur Folge, dass Demente stürzen und sich zusätzlich verletzen.

Dem kann man durch eine Reautomatisierung des Gehens entgegenwirken. Besonders wirksam zeigen sich dabei Ansätze, die rhythmische Bewegungen mit Kraft-, Gleichgewichts- und Koordinationskomponenten verbinden wie zum Beispiel Tai-Chi und die sogenannte Jaques-Dalcroze-Rhythmik:

- **Tai-Chi,** das »Schattenboxen«, ist ein fester Bestandteil der Gesundheitspflege in der TCM. Dabei werden mit den Armen speziell einstudierte und in Form und Ablauf präzise definierte langsame Bewegungen durchgeführt. Gleichzeitig erfolgen bewusst gesteuerte Gewichtsverlagerungen in den stets leicht gebeugten Beinen. Nach und nach werden die Bewegungsabfolgen der Arme immer komplizierter, während sich der anfangs breite Stand weiter schmälert. Um diese Übungen durchführen zu können, bedarf es Konzentration, Kraft, eines motorischen Gedächtnisses, um sich die Abfolgen einprägen zu können, und nicht zuletzt auch des Gleichgewichts. So ist es nicht erstaunlich, dass bei einer amerikanischen Studie mit 200 zu Hause wohnenden Senioren mit einem Durchschnittsalter von 76 Jahren, die Tai-Chi einmal pro Woche über fünfzehn Wochen hinweg praktizierten, die Sturzgefahr um 47 Prozent auf fünf Stürze reduziert werden konnte.[60]

- Auch die **Jaques-Dalcroze-Rhythmik** zeigt enorme Erfolge. Bei dieser Methode bewegen sich die Teilnehmer rhythmisch zu improvisierter Klaviermusik. Dabei sind die Bewegungsabläufe nicht vorbestimmt oder einstudiert, sie bewegen sich frei im Raum, zum Beispiel nach folgenden Regeln: Werden nur die tiefen Töne mit der rechten Hand gespielt, bewegen sie nur die Beine. Wenn die hohen Töne mit der rechten Hand gespielt werden, müssen sie klatschen. Wird die Klaviermelodie mit beiden Händen mehrstimmig gespielt, müssen sie gleichzeitig im Takt der Musik gehen und klatschen. Hört die rechte Hand plötzlich auf zu spielen, gehen sie weiter, ohne gleichzeitig zu klatschen. Die Erfolge wurden unter anderem in einer Genfer Studie[61] gemessen: 134 zu Hause lebende Senioren mit einem Durchschnittsalter von 76 Jahren haben die Jaques-Dalcroze Rhythmik eine Stunde pro Woche während sechs Monaten regelmäßig durchgeführt. Diese Gruppe reduzierte die Sturzgefahr um 54 Prozent auf nur vier Stürze.

Den Einstieg finden

Wenn man allein schon damit beginnt, die technischen Hilfsmittel, die uns das heutige Leben so »erleichtern«, nicht in Anspruch zu nehmen, und zum Beispiel zu Fuß zum Briefkasten geht oder mit dem Fahrrad zum Einkaufen fährt, hat man einen ersten wichtigen Schritt getan. Vielleicht setzt man sich beim Fernsehen auch auf den Hometrainer oder zupft draußen im Garten eine Runde Unkraut. Bei vielen klappt es, indem sie zunächst einmal die Bewegung im Alltag steigern. Gehen kann schließlich jeder. Und wer dann irgendwann das berühmte 10 000-Schritte-Ziel erreicht und in seinen Alltag integriert hat, dem fällt es leichter, auf richtigen Sport umzusteigen. Lassen Sie es deshalb lieber entspannt angehen und bleiben Sie dann dabei. Denn wer die meiste Zeit seines Lebens eher ein Bewegungsmuffel war, tut sich nicht so leicht, von jetzt auf gleich intensiv Sport zu treiben.

Weil Sport manchen in einer Gruppe viel mehr Spaß macht, kann man sich auch Gleichgesinnte suchen: Immer mehr Vereine bieten Programme für Senioren an, und auch in Fitnessstudios können spezielle Trainingseinheiten gebucht werden. Zusätzlich haben diese organisierten Gruppen den Vorteil, dass Trainer mit den Sporttreibenden ein maßgeschneidertes Programm entwickeln, den Fortschritt regelmäßig überwachen und – falls nötig – Verbesserungsvorschläge machen können.

Fangen Sie an

- **Erst mal untersuchen lassen:** Vor dem Einstieg in die sportlichen Aktivitäten sollten sich vor allem ältere Menschen von ihrem Hausarzt untersuchen und beraten lassen: Welche Sportart empfiehlt der Arzt, wie hoch dürfen die körperlichen Belastungen sein? Bei Problemen wie hohem Blutdruck, einem ungünstigen Cholesterin- oder Fettstoffwechsel oder Übergewicht ist ein Besuch beim Arzt sogar absolut empfehlenswert, um eventuellen Schäden oder Fehltrainings vorzubeugen. Auch bei körperlichen Beschwerden wie Abnutzung der Gelenke ist die Konsultation des Arztes wichtig: Er kann nicht nur vor potenziellen Gefahren warnen, er wird auch wissen, welche Sportarten geeignet sind. Und nicht zuletzt: Wann immer möglich, sollten Aktivitäten im Freien stattfinden! Nicht nur wegen der besseren Luft, sondern auch, damit Vitamin D gebildet wird, das für den Hippocampus besonders wichtig ist!

- **Alles zählt:** Das optimale Training für Herz und Kreislauf, Muskulatur und Gehirn setzt sich aus einer Mischung von Kraft-, Ausdauer- und Beweglichkeitsübungen zusammen. Ideal ist auch, sich im Alltag so viel wie möglich zu bewegen: zum Beispiel kürzere Strecken mit dem Fahrrad statt mit dem Auto zurücklegen und lieber die Treppe statt den Lift nehmen.
- **Kleine Ziele bringen mehr:** Setzen Sie sich kleine Etappenziele. Wenn Sie zum Beispiel mit dem Radfahren beginnen, fangen Sie mit einer kurzen machbaren Tour an. Suchen Sie sich eine möglichst ebene bequeme Strecke und lassen Sie sich den Fahrtwind um die Nase wehen. Wenn Sie zu ehrgeizig beginnen, mündet das oft in Überforderung und Frust. Bei Bedarf können Sie sich auch einer Diabetes- oder Herzsportgruppe anschließen.
- **Drinnen geht auch:** Keine Ausreden mehr bei schlechtem Wetter – und wenn Sie lieber drinnen trainieren wollen, geht auch das: mit einem Hometrainer. Kleiner Tipp: Am besten funktioniert's mit einem spannenden Film oder einem guten (Hör-)Buch.

Das Training – praktische Anleitungen

Wir haben hier mehrere Sportarten aufgeführt, die leicht umzusetzen und in den Alltag zu integrieren sind und für die keine besonderen Kenntnisse notwendig sind. Man unterscheidet zwischen Ausdauersportarten und Krafttraining:

- **Ausdauersportarten** sind zum Beispiel Laufen, Wandern oder Schwimmen, bei denen der Herzkreislauf beansprucht wird. Hier trainiert man im aeroben Bereich, das heißt, die Muskeln werden mit ausreichend Sauerstoff versorgt, und man gerät wenig aus der Puste.
- Zum Aufbau der Muskelkraft dient das **Krafttraining**: Die Kraftausdauer, der Gleichgewichtssinn und das Rhythmusgefühl werden trainiert. In unseren Programmen werden mehrere Muskelgruppen gleichzeitig beansprucht, durch den Aufbau der Muskeln am gesamten Körper erlangt dieser mehr Stabilität und Beweglichkeit, man nimmt sozusagen »Haltung« an.

Die Kombination ist wichtig! Man sollte sich also eine Ausdauersportart aussuchen und durch ein Krafttraining unterstützen.

Richtig trainieren

Optimal ist das Stoffwechseltraining dann, wenn die gesamte benötigte Energie vollständig durch Verbrennung mit Sauerstoff erzeugt werden kann. Die richtige Intensität für Ihr Training beträgt 60 Prozent Ihrer maximalen Leistungsfähigkeit und wird durch einen bestimmten Herzfrequenzbereich markiert. Das ist die optimale Trainingsherzfrequenz. Diese schwankt immer um einen gewissen Wert und wird bestimmt durch den Ruhepuls und die maximale Herzfrequenz. Die maximale Herzfrequenz ist die Anzahl von Schlägen pro Minute, die Ihr Herz höchstens ausführen kann. Sie ist individuell unterschiedlich und abhängig vom Alter. Die Trainingsherzfrequenz wird nach folgender Formel errechnet:

Trainingsfrequenz = Ruhefrequenz + (maximale Frequenz – Ruhefrequenz) x 0,6 ± 5 Schläge/Minute

Sollten Sie Ihre maximale Herzfrequenz nicht kennen, können Sie Ihren optimalen Trainingspuls auch mittels Ruhepuls und Alter bestimmen, indem man für die maximale Frequenz in obiger Formel 220 minus Alter (Jahre) einsetzt.

Noch einfacher zu merken: Solange Sie neben dem Gehen, Walken oder Laufen noch fünfzehn Wörter hintereinander sauber und zusammenhängend aussprechen können, ohne zu keuchen, sind Sie im aeroben Bereich unterwegs.

Versuchen Sie immer, mit Ihrer optimalen Trainingsherzfrequenz zu trainieren. Besonders Anfänger übernehmen sich leicht und trainieren mit einem zu hohen Puls. Erschöpfung, Muskelschmerzen und vor allem Frust sind häufig die Folge, was einem die Lust am Weitermachen verleidet. Gehen Sie stattdessen wie folgt vor:

- **Trainieren Sie mäßig, aber regelmäßig.** Ausdauertraining ist immer ein Prozess dynamischer Anpassung. Drei bis vier Trainingseinheiten pro Woche sind optimal. Einsteiger erreichen aber auch schon mit ein- bis zweimal 10 Minuten pro Woche eine gute Wirkung.
- **Betreiben Sie nur einen minimalen Aufwand:** Ihr Training muss so einfach wie möglich machbar sein. Am besten findet es in der Nähe Ihres Wohnorts statt. Dann sollten Sie Ihren Sport zu jeder Jahreszeit und morgens wie abends ausüben können.
- **Wie gesagt: Bleiben Sie dran!** Wenn das Training trotzdem einmal aus Zeit- oder Gesundheitsgründen ausfallen muss, ist das nicht tragisch. Machen Sie einfach weiter.

»(Zehn)tausend Schritte sollst du gehen«

Die einfachste Form der Bewegung, weil uns naturgegeben, ist das Gehen oder noch besser von das Wandern.

Durch die Kombination von Bewegung und dem Aufenthalt im Grünen fördert Wandern nachweislich die Gesundheit. Wie positiv es sich auswirkt, wird besonders nach einem mehrwöchigen Wanderurlaub sichtbar: Untrainierte Körper stellen sich innerhalb weniger Tage auf die Belastung ein, und schon nach zwei bis drei Wochen kann man lange Fußmärsche von 20 bis 30 Kilometern im Flachen gehen. Wer regelmäßig wandert, steigert seine Kraft und Ausdauer. Durch den Wechsel von Bewegung und Ruhepausen wirkt diese Art des Umherstreifens befreiend, erlösend und harmonisierend.

Wer jeden Tag 10 000 Schritte geht, ist gesundheitlich und was die Alzheimer-Prophylaxe angeht im absolut grünen Bereich. Schon der Weg zur Arbeit und zurück kann dazu genutzt werden. So bessern Sie Ihr Schrittkonto auf:

- Walken Sie von der Bushaltestelle beziehungsweise dem Parkplatz zu Ihrer Arbeitsstätte oder zum Einkaufen.
- Fahren Sie mit dem Fahrrad zur Arbeit. Sollten Sie auf Bus, Bahn oder Auto angewiesen sein, weil die Strecke zu weit ist, steigen Sie eine Station früher aus oder parken Sie ein Stück weiter entfernt und legen Sie den Rest des Weges zu Fuß zurück.
- Auch im normalen Alltag ergeben sich immer wieder Gelegenheiten für Erledigungen zu Fuß oder zum Treppensteigen. Die Rolltreppe oder den Aufzug lassen Sie dabei links liegen.
- Das Büro ist eine Bewegungsfalle, aber auch hier können Sie etwas für sich tun: Stehen Sie häufiger mal auf und laufen Sie herum. Anlässe gibt es genug: Rufen Sie Ihre Kollegen nicht an, sondern gehen Sie hinüber ins andere Büro. Holen Sie sich Ihren Kaffee eine Etage tiefer und benutzen Sie nur den Kopierer am Ende des Flurs und nicht den vor Ihrer Bürotür.
- Laufen Sie einfach drei Minuten auf der Stelle. Platz dafür ist überall. Treten Sie erst einmal eine Minute auf der Stelle und lassen Sie Ihre Arme dabei mitschwingen. Mit der zweiten Minute steigern Sie das Bewegungstempo. In der dritten Minute laufen Sie langsam aus.
- Nach Feierabend geht's rein in die Laufschuhe und noch mal vor die Tür! Schon ein zügiger Spaziergang von 30 Minuten bringt Sie 2,5 Kilometer voran.

- Ein Schrittzähler ist optimal, um mitzuzählen. Wenn man nicht genau die Kilometer im Kopf hat, die man am Tag zurückgelegt hat, lässt sich die Anzahl der Schritte so optimal ermitteln.

Wichtig vor und nach dem Training: Dehnen

Auch wer sich zur Gesunderhaltung oder als Freizeitspaß bewegt oder trainiert, sollte sich vorher aufwärmen und dehnen. Denn dass sich die Muskeln richtig an- und wieder entspannen, kann nur funktionieren, solange sie immer wieder ihre ursprüngliche Länge einnehmen können. Durch Laufen beispielsweise verkürzt sich die Muskulatur, und der Zug auf die Bänder und die Sehnen erhöht sich.

Wenn Sie sich vor dem Walken oder Laufen gut dehnen, steigern Sie Ihre Muskeldurchblutung, verbessern Sie Ihre Beweglichkeit, wodurch Ihre Schritte länger und dynamischer werden, und Sie erholen sich nach dem Training schneller (ideal dazu sind die bereits erwähnten KiD-Übungen, von denen Sie im Anschluss eine kleine Auswahl finden):

- Dehnen Sie erst nach kurzem Aufwärmen (5 Minuten locker auf der Stelle traben).
- Dehnen Sie sich auch nach dem Training.
- Halten Sie jede Übung 20 bis 30 Sekunden, atmen Sie in Ihrem Rhythmus und führen Sie die Übungen möglichst genau aus.
- Dehnen Sie immer ruhig und nicht ruckartig. Sie sollten nur eine leichte Spannung spüren, die nach einigen Sekunden nachlässt.
- Schütteln Sie Ihre Gelenke zwischen den Übungen 5 Sekunden locker aus.
- Konzentrieren Sie sich auf den Muskel, den Sie gerade dehnen.

KiD-Übungen (Auswahl)

Übung 1

1. Nehmen Sie eine stabile und aufrechte Ausgangsstellung im Stehen ein. Die Beine stehen dabei hüftbreit auseinander. Sie können sich zum Üben auch aufrecht auf einen Hocker setzen.
2. Strecken Sie beide Arme nach vorn aus. Drehen Sie die Handinnenfläche der rechten Hand von sich weg. Ziehen Sie nun diese Hand mit den Fingerspitzen der linken Hand zurück, bis Sie eine deutliche Dehnung in Ihrem rechten Innenarm spüren. Der Ellenbogen des gedehnten Armes sollte dabei durchgedrückt sein. Die Finger des gedehnten Armes drücken in die andere Hand. Achten Sie bei dieser Übung darauf, dass Sie die Schultern nicht hochziehen. Halten Sie die Dehnung einige Atemzüge lang.
3. Wiederholen Sie die Übung mit dem linken Arm.

Übung 2

1. Strecken Sie nun beide Arme nach vorn aus. Knicken Sie das Handgelenk der rechten Hand nach unten ab; die Handinnenfläche zeigt dabei nach innen. Ziehen Sie nun diese Hand mit den Fingerspitzen der linken Hand zurück, sodass Sie eine deutliche Dehnung in Ihrem rechten Außenarm und im Handrücken spüren. Der Ellenbogen des gedehnten Armes sollte dabei durchgedrückt sein. Die Finger des gedehnten Armes drücken nun in die andere Hand. Achten Sie darauf, dass Ihre Schultern entspannt bleiben. Halten Sie die Dehnung einige Atemzüge lang.
2. Wiederholen Sie die Übung mit dem linken Arm.

Übung 3

1. Die Beine stehen hüftbreit auseinander, die Knie sind leicht gebeugt. Die Arme hängen locker an den Seiten, die Schultern sind entspannt. Schieben Sie nun Ihr Becken leicht nach vorn oben und kneifen Sie die Pobacken zusammen. Lehnen Sie sich mit dem Oberkörper langsam und vorsichtig nach hinten. Der Kopf geht dabei in der Bewegung mit. Atmen Sie in Ihrem Rhythmus ein und aus. Halten Sie diese Stellung für einige Atemzüge.
2. Legen Sie den Kopf in den Nacken und führen Sie dann Ihr Kinn gleichzeitig in Richtung Brustbein, sodass ein Doppelkinn entsteht. Führen Sie Ihre Arme gestreckt seitlich nach oben. Strecken Sie Ihre Finger, drehen Sie Ihre Daumen zur Mitte und die Arme nach außen, sodass sich der Brustkorb öffnen kann. Achten Sie darauf, dass Sie die Schultern locker lassen. Schultern und Oberarme sollten nach hinten fallen. So bleibt der Schulter-Nacken-Bereich entspannt.
3. Achten Sie darauf, dass Sie diese Übung langsam und vorsichtig abschließen. Führen Sie die Arme seitlich herunter und gehen Sie leicht in die Knie. Richten Sie nun Ihren Oberkörper wieder auf. Gehen Sie dann zurück in die stabile Ausgangsstellung und verweilen noch für einige Atemzüge so.

Übung 4

1. Nehmen Sie eine stabile Ausgangsstellung im Stehen ein. Die Beine sollten dabei hüftbreit auseinanderstehen. Heben Sie nun seitlich Ihre Arme und halten Sie diese ausgestreckt über dem Kopf. Die Finger zeigen nach oben.
2. Beugen Sie Ihren Oberkörper nun nach rechts. In Ihrer linken Körperseite spüren Sie dabei leicht die Dehnung. Bewegen Sie sich an-

schließend leicht hin und her; neigen Sie den Oberkörper abwechselnd mit kleinen wippenden Bewegungen nach rechts und dann nach links. Bleiben Sie für einige Atemzüge in der Seitbeugung.
3. Wiederholen Sie die Übung zur anderen Seite.
4. Achten Sie darauf, dass Sie diese Übung langsam und vorsichtig abschließen. Führen Sie die Arme seitlich herunter. Gehen Sie dann zurück in die stabile Ausgangsstellung und verweilen Sie noch für einige Atemzüge so.

Übung 5

1. Die Beine stehen hüftbreit auseinander. Die Knie sind durchgestreckt. Stützen Sie Ihre Hände an den Hüften auf.
2. Beugen Sie den Oberkörper nach vorn. Versuchen Sie, den Boden vor den Füßen mit den Fingern oder Händen zu erreichen.
3. Lösen Sie die Stellung langsam wieder auf. Richten Sie Ihre Wirbelsäule von unten her – Wirbel für Wirbel – wieder auf.

Übung 6

1. Die Beine stehen hüftbreit auseinander. Nehmen Sie eventuell einen Stuhl zu Hilfe, damit Sie besser das Gleichgewicht halten können.
2. Stellen Sie sich auf ein Bein. Führen Sie das andere Bein nach hinten in Richtung Gesäß. Versuchen Sie mit der Hand derselben Seite, das Spielbein am Fußrücken zu halten und in Richtung Gesäß zu ziehen. Das Knie des gehaltenen Beins sollte nicht zu sehr nach außen ausweichen. Im Idealfall berühren sich die beiden Kniegelenke. Schieben Sie das Becken leicht nach vorn. Richten Sie Ihre gesamte Wirbelsäule auf. Heben Sie das Brustbein nach vorn oben

an. Der Kopf sollte bei dieser Übung in gerader Fortsetzung zur Wirbelsäule gehalten werden.
3. Wiederholen Sie die Übung zur anderen Seite.

Ausdauersportarten

Um die Fettverbrennung in den Mitochondrien zu optimieren, haben sich insbesondere langsame Läufe (auch gezieltes Gehen oder Walken zählen dazu) vor dem Frühstück oder am späten Nachmittag nach längerer Essenspause (sogenannte Nüchternläufe) als äußerst wirkungsvoll erwiesen. Noch auf die nächtliche oder nachmittägliche Fastenphase eingestellt erlernen die Mitochondrien schon nach kurzer Zeit, Fette als Energieträger zu verstoffwechseln, ohne dass der Körper mit Laktat belastet wird. Diese Anforderung fordert vom Körper eine Stoffwechselanpassung: Der Organismus lernt mit der Zeit, gezielt und sparsam auf verschiedene Energieträger wie Fette zurückzugreifen, und wird vom Energieträger Glukose unabhängiger.

Auf den nächsten Seiten haben wir Ihnen drei einfache Programme in Form von Minimaltrainings zusammengestellt, die auch für Einsteiger oder nach längerer Sportabstinenz leicht zu meistern sind und die aufeinander aufbauen:

- **Gehen** als Einstieg nach langer Abstinenz oder bei angegriffenen Gelenken,
- **Walken** als weiterführendes Programm,
- **Laufen** für bereits Geübte, die ihren Fitnessfaktor steigern wollen und die keine Probleme mit den Gelenken haben.

Für jedes Programm benötigen Sie nur einen geringen Zeiteinsatz bei maximalem Gewinn für Ihre Gesundheit. Das Training können Sie nach Belieben und Trainingszustand im Fünf-Wochen-Rhythmus steigern. Und an »Equipment« brauchen Sie nur Folgendes:

- **Laufschuhe** in guter Qualität. Hier sollte man sich auf jeden Fall ausführlich beraten lassen, es gibt in vielen Läden mittlerweile die Möglichkeit, die Schuhe auf einem Laufband vorab zu testen.
- Wetterangepasste **Kleidung**.
- Beim Walken: **Stöcke** aus dem Fachhandel.
- Eventuell eine **Pulsuhr**, mit deren Hilfe sichergestellt werden kann, dass man im aeroben Bereich trainiert.
- Wenn Sie wollen: **Apps** mit den richtigen Trainingsprogrammen, Aufzeichnungen, Musik, Motivation.

Tipps für Einsteiger

- Wichtig ist auf jeden Fall, das Lauf- durch **Krafttraining** zu ergänzen, da sonst die Beinmuskulatur übermäßig beansprucht wird. Dehnen ist hier besonders wichtig.
- Die besten **Trainingszeiten** sind morgens vor dem Frühstück oder am späten Nachmittag ab 16.00 Uhr beziehungsweise eine Stunde vor dem Abendessen. In den nachfolgenden Anleitungen können Sie die Angabe »vor dem Frühstück« auch durch die Angabe »ab 16.00 Uhr/vor dem Abendessen« ersetzen. Gehen, walken oder laufen Sie je nach Ihrem Programm zwei- bis dreimal pro Woche.

Die folgenden drei Trainingspakete sind so gestaltet, dass Sie beim Gehen oder Laufen immer wieder »2 Minuten langsames Gehen« dazwischenschalten.

Jeweils direkt im Anschluss an diese Zwischenminuten empfehlen wir, fünf Dehnübungen durchzuführen. Beim Laufen kann es leicht passieren, dass man den Brustraum und die Gegend des Zwerchfells verschließt sowie die Arme und Schultern verspannt. Diese Übungen wirken solchen Haltungsmustern entgegen.

Gehtraining für Einsteiger

- **1. Woche:** 45 Minuten vor dem Frühstück nüchtern bleiben. So lernen Sie allmählich wieder, Hunger und Appetit bewusst zu erfahren.
- **2. Woche:** 60 Minuten vor dem Frühstück nüchtern bleiben und während dieser Zeit 15 Minuten zügig gehen.
- **3. Woche:** 60 Minuten vor dem Frühstück nüchtern bleiben und 25 Minuten zügig gehen; dabei nach 15 Minuten 2 Minuten langsam gehen und dann wieder zügig loslegen.
- **4. Woche:** 60 Minuten vor dem Frühstück nüchtern bleiben und 35 Minuten zügig gehen; dabei nach 25 Minuten 2 Minuten langsam gehen und dann wieder zügig weitermachen.
- **5. Woche:** 60 Minuten vor dem Frühstück nüchtern bleiben und 45 Minuten zügig gehen.
- **6. Woche:** Jetzt können Sie auf das Walkingprogramm umsteigen.

Leichtes Walkingprogramm

Der rechte Stock hat beim Walken immer Bodenberührung, wenn die linke Ferse aufsetzt, der linke Stock, wenn die rechte Ferse aufsetzt. Die Stöcke werden nah am Körper geführt. Die Schultern sollten stets locker und entspannt sein. Die Stöcke werden schräg nach hinten eingesetzt; der linke Stock auf der Höhe der abrollenden linken Schuhspitze und der rechte Stock entsprechend auf Höhe der rechten Schuhspitze.

Machen Sie nicht zu lange Schritte und rollen Sie Ihre Füße gut ab. Schwingen Sie die Arme weit und halten Sie sie möglichst gerade. Arbeiten Sie mit den Armen bewusst nach hinten. Dabei sollten Sie mit Ihren Händen immer hinter Ihre Hüfte kommen. So wird die Rückenmuskulatur gut gestärkt. Die Hände werden unmittelbar nach dem

Stockeinsatz geöffnet. Während der Schubphase werden die Finger maximal abgespreizt. Steigern Sie sich wie folgt:

- **1. und 2. Woche:** 60 Minuten vor dem Frühstück nüchtern bleiben und 15 Minuten walken.
- **3. Woche:** 60 Minuten vor dem Frühstück nüchtern bleiben und 25 Minuten walken; dabei nach 15 Minuten 2 Minuten gehen und dann wieder walken.
- **4. Woche:** 60 Minuten vor dem Frühstück nüchtern bleiben und 35 Minuten walken; dabei nach 25 Minuten 2 Minuten gehen und dann wieder walken.
- **5. Woche:** 60 Minuten vor dem Frühstück nüchtern bleiben und 45 Minuten walken.

Leichtes Lauftraining

Mit dieser Form des Nüchternlaufs lernt Ihr Stoffwechsel am effizientesten:

- **1. Woche:** 45 Minuten vor dem Frühstück nüchtern bleiben. So lernen Sie wieder, Hunger und Appetit bewusst zu erfahren.
- **2. Woche:** 60 Minuten vor dem Frühstück nüchtern bleiben und 15 Minuten leicht gehen, walken oder laufen.
- **3. Woche:** 60 Minuten vor dem Frühstück nüchtern bleiben und 25 Minuten leicht gehen, walken oder laufen; dabei nach 15 Minuten 2 Minuten gehen und dann wieder laufen.
- **4. Woche:** 60 Minuten vor dem Frühstück nüchtern bleiben und 35 Minuten leicht gehen, walken oder laufen; dabei nach 25 Minuten 2 Minuten gehen und dann wieder laufen.
- **5. Woche:** 60 Minuten vor dem Frühstück nüchtern bleiben und 45 Minuten leicht laufen.
- **6. Woche:** Ab jetzt genügt ein Nüchternlauf pro Woche, damit Ihr Stoffwechsel das Erlernte beibehält!

Schwimmen

Schwimmen ist eine der gesündesten Sportarten überhaupt. Das ideale Ganzkörpertraining eignet sich auch bei Übergewicht und Gelenkbeschwerden. Außerdem wirkt Schwimmen entspannend.

Schwimmen kann man drinnen und draußen: im Sommer im Freibad oder beispielsweise in einem See, falls Sie die Gelegenheit dazu haben. Und beim Urlaub am Meer ist der »Auftrieb« im Salzwasser sogar noch größer … Hallenbäder haben winters wie sommers größtenteils bereits Schwimmerbahnen eingerichtet, wo man ungestört seine Bahnen ziehen kann. Viele Bäder bieten außerdem Seniorenschwimmkurse an.

Schwimmen ist ideal für Menschen, die gern allein oder zu zweit trainieren. Jede Bewegung im Wasser muss gegen einen Widerstand ausgeführt werden. Das erfordert einen hohen Körpereinsatz und führt damit zu einem höheren Energieumsatz.

Schwimmen trainiert Ausdauer und Muskeln im gesamten Körper, vor allem Arm- und Schultermuskulatur. Es entlastet Wirbelsäule und Gelenke. Der Auftrieb schont die Gelenke, und der Druck, den das Wasser auf den Körper ausübt, drückt die Blutgefäße an der Hautoberfläche zusammen und drängt das Blut zurück in den Brustraum. Das Herz muss so mehr Blut pro Schlag transportieren. Ein längeres Training vergrößert das Herzvolumen und trainiert die Atemmuskulatur. Die Verletzungsgefahr ist äußerst gering.

Das brauchen Sie: Handtuch, Badehose oder Badeanzug. Ihre Augen können Sie mit einer passenden Schwimmbrille schützen, die gibt es auch für Kurz- und Weitsichtige. Bei Unsicherheit verwendet man sogenannte Schwimmnudeln oder kleine Surfbretter, die man im Fachhandel bekommt.

Tipps für Einsteiger

Ideal für Einsteiger ist Brustschwimmen. Rückenschwimmen ist optimal bei Rückenproblemen. Wer sich unsicher fühlt, kann die richtige Technik in einem Kurs lernen.

Einsteigertraining Schwimmen

- **1. Woche:** zweimal 5 Minuten schwimmen mit 1 Minute Pause. Zweimal 7 Minuten schwimmen mit 1 Minute Pause.
- **2. Woche:** einmal 5 Minuten schwimmen,1 Minute Pause. Steigern auf einmal 10 Minuten. 15 Minuten kontinuierlich schwimmen.
- **3. Woche:** zweimal 10 Minuten schwimmen mit 1 Minute Pause. Einmal 10 Minuten schwimmen,1 Minute Pause. Steigern auf einmal 15 Minuten.
- **4. Woche:** zweimal 12 Minuten schwimmen mit 1 Minute Pause. Zweimal 15 Minuten schwimmen mit 1 Minute Pause.
- **5. Woche:** einmal 20 Minuten schwimmen,1 Minute Pause. Abschließend einmal 10 Minuten. 25 Minuten kontinuierlich schwimmen.
- **6. Woche:** ab jetzt einmal 20 Minuten schwimmen,1 Minute Pause. Abschließend einmal 15 Minuten. Zweimal 20 Minuten schwimmen mit 1 Minute Pause.

Yoga – für mehr Beweglichkeit, nicht nur körperlich

Yoga ist auch für ältere Menschen optimal oder bei solchen, die bereits unter leichter Demenz leiden, da es die Beweglichkeit und Koordination schult, sanft Muskeln aufbaut, entstresst und über die bewusste Atemführung die Selbstwahrnehmung schult. Es gibt so gut wie keine gesundheitlichen Einschränkungen. Und mit bequemer Sportkleidung und einer Yoga-Matte können Sie im Prinzip überall trainieren.

Yoga lindert Stress und hilft – regelmäßig durchgeführt – beim Abnehmen. Sicher ist: Yoga verbessert die Fitness, macht den Körper beweglicher, stärkt Muskeln und Bänder. Wer regelmäßig Yoga macht oder meditiert, ist möglicherweise vor bestimmten geistigen Abbauprozessen besser geschützt. Wer entspannt ist, fühlt sich auch in seinem Körper wohler und kann mit möglichen Beschwerden besser umgehen.

Yoga: Tipps für Einsteiger

Es gibt eine Vielzahl von Yogaformen und -stilen. Ideal für Einsteiger ist das Hatha-Yoga. Hier stehen körperliche Übungen im Vordergrund. Oft werden Meditationsübungen integriert.

Yoga kann man in Yogaschulen lernen, aber auch viele Fitnessstudios, Sportvereine und Volkshochschulen bieten Kurse an. Nutzen Sie, wenn möglich, eine »Schnupperstunde«. Das Wichtigste ist, dass man sich in der Gruppe und mit dem Lehrer wohlfühlt und dass der Lehrer gut ausgebildet ist. Viele Krankenkassen unterstützen Yogakurse.

In gewisser Weise sind Yoga und Meditation regelrechte Gehirntrainings, die verschiedene Gehirnareale betreffen durch den tiefen Atem, die Bewegungen, Stellungen, Visualisierungen und Konzentration. Diese Übungskomponenten können dem Gehirn dabei helfen, neue Verbindungen zu bilden und sich von Schädigungen zu erholen. Doch Yoga wirkt auf vielen verschiedenen Ebenen, wie zahlreiche Studien belegen, die hier nur stichwortartig angeführt werden sollen:

- **Stress:** Yoga wirkt deutlich gegen Aggressionen, Depressionen und Anspannung, aber positiv auf die Vitalität (University of California, Los Angeles).
- **Schlafqualität:** Die Gruppe, die Yoga praktizierte, konnte deutlich besser schlafen als die Gruppe, die an einer Schlafberatung teilgenommen hatte (Harvard University, Boston).
- **Blutdruck:** Blutdruckpatienten konnten aufgrund ihrer regelmäßigen Yogapraxis die Medikamentendosis reduzieren (Yale University).
- **Herzrhythmusstörungen:** Lang gehaltene Yogapositionen beruhigten den Herzschlag (Universität Dresden).
- **Entzündungen:** Frauen, die regelmäßig zwei Jahre lang Yoga übten, wiesen geringere Dosen des Entzündungsstoffs Interleukin-6 im Blut auf und reagierten weniger stark auf Stressoren, als es bei der Vergleichsgruppe der Fall war (Prof. Dr. Andreas Michalsen, Charité, Berlin).
- **Depressionen/Angsterkrankungen:** Yogastunden erhöhten den Spiegel der beruhigend wirkenden Gamma-Aminobuttersäure (GABA) im Gehirn deutlich – depressive und an Angsterkrankungen leidende Menschen weisen meist deutlich weniger GABA auf als andere (Boston University School of Medicine).
- **Gehirnleistung:** Nach acht Wochen täglicher halbstündiger Meditation hatten sich die Gehirne der (extrem gestressten) Probanden deutlich verändert: Hirnregionen, die für Gedächtnis, Lernen und Emotionskontrolle zuständig sind, sowie die Dichte der grauen Zellen hatten deutlich zugenommen – bei langjährig Meditierenden wurde nachgewiesen, dass die altersbedingte Abnahme der frontalen Großhirnrinde ausgeblieben war (Britta Hölzel, Charité, Berlin).

Im Folgenden finden Sie einige einfache Yogaübungen zum Ausprobieren. Sie können Sie einzeln oder im »Flow« hintereinander üben.

Übung zum Warmwerden

In der Rückenlage beide Knie zur Brust ziehen und mit den Armen umfassen. Der Kopf ruht entspannt mit langem Nacken auf der Matte, die Schultern ziehen von den Ohren weg. Mit jeder Einatmung bewegt sich die Bauchdecke gegen die Oberschenkel. Mit jeder Ausatmung die Beine zum Oberkörper ziehen. 10 Atemzüge lang tief in den unteren Rücken atmen. Der untere Rücken bleibt auf dem Boden liegen.

In die Dehnung kommen

In Rückenlage das rechte Knie zur Brust ziehen und mit beiden Händen umfassen. Die rechten Zehenspitzen anziehen, das linke Bein ausstrecken, die Schultern von den Ohren wegziehen. Mit jeder Einatmung drückt die Bauchdecke gegen den Oberschenkel. Mit jeder Ausatmung das Knie näher an die Brust ziehen und die Ferse des gestreckten Beins vom Körper wegschieben. Die Fußspitze im gestreckten Bein anziehen. 5 bis 10 Atemzüge lang tief in die rechte Hüfte atmen. Mit der letzten Ausatmung das rechte Bein strecken und neben dem linken ablegen, einen Moment nachspüren, dann die Übung zur anderen Seite wiederholen.

Stehende Vorbeuge

Im aufrechten Stand stehen die Füße hüftbreit auseinander, die Zehen sind leicht nach innen gedreht und die Fußaußenkanten parallel zueinander. Die Knie minimal anbeugen, den Bauchnabel in Richtung Wirbelsäule ziehen und den Oberkörper nach unten beugen. Die Arme gleichzeitig über die Seiten nach unten bringen. Mit den

Händen die Ellenbogen greifen. Die Beine sind angespannt, der Nacken ist durch das Gewicht von Kopf und Armen locker. 5 bis 10 tiefe Atemzüge lang halten. Dann die Hände hinter dem Po zusammenbringen, die Finger verschränken und die Arme nach hinten oben über den Kopf ziehen. Die Schultern von den Ohren wegbringen, das Gesicht entspannen. 5 bis 10 tiefe Atemzüge lang halten und bis hoch in den Schulter und Nackenbereich atmen. Abschließend die Hände zum Po zurückführen und lösen, die Arme nach unten baumeln lassen und mit dem Kopf ein »Nein« schütteln, um den Nacken zu lockern. Die Knie beugen, den Rücken Wirbel für Wirbel aufrollen und den Oberkörper aufrichten. Dabei den Bauchnabel in Richtung Wirbelsäule ziehen, das Brustbein heben und in den aufrechten Stand kommen.

Unterstützter Schulterstand

Ein Kissen eine Handbreit vor eine Wand legen. Seitlich zur Wand auf das Kissen setzen, den Oberkörper zum Raum hin neigen, die Beine senkrecht hochschwingen und gegen die Wand legen. Auf die Hände gestützt den Oberkörper langsam auf dem Boden ablegen. Das Becken und der untere Rücken liegen erhöht auf dem Kissen, Schultergürtel und Kopf entspannt auf dem Boden. Die Füße und Zehen sind angezogen. Eine Hand oberhalb, die andere unterhalb des Nabels auf den Bauch legen und spüren, wie sich die Bauchdecke hebt und senkt. Mit jeder Einatmung den Atem bis in den unteren Bauch schicken. Mit jeder Ausatmung das Körpergewicht noch mehr an das Kissen und den Boden abgeben. Nach ein paar Atemzügen die Arme seitlich vom Körper entspannt ablegen, die Handflächen zeigen nach oben. 10 tiefe Atemzüge lang verweilen, dann zuerst die Beine von der Wand lösen, über die Seite zum Sitzen kommen und den Oberkörper aufrichten.

Schulterbrücke

In entspannter Rückenlage auf den Boden legen, Beine leicht auseinander, die Arme mit den Handflächen nach oben über den Kopf führen. Beide Beine anwinkeln – der Po bleibt zunächst noch am Boden. Nun den Rücken vom Po aus Wirbel für Wirbel langsam nach oben rollen, bis das Becken und der Körper eine schiefe Ebene bilden. Dann Wirbel für Wirbel wieder abrollen, bis der Po den Boden berührt. Dabei entspannt atmen. Fünf- bis achtmal wiederholen.

Katze und Kuh

Im Vierfüßlerstand befinden sich die Hände unter den Schultern und die Knie unter den Hüften. Die Finger sind weit gespreizt, die Füße liegen mit dem Spann auf. Der Rücken ist neutral und im unteren Bereich natürlich gekrümmt. Der Kopf ist in Verlängerung der Wirbelsäule, der Blick geht leicht nach vorn. Mit der Einatmung das Brustbein nach vorn oben bewegen, sodass ein leichtes Hohlkreuz entsteht. Mit der Ausatmung den Rücken vom Becken beginnend zu einem Katzenbuckel runden, den Bauchnabel in Richtung Wirbelsäule ziehen und die Schulterblätter auseinanderschieben. Den Kopf nach unten neigen und die gesamte Wirbelsäule vom Becken bis zum Kopf nach oben biegen. 10 tiefe Atemzüge wiederholen.

Wichtig ist, den Atem mit der Bewegung harmonisch zu synchronisieren.

Kindposition

Im Fersensitz ein längliches Kissen vor den Körper legen. Die Knie auseinanderbringen, sodass der Oberkörper dazwischen Platz findet.

Und los geht's: den Oberkörper vorbeugen und auf dem Kissen ablegen. Den Kopf zu einer Seite drehen. Die Arme entspannt nach vorn um das Kissen legen. 10 tiefe Atemzüge lang verweilen. Mit jeder Einatmung bis in den unteren Rücken atmen und mit jeder Ausatmung Stress und Sorgen abfallen lassen und tiefer in das Kissen sinken.

Krafttraining

Zur Unterstützung von Ausdauer und Beweglichkeit empfiehlt sich ein leichtes Krafttraining zum Aufbau und Erhalt der Muskulatur, denn Muskeln brauchen Bewegung, sonst schrumpfen sie und können ihre Stoffwechselfunktion nicht mehr erfüllen. Hier finden Sie einige einfache Übungen, die Sie alle zu Hause durchführen können. Sie entsprechen natürlichen Bewegungsabläufen wie zum Beispiel Abstützen, Hochziehen, Hochdrücken, Beugen und Aufrichten, für die der menschliche Halte- und Stützapparat perfekt ausgelegt ist. Für alle Übungen ist nur das eigene Körpergewicht notwendig. Und falls doch mal ein Hilfsmittel gebraucht wird, finden sich viele praktische Gegenstände im Alltag.

Tipps für Einsteiger

- Viele Krankenkassen bieten Trainingsplanvorschläge an.
- Zu Anfang empfehlen sich zwei Workouttermine und zwei Ausdauer- beziehungsweise Beweglichkeitstrainingstermine pro Woche und jeweils im Wechsel. Dabei erhöhen Sie Schritt für Schritt die Belastung.
- Nach jeder zweiten Woche sollten Sie Ihre Leistungsgrenzen nach oben ausdehnen, ohne sich aber zu überfordern. Sie erhöhen Ihre Trainingsreize, indem Sie den Trainingsumfang um je-

weils einen Übungssatz erhöhen (bis zu drei Sätzen). Machen Sie zwischen jedem Satz einen kurze Pause.

- Erweitern Sie dann die Belastungsdauer durch mehr Wiederholungen pro Satz (zum Beispiel 3 Sätze à 10 Wiederholungen, dann 3 Sätze à 15 Wiederholungen und später 3 Sätze à 20 Wiederholungen).
- Um sich aufzuwärmen, können Sie auf der Stelle laufen oder tanzen. Hauptsache, es wird Ihnen gut warm dabei. Gute Aufwärmübungen sind auch »Hampelmann« oder Seilspringen.

Ein-Bein-Balance

Sie stehen auf dem rechten Bein, das linke Bein ist angewinkelt, das linke Knie zeigt nach außen, die linke Ferse stützt sich am rechten Unterschenkel ab. Das Knie des Standbeins ist nicht ganz durchgestreckt.

Richten Sie den Blick geradeaus. Balancieren Sie aus, bis Sie einen sicheren Stand gefunden haben. Heben Sie die Arme mit angewinkelten Unterarmen seitlich an, bis die Ellenbogen auf Brusthöhe sind.

Bringen Sie nun die Arme abwechselnd nach hinten und wieder zurück in die Ausgangsposition

Führen Sie einen Satz mit 15 Wiederholungen auf jedem Bein durch.

Seitenkniebeuge

Sie gehen in eine breite Kniebeuge und drehen dabei die Füße leicht nach außen. Das linke Bein ist tief gebeugt, das Gewicht ruht auf den Fersen. Die rechte Hand liegt am Boden, der Blick zeigt nach vorn, und der Rücken ist lang.

Richten Sie nun dynamisch Ihren Rumpf auf und strecken Sie die Beine etwas. Das Gewicht verlagern Sie dabei leicht nach rechts.

Bewegen Sie sich nun zur anderen Seite.

Sumo-Kniebeuge

Sie stehen in einer breiten, tiefen Kniebeuge, die Füße sind nach außen gedreht. Der Po befindet sich auf Kniehöhe, Brust und Kopf streben nach vorne, der Rücken ist lang.

Die Knie sind hinter den Fußspitzen, das Gewicht liegt auf den Fersen, die Fingerspitzen berühren den Boden unterhalb der Schultern.

Nun richten Sie sich auf, indem Sie kontrolliert die Beine mit Kraft strecken und gleichzeitig die Arme nach vorne bis über den Kopf nach oben führen, ohne den Rücken zu überstrecken.

Gehen Sie zurück in die Anfangsposition und wiederholen Sie die Übung zwanzigmal.

Seitrotation

Sie liegen seitlich, das untere Bein ist angewinkelt, das obere Bein und die Hüfte sind gestreckt. Der Oberkörper ist auf den unteren Ellbogen aufgestützt. Heben Sie das Gesäß. Knie, Hüfte, Schulter und Kopf befinden sich jetzt auf einer Linie.

Strecken Sie den oberen Arm in einer weiten Bewegung senkrecht nach oben und öffnen Sie den Brustkorb, ziehen Sie die Schultern nach hinten unten.

Nun führen Sie den Arm zurück und unter dem Brustkorb nach hinten. Dabei rotiert der ganze Rumpf mit Ausnahme des Beckens. Die Hüfte bleibt in der Luft.

Machen Sie 20 Wiederholungen auf jeder Seite.

Armheben

Sie liegen auf dem Bauch und heben den Rumpf. Die nach hinten gestreckten Arme halten brustbreit ein Handtuch gespannt, die Handflächen zeigen dabei nach oben. Die Beine sind gestreckt, der Bauch ist nach innen gezogen, der Rücken lang.

Bewegen Sie die gestreckten Arme langsam auf und wieder ab, der Nacken bleibt lang, die Schultern sind tief und bewegen sich nicht mit.

Wiederholen Sie die Übung zwanzigmal.

Auf- und Abrollen

Sie sitzen mit leicht angezogenen Beinen, die Füße stehen fest auf dem Boden, der untere Rücken ist leicht eingerollt.

Sie halten ein Handtuch über die Schienbeine gespannt und bauen Spannung zwischen Oberkörper und Beinen auf.

Nun rollen Sie langsam Wirbel für Wirbel ab, aber nur so weit, wie die Füße fest auf dem Boden bleiben und Sie die Haltespannung kontrollieren können.

Das Kinn geht dabei leicht zur Brust. Kurz halten, dann rollen Sie langsam und ohne Schwung wieder auf.

Wiederholen Sie die Übung zwanzigmal.

Knieziehen

Sie sitzen schräg auf der seitlichen Gesäßhälfte und stützen sich auf Unterarm und Hand. Die obere Hüfte ist »geöffnet«, die obere Pobacke »schwebt«. Die Knie sind angezogen, der Rumpf ist durch die Bauchspannung leicht aufgerichtet.

Nun strecken Sie die Beine parallel langsam nach schräg oben aus und ziehen sie wieder an, Hüfte und Rumpf bleiben dabei möglichst ruhig.

Wiederholen Sie die Übung fünfzehnmal auf jeder Seite.

Vierfüßlerschieben

Knien Sie sich auf Hände und Zehen in den Vierfüßlerstand, heben Sie die Knie und schieben Sie sich so weit nach hinten, bis das Gesäß knapp über den Fersen schwebt und die Hände sich lang gestreckt nach vorn stützen. Der Nacken ist immer lang und gerade.

Nun schieben Sie Po und Rumpf so weit nach vorn, bis die Schultern vor die Hände kommen, und halten den unteren Rücken mit der Bauchspannung stabil.

Gehen Sie wieder zurück in die Anfangsstellung und wiederholen Sie die Übung zwanzigmal.

Liegende Rotation

Heben Sie in der Rückenlage die Beine im rechten Winkel an, die Unterschenkel sind mindestens parallel zum Boden.

Halten Sie die Beine mit Ihrer Bauchspannung in dieser Position. Heben Sie die Arme mit verschränkten Fingern über Ihre Schultern nach oben.

Drehen Sie nun in einer gegengleichen Rotation die Beine zur einen Seite, die verschränkten Arme zur anderen, bis ein Ellbogen auf dem Boden aufliegt. Hüfte und Schultergürtel bewegen sich dabei mit, dann das Ganze auf die andere Seite.

Starten Sie langsam und mit kleinen Bewegungen, wiederholen Sie die Übung fünfzehnmal.

Die besondere Demenzprophylaxe: Tanzen

Bei Tanzveranstaltungen, die immer wieder von der Deutschen Alzheimer-Gesellschaft an unterschiedlichen Orten durchgeführt werden, bieten sich ähnliche Bilder: Obwohl sie sich fast nicht mehr bewegen können, ihr Sprachvermögen fast vollständig verloren haben und sie sonst nur teilnahmslos die Tage vorüberziehen lassen, hellt sich bei vielen Alzheimer-Kranken die Laune auf, wenn Musik gespielt wird und sie tanzen dürfen. Sie können plötzlich mehrere Runden leichtfüßig Walzer tanzen.

Diese Tanzveranstaltungen werden von den Patienten und ihren Angehörigen nicht nur deswegen so gern wahrgenommen, weil für kurze Zeit alle Sorgen wie weggeblasen scheinen. Man hat außerdem festgestellt, dass Tanzen den Betroffenen zu mehr Beweglichkeit und Lebensqualität verhilft. Es stärkt das Selbstbild und hat offensichtlich auch hohes therapeutisches Potenzial.

Für die Medizinische Fakultät der amerikanischen Elite-Universität Stanford hat Richard Powers 2010 in einer Langzeitstudie über 21 Jahre namens »Dancing makes you smarter«[62] herausgefunden, dass häufiges Tanzen das Risiko, an Demenz oder Alzheimer zu erkranken, um bis zu 76 Prozent senkt. Interessanterweise wurde außerdem herausgefunden, dass offenbar keine andere physische Aktivität eine ähnlich effiziente Schutzfunktion gegen den Zerfall der Hirnsubstanz bietet. In einer weiteren Studie »Intelligent Dancing« wurde in Stanford geprüft, warum ausgerechnet Tanzen sich so positiv auswirkt: Der Schweizer Psychologe Jean Piaget hatte in seinen Arbeiten gezeigt, dass Intelligenz das ist, was wir nutzen, wenn wir nicht wissen, was wir tun sollen. Mit anderen Worten, wenn wir Entscheidungen treffen müssen und nicht Altbekanntes wiederholen. Die Essenz von Intelligenz ist es somit, Entscheidungen in Bruchteilen von Sekunden zu treffen. So muss der führende Partner beim Tanzen entscheiden, in welche Richtung er seine Partnerin führt und welche Figuren er mit ihr tanzen möchte.

Der/die Geführte muss sich dem Tanzpartner anpassen, seine Führung vorhersehen und die Pirouetten zum richtigen Zeitpunkt hinlegen. Tanzen integriert dabei gleich mehrere Gehirnfunktionen gleichzeitig, was wiederum das neuronale Netzwerk vergrößert.

Möchte man sein Gehirn trainieren, sollte man auf alle denkbaren Arten tanzen, bei denen man möglichst viele Entscheidungen in Sekundenbruchteilen treffen muss. Das ist der Schlüssel zu echter Intelligenz. Es gibt Tanzformen, die immer dieselben routinierten, einstudierten Pfade nehmen. Diese gehören nicht dazu. Es geht darum, nicht zu wissen, was als Nächstes kommt.

Eine Studie des Albert Einstein College of Medicine hat bereits Anfang der Achtzigerjahre Senioren untersucht, die damals 75 Jahre und älter waren. Diese Menschen haben teilweise ihr ganzes Leben lang getanzt: Swing, Rock 'n' Roll, Foxtrott, Walzer, vielleicht ein bisschen lateinamerikanische Tanzstile. Sieht man sich diese Tanzformen an, scheint das Ganze auf den ersten Blick ziemlich leicht zu sein – frei geführt und leicht zu folgen. Doch wie gesagt erfordert es einiges an Entscheidungen in Sekundenbruchteilen für beide: sowohl für den führenden als auch für den folgenden Partner.

Beim Paartanz müssen beide Tanzpartner viele schnelle Entscheidungen treffen. Frauen »folgen« nicht, sie interpretieren die Signale ihrer Partner, was Intelligenz, Achtsamkeit und Einfühlungsvermögen erfordert. Je öfter sie den Tanzpartner wechseln, müssen sie sich immer wieder neu einstellen und sich auf neue Variationen einlassen. Auch Männer können dieses Ausmaß an »Entscheidungen treffen« erreichen, wenn sie sich dafür entscheiden: Manche Figuren fallen der Tanzpartnerin leichter als andere, manche Schrittfolgen machen mehr Spaß.

Tanzen hat aber nicht nur den körperlichen und geistigen Trainingseffekt, es fördert vor allen Dingen das Zusammengehörigkeitsgefühl und gibt einen sozialen Rahmen, in dem man sich austauschen und miteinander Kontakt aufnehmen kann.

Besser schlafen, das Gehirn schützen

Ein guter Schlaf ist für einen gesunden (Gehirn-)Stoffwechsel ebenso wichtig wie Atmen, regelmäßige Bewegung und eine stoffwechselgerechte Ernährung. Tatsächlich hängen unser Wohlbefinden und unsere körperlich-geistige Gesundheit zu einem Großteil von der Zeit ab, die wir offenbar passiv im Schlaf verbringen. Trotzdem ist ein erholsamer Schlaf für viele – jüngere wie ältere – Menschen der reine Luxus. Laut einer Studie im Interdisziplinären Schlafmedizinischen Zentrum der Charité Berlin aus dem Jahr 2006 schlafen über zwölf Millionen Deutsche schlecht. Die Gründe dafür gehen alle auf das Konto der Lebensweise im Wachzustand: zu wenig Bewegung und zu wenig Entspannung sowie eine unausgewogene, »schlaffeindliche« Ernährung, aber auch ein ungünstiger Schlaf-Wach-Rhythmus und ungeordnete Tagesstrukturen sind die Faktoren, die die Regenerationsphase in der Nacht, in der sich der Körper erholt und das Gehirn sortiert, behindern. Dazu gesellen sich äußere Störfaktoren wie Licht und Lärm, Dauerstress oder wie bei manchen älteren Menschen nach dem Eintritt in den Ruhestand der Verlust der Tagesstruktur. Das alles geht zulasten der einzigen Ressource, die man allgemein für entbehrlich hält – des kostbaren Drittels des Tages, des Schlafs.

Vitalbedürfnis Schlaf

Den Schlaf benötigt jeder Mensch, das hat die Schlafforschung in zahllosen Versuchen und Tests bewiesen, um leben zu können, und zwar ebenso, wie eine Uhr ständig aufgezogen werden muss, um weiterzuticken. Schlaf ist essenziell – ein sogenanntes Vitalbedürfnis – und nicht nur das Gegenstück zum Wachsein. Neben der Luft zum Atmen, Wasser und einer ausgewogenen Ernährung ist der Schlaf die Quelle unserer Lebenskraft. Im Schlaf zeigt sich das Bestreben unseres Gehirns, ein inneres Gleichgewicht aller tagsüber erlebten Reize herzustellen. Dies geschieht im Lauf von verschiedenen Schlafphasen, die alle eine unterschiedliche Dynamik von Anspannung und Aktivität im Gegensatz zu entspannten Phasen und Traumelementen aufzeigen.

Außerdem finden in bestimmten Schlafphasen Lernprozesse im Hippocampus statt. Das Gehirn ist dann noch aktiver als im Wachzustand. Insbesondere der REM-Schlaf – die Schlafphase nach dem Tiefschlaf (siehe unten) – ist wichtig für die Synapsenbildung, das Gegensteuern einer Neurodegeneration und die Bildung neuer Hirnzellen. Im Schlaf finden verschiedene neurochemische und elektrische Prozesse statt, die über das Hormon- und das vegetative Nervensystem auch Stoffwechsel- und Immunvorgänge steuern. Bestimmte Aspekte der hormonellen Regulation verbessern gleichzeitig das Gedächtnis, regulieren den Blutzucker und stärken das körpereigene Abwehrsystem.

Die Architektur des Schlafs

Schlafforscher gehen heute von fünf Schlafstadien aus, die bei gesunden Schläfern wie bei Schlafgestörten, jede Nacht in unterschiedlicher Ausprägung vorkommen:

- **Wachzustand:** Am Anfang der Nacht liegen wir im Wachzustand entspannt im Bett. Bei Untersuchungen mit dem EEG herrschen sogenannte Alpha-Wellen vor.
- **Erstes Stadium – Einschlafphase:** Jetzt wird der Alpha-Rhythmus des Gehirns allmählich von langsameren Theta-Wellen durchsetzt. Die Muskulatur zeigt noch ein gewisses Maß an Anspannung. Etwa 10 Prozent der Nacht verbringen wir in der Wach- und Einschlafphase.
- **Zweites Stadium – leichter Schlaf** Die Muskeln entspannen, die Glieder werden schwer, Puls und Atmung gehen gleichmäßig. Im EEG sind neue Phänomene wie Beta-Spindeln, Ver-

tex-Zacken und K-Komplexe zu sehen. Die Körpertemperatur sinkt. Insgesamt verbringen wir ungefähr die Hälfte der gesamten Schlafzeit in diesem Stadium.

- **Drittes und viertes Stadium – Tiefschlaf:** Die Schlafstadien 3 und 4 werden zusammen als »Tiefschlaf« bezeichnet. Die Augen sind ganz ruhig, die Muskeln entspannen noch weiter, Herzschlag und Atmung werden langsamer, der Blutdruck fällt. Tiefschlafphasen dauern etwa 10 bis 20 Minuten. Der erwachsene Mensch verbringt ungefähr 20 Prozent der Nacht in dem Stadium. Im Alter nimmt dieser Teil deutlich ab. In der EEG-Aufzeichnung der Gehirnströme zeigen sich im Stadium des Tiefschlafs sogenannte Delta-Wellen.
- **Fünftes Stadium – REM-Schlaf:** Es ähnelt dem ersten Stadium, die Muskeln – außer der Atem- und Kopfmuskulatur – sind jedoch absolut gelähmt, während Herzschlag und Atmung ansteigen und unregelmäßig sind. Besonderes Kennzeichen dieser Phase sind schnelle Augenbewegungen. Von ihnen leitet sich auch die Bezeichnung dieses Schlafstadiums ab. REM steht für *rapid eye movement* (»schnelle Augenbewegung«). Der REM-Schlaf wird auch als »Traumschlaf« bezeichnet. Wer in diesem Stadium geweckt wird, berichtet meist, geträumt zu haben. Forscher sehen im REM-Schlaf ein Stadium, das Erholungsvorgänge im Gehirn ermöglicht, wobei dieses äußerst aktiv arbeitet und die Muskulatur ihr größtes Maß an Entspannung erfährt.
Der erwachsene Mensch verbringt ungefähr 20 Prozent seiner Schlafzeit in diesem Stadium. Bei Säuglingen und Kleinkindern ist es wesentlich mehr. Für einen »erholsamen Schlaf« ist nicht nur die richtige Aufteilung der einzelnen Schlafstadien wichtig, sondern auch die zeitliche Reihenfolge und die Anordnung der einzelnen Stadien in der Nacht. Im *Schlaflabor* werden unter anderem die einzelnen Schlafstadien im Wechselspiel mit den unterschiedlichen Schlafphasen aufgezeichnet. Dies wird als »Schlafarchitektur« bezeichnet.

Schlaf und Gedächtnis

Ohne Schlaf gibt es kein Gedächtnis, keine Konzentrationsfähigkeit und auch kein motorisches Bewegungslernen. Alles, was wir wissen, lernen wir im Schlaf. Einerseits steuert das Gehirn die Schlafstadien mit ihren vielfältigen, präzisen Mechanismen. Andererseits hat die Nachtruhe wichtige Funktionen für die Leistungsfähigkeit des Gehirns – insbesondere in der Verarbeitung und Speicherung von Gedächtnisinhalten. Zahlreiche Studien belegen, dass das Gehirn den Schlaf nutzt, um Eindrücke, Erlebnisse und Informationen vom Kurz- ins Langzeitgedächtnis zu übertragen. Dort werden sie mit bereits vorhandenen Inhalten verknüpft und abgespeichert. Im Schlaf kann das Gehirn Gedächtnisinhalte ungestört abspeichern, weil es nicht gleichzeitig aktuelle Sinneseindrücke aufnehmen muss. Im zentralen Nervensystem werden dieselben neuronalen Netzwerke für die akute Verarbeitung von Reizen wie auch für die Speicherung genutzt.

Der Schlaf ist – zumindest teilweise – Voraussetzung dafür, dass wir etwas in Erinnerung behalten. Dies betrifft auch die Weiterverarbeitung von Lösungsstrategien bei komplizierten Testaufgaben mit verborgenen Regeln. In wissenschaftlichen Arbeiten konnte nachgewiesen werden, dass durch Schlaf – im Gegensatz zum Nichtschlaf – deutlich besser und schneller Lösungen gefunden wurden.

Die Abspeicherung von Inhalten, Emotionen und Eindrücken geschieht in unterschiedlichen Schlafstadien. Das Gleiche gilt für das Lernen motorischer Bewegungsabläufe wie Schwimmen, Radfahren, Skifahren oder Tanzen. So wie das Gehirn offensichtlich Tiefschlafphasen zur Abspeicherung von Gedächtnisinhalten nutzt, werden in der Traum- oder REM-Schlafphase koordinative Bewegungsabläufe in den dafür zuständigen Gehirnarealen verankert. Bewegungen, die so oft wiederholt werden, dass sie automatisch ablaufen, werden schwerpunktmäßig vom sogenannten extrapyramidalen System gesteuert, in dem sie fest verankert sind. Dies erklärt auch, warum es so schwierig ist, automatisch ablaufende Bewegungen um- oder neu zu lernen.

Die heutigen Erkenntnisse der Schlafmedizin sind insbesondere für Menschen relevant, die in ihrem Beruf hohen geistigen Anforderungen ausgesetzt sind, denen Höchstleistungen an Gedächtnis, Konzentration und Aufmerksamkeit abverlangt werden, die viele Eindrücke und Informationen aufnehmen und verarbeiten müssen. Relevant sind diese Erkenntnisse aber auch für Menschen, die Höchstleistung in körperlich orientierten Berufen oder sportlichen Disziplinen liefern. Und für jeden, der bis ins hohe Alter gesund bleiben möchte.

Schlafmangelsymptome und Demenz

Allan Rechtschaffen, Schlafforscher an der University of Chicago, stellte im Tierversuch fest, dass am Schlaf gehinderte Ratten nach zehn Tagen immer mehr zu fressen begannen, gleichzeitig aber abmagerten und ihre Körpertemperatur sank. Sie entwickelten Tumoren und Infektionskrankheiten, und nach drei bis vier Wochen starben sie.[63] Im Jahr 1965 gelang es wohl dem Studenten Randy Gardner in einem Experiment, elf Tage wach zu bleiben – und das, obwohl bei anderen Studienteilnehmern bereits nach 24 Stunden Übermüdungserscheinungen auftraten in Form von Konzentrations- und Gedächtnisschwäche und einem verlangsamten Reaktionsvermögen. Symptome, die sich infolge eines extensiven Schlafmangels entwickeln, ähneln sehr denen der Demenz.

Für viele Menschen, besonders wenn sie älter werden, ist ein tiefer, erholsamer Schlaf ein Wunschtraum, der aus verschiedenen Gründen nicht wahr werden will. Glücklicherweise wächst das Verständnis über den Zusammenhang von Schlafstörungen und Krankheiten. Ob wir nun gut schlafen oder nicht, darüber entscheidet nicht nur die Dauer unserer Nachtruhe, die bei jedem Menschen unterschiedlich ausfällt, sondern auch ihre Qualität. Schlafen wir gut, so erholt sich unser Gehirn, und es kann bei Tag seine Lern- und Erinnerungsfunktionen reibungslos ablaufen lassen. Unser Stoffwechsel ist richtig getaktet, Herz und Kreislauf sowie unser Immunsystem sind geschützt, wir sind tagsüber konzentriert und besser gelaunt. Schlafen wir dagegen schlecht, werden diese Prozesse empfindlich gestört. Die nächtliche Schlafdauer wirkt sich unmittelbar auf bestimmte Krankheitsbilder aus. Ideal ist laut Schlafforschern eine Schlafdauer von sieben Stunden pro Nacht. Doch variiert der Schlafbedarf von Erwachsenen und Senioren stark. Neben sogenannten Normalschläfern gibt es auch Kurz- oder Langschläfer sowie Schwankungen in der Schlafdauer, die bei jedem je nach Tagesform auftreten können.

Jüngere Menschen haben grundsätzlich einen gesunden Schlaf und neigen weniger zu Schlafstörungen als ältere. Schlafstörungen in jüngeren Erwachsenenjahren sind bei Frauen meist hormonell bedingt oder hängen mit einer Schwangerschaft beziehungsweise der Mutterschaft zusammen. Viele berufstätige Männer und Frauen schlafen dagegen schlecht. Oft liegt dies an einem Tagesablauf mit unregelmäßigen und ungünstig zusammengesetzten Mahlzeiten, zu wenigen Bewegungseinheiten sowie an zu viel negativem Stress, der nicht abgebaut werden kann. Nur nehmen die meisten die Anzeichen von Erschöpfung, Müdigkeit am Tag und anderen Folgen von zu wenig Schlaf nicht ernst genug.

Wann zum Arzt?

Schlafstörungen werden oft als Banalität abgehandelt. Das ist jedoch nicht richtig: Ständige Schlafstörungen können die Leistungsfähigkeit einschränken, das Wohlempfinden stören und soziale Beziehungen belasten. In solchen Fällen ist es ratsam, einen Arzt aufzusuchen. Er entscheidet, ob er Sie an einen schlafmedizinischen Experten zur genaueren Untersuchung Ihres Schlafs überweist. In einem schlafmedizinischen Zentrum kann der Schlaf per

Monitor überwacht und bewertet werden. Die Aufzeichnungen ermöglichen es Ihrem Arzt, einen passenden Behandlungsplan aufzustellen.

Ist unser Stoffwechsel richtig getaktet, sind Blutzucker- und Insulinspiegel im Lot. Wer auf Dauer zu wenig schläft, riskiert dagegen Stoffwechselentgleisungen. Neben der Ausschüttung von Hormonen, die für die Entwicklung unseres Appetits zuständig sind, wird durch andere Botenstoffe der Zuckerstoffwechsel beeinflusst. Das betrifft nicht nur die Gewichtsentwicklung, sondern unmittelbar auch unsere Steuerzentrale im Kopf.

Bedenklich ist deshalb der Trend zum Kurzschlafen, auch wenn man nicht der Typ dafür ist. Untersuchungen haben gezeigt, dass Menschen in den Industriestaaten ihr tägliches Schlafpensum binnen den letzten zwanzig Jahren auf durchschnittlich 7,5 Stunden gesenkt haben. Das hat unterschiedliche Ursachen. Zum einen hängt es mit einer Schlafkultur zusammen, in der der arbeitende Mensch nur noch nach einer äußeren und nicht mehr nach seiner inneren Uhr lebt oder leben kann. Zum anderen galt und gilt es als entbehrliche Eigenart von Faulpelzen. Als Drittes kommt dann der Faktor Stress ins Spiel. Der gilt in den Industriestaaten nicht nur gemeinhin als Krankheitsursache Nummer eins, sondern ist heute auch einer der Hauptverantwortlichen für die sich häufenden Schlafstörungen.

Stresshormone unter Kontrolle

Ein guter, tiefer Schlaf hingegen sorgt dafür, dass unser Stresshormonspiegel im gesunden Bereich bleibt und auf diese Weise das empfindliche Herz- und Kreislaufsystem geschützt ist. So werden infolge eines gesunden, schlaffördernden Lebensrhythmus zu Beginn der

Tiefschlafphase Wachstumshormone ausgeschüttet. Diese Hormone sind wichtig für alle körperlichen Regenerations- und Aufbauprozesse, insbesondere für den Fettabbau. Nach der Hälfte der Schlafenszeit, also etwa gegen 3.00 Uhr, wird dieser Zyklus abgelöst und Cortisol in den Körper abgegeben.

Das Hormon bereitet darauf vor, morgens richtig wach zu sein, gut aus den Federn zu kommen und tagsüber auch wach und fit zu bleiben. Nach einer gut durchschlafenen Nacht liegt daher morgens die höchste Konzentration an Cortisol im Blut vor. Nur in Stresssituationen wird noch mehr von diesem Hormon ausgeschüttet. Abends wiederum senkt sich dann der Cortisolspiegel ab und wird von einem erneuten Zyklus des Wachstumshormons abgelöst.

Schläft man hingegen zu wenig oder schafft es nicht, abends gut zur Ruhe zu kommen, bleibt der Cortisolspiegel ständig zu hoch: Der Körper befindet sich im Dauerstress.

Wie Schlafmangel Alzheimer begünstigt

Seit einiger Zeit wird vermutet, dass zu wenig oder ein gestörter Schlaf das Alzheimer-Risiko erhöht, denn gesunde ältere Menschen scheinen später häufiger an Alzheimer zu erkranken, wenn sie unter Schlafproblemen leiden. Allerdings ist bisher unklar, ob der schlechte Schlaf eher ein Frühsymptom ist oder tatsächlich eine Demenz begünstigen kann.

Eine Studie am Radboud University Medical Center in Nijmwegen[64] zeigt starke Indizien dafür, dass Schlafmangel langfristig zu Demenz und Alzheimer führen kann. Tagsüber entstehen im Gehirn Beta-Amyloide als Abfallprodukte des Stoffwechsels. Normalerweise werden diese über den Liquor, die Hirnflüssigkeit, entsorgt. Doch gerade dies scheint bei Schlafmangel nicht oder zumindest nur eingeschränkt zu passieren.

Für die Studie verbrachten 26 Versuchsteilnehmer eine Nacht im Schlaflabor, wobei eine Gruppe schlafen durfte und die andere wach gehalten wurde. Über einen Katheter wurde regelmäßig Hirnflüssigkeit entnommen und die Konzentration eines der Abfallstoffe des Hirnstoffwechsels gemessen. Bei den schlafenden Teilnehmern sank die Konzentration des Abfallstoffs in der Nacht um 6 Prozent; bei der anderen Gruppe blieb der Anteil hingegen unverändert. Für Studienleiter Jürgen Claassen ein klarer Beleg dafür, dass Schlafmangel die Reinigungsfunktion des Gehirns behindert.

Besonders wichtig zur Alzheimer-Prophylaxe scheint daher ein ausgewogener Schlaf zu sein. Ansonsten kann sich ein Teufelskreis einstellen, denn laut der Untersuchung eines Forscherteams um Matthew Walker von der University of California in Berkeley gehen die schädlichen Proteinablagerungen bei älteren Menschen zunehmend auch mit Schlafstörungen einher und beeinträchtigen damit die Übertragung von Gedächtnisinhalten aus dem Kurzzeit- in den Langzeitspeicher unseres Gehirns. Walker und seine Kollegen stellten fest, dass die Studienteilnehmer, bei denen sich Beta-Amyloid insbesondere im Bereich des medialen frontalen Kortex stärker abgelagert hatte, weniger Zeit im tiefen Non-REM-Schlaf verbrachten.

Dass Schlaf wichtig für die Verarbeitung von Gedächtnisinhalten ist, wissen Forscher schon lange. Die tiefe Non-REM-Phase spielt wie gesagt vor allem für die Übertragung von Faktenwissen ins Langzeitgedächtnis eine große Rolle. Bei den Teilnehmern der aktuellen Studie äußerte sich der Verlust des Tiefschlafs entsprechend in schwächeren Leistungen bei Gedächtnistests am nächsten Morgen – manche hatten gar die Hälfte von dem vergessen, was sie am Tag zuvor noch korrekt hatten wiedergeben können. Zudem nutzten sie weiterhin stärker ihren Hippocampus und nicht das Langzeitgedächtnis im frontalen Kortex. Im Licht der neuen Erkenntnisse über den Zusammenhang zwischen Schlaf und Beta-Amyloid-Ablagerungen könnte das im alternden Gehirn zu einem fatalen Teufelskreis führen, vermutet Matthew Walker: »Je mehr Beta-Amyloid sich in bestimmten Bereichen des Gehirns ansammelt, desto weniger Tiefschlaf bekommt man, und desto schlechter wird das Gedächtnis. Doch mit weniger Schlaf kann der Körper gleichzeitig auch die schädlichen Proteinablagerungen immer schlechter bekämpfen.«[65] Ob dieser Teufelskreis mit zu viel Beta-Amyloid oder zu kurzen Tiefschlafphasen beginnt, wissen die Forscher noch nicht. Möglicherweise, so zumindest die Hoffnung, tun sich dadurch auch neue Therapieansätze für Menschen mit Demenz oder anderweitigen Gedächtnisproblemen auf. Denn Schlafprobleme lassen sich in den meisten Fällen immer noch besser behandeln als eine Alzheimer-Erkrankung an sich.

Die besten Tipps für Ihren guten Schlaf

Für Ihren guten Schlaf können Sie eine Menge tun: von einem strukturierten Tagesrhythmus über schlaffördernde Ernährung bis hin zu Wohlfühl- und Entspannungseinheiten.

Im richtigen Rhythmus

Legen Sie die Zeiten fest, zu denen Sie aufstehen und zu Bett gehen. Denn wer jede Nacht gut schlafen will, sollte auch tagsüber nach einer festen Tagesstruktur leben. Wie gesagt verlieren viele Senioren mit dem Ende ihrer Erwerbstätigkeit einen wichtigen äußeren Zeitgeber, der vorher den Schlaf-Wach-Rhythmus reguliert hat. Planen Sie deshalb Ihren Tagesablauf gut durch. Feste Zeiten für Frühstück, Arbeit, Mittag- und Abendessen, aber auch den täglichen Spaziergang oder Sport sollten Sie möglichst zu denselben Zeiten ausüben. Bestimmte Tätigkeiten sollten dabei ausschließlich für tagsüber oder sogar morgens reserviert bleiben, zum Beispiel eine erfrischende Dusche, Sport oder die Hauptmahlzeit des Tages. Und: Genießen Sie Ihre Auszeiten und Pausen, Ihre Mahlzeiten und Getränke. Alles, was Sie mit allen Sinnen wertschätzen können, schenkt Ihnen Energie, macht Sie stressresistenter und hebt Ihre Stimmung. Pflegen Sie auch Ihre sozialen Kontakte zu festen Zeiten und Ihre Hobbys.

Je regelmäßiger Ihre Tagesstruktur, desto besser halten Sie Ihre biologische Uhr im Takt und programmieren Ihren Körper auf einen gesunden Rhythmus. Stehen Sie morgens sofort auf, wenn Ihr Wecker klingelt, auch wenn Sie sich noch müde fühlen. Der beste Wachmacher ist helles Licht. Also hoch mit den Jalousien und herein mit dem Sonnenlicht.

Hinaus ins Freie und viel Bewegung

Setzen Sie sich nach dem Mittagessen in einen Park oder machen Sie einen Spaziergang. Jetzt herrscht die höchste Lichtintensität des Tages. Unter der Einwirkung von Tageslicht wird Serotonin gebildet. Das wird in das Einschlafhormon Melatonin umgewandelt und nachts in den Körper abgegeben.

Bewegen Sie sich tagsüber viel. Ein aktiver, bewegungsfreudiger Alltag macht tagsüber gute Laune und abends gut müde. Er stärkt das Immunsystem und wirkt wie ein natürliches Anti-Stress-Programm!

Achten Sie vom morgendlichen Aufstehen an bewusst auf mehr Bewegung. Diese lässt sich auch nebenbei einbauen. Jede Bewegung sorgt dafür, dass Ihr Körper ins Lot kommt und er abends während der Ruhephase wirklich umschalten kann auf Entspannung. Wer sich täglich bewegt, ist grundsätzlich gelassener. Er kommt zudem abends leichter in die Entspannung und kann besser abschalten, weil durch jede Muskelaktivität Stresshormone abgebaut werden und der Kopf abschalten kann. Jede Art der Bewegung, auch wie die Bewegungs- und Sporttipps auf den Seiten 200–225, sorgen dafür, dass Ihr Körper abends auch wirklich umschalten kann auf Entspannung. Und ein abendlicher Spaziergang bewirkt oft Wunder.

In der Zeit vor und nach dem Abendessen sollten Sie sich allerdings eine bewusste Auszeit vom Tagesstress nehmen. Gehen Sie ab einer selbst gewählten Uhrzeit nicht mehr ans Telefon und machen Sie am besten auch den Fernseher aus. Im Gehirn sorgen die Signale aus dem Fernseher für ständige Weckrufe. Genießen Sie stattdessen entspannungsfördernde Schlafrituale: ein warmes Bad, eine Kanne Schlaftee, entspannende Musik, eine Meditation ...

Ein Wort zum Sport

Die beste Zeit für körperliche Aktivität ist je nach individuellem Biorhythmus der frühe Morgen oder der späte Nachmittag. Der Taktgeber sind Sie und Ihre innere Uhr. Einzige Bedingung: Beenden Sie Ihre sportlichen Aktivitäten mindestens eine Stunde vor dem Zubettgehen.

Wenn Sie werktags keine Zeit haben sollten, verlegen Sie die Sporteinheiten aufs Wochenende. Unterschätzen Sie die Wirkung nicht: Durch seine körperlich entspannende Wirkung sorgt Sport für das nötige Gegengewicht zum unvermeidlichen Alltagsstress.

Gut und regelmäßig essen – besser schlafen

Auch unsere Ernährungsweise spielt neben dem Tagesrhythmus und körperlichen Aktivitäten eine wichtige Rolle dabei, um nachts einen gesunden, energiereichen Schlaf zu erreichen. Wenn wir auch beim Essen auf den natürlichen Biorhythmus unseres Stoffwechsels achten und dabei die unterschiedlichen Nährstoffe (Kohlenhydrate, Fette und Eiweiß) für die Mahlzeiten morgens, mittags und abends passend zusammenstellen, sind wir tagsüber fit und leistungsfähig und können uns nachts optimal erholen. Wichtig bei einer gesunden, schlaffördernden Ernährung ist die Zusammensetzung der Mahlzeiten aus Lebensmitteln, die einerseits ausreichend Energie für den Tag bringen und unseren Stoffwechsel aktivieren, ihn aber andererseits nicht überlasten, um uns abends einen guten Schlaf zu bringen.

Die Natur hat es so eingerichtet, dass wir tagsüber etwa alle vier Stunden hungrig werden. Genau in diesem Rhythmus ist unser Verdauungssystem zu arbeiten bereit, übrigens auch wenn wir das Bedürfnis ignorieren. Zu diesem Ergebnis kamen Schlafforscher nach der Durchführung von Bunkerexperimenten. Der Schlafforscher Prof. Dr. Jürgen Zulley von der Universität Regensburg bezeichnet es daher nicht umsonst als »kulturlos« und »antibiologisch«, wenn man das gepflegte Essen zu bestimmten Zeiten verachte.[66]

Wenn Sie Ihren Speiseplan über den Tag qualitativ und zeitlich sinnvoll abstimmen, bleiben Sie nicht nur von morgens bis abends fit und ausgeglichen, sondern schalten abends automatisch um von Wachheit auf Ruhe und Regeneration. Professor Hans Hauner vom Lehrstuhl für Ernährungsmedizin an der Technischen Universität München rät, morgens schon 30 Prozent des täglichen Energiebedarfs zu decken. Ohne Frühstück ist die Gefahr von Heißhunger groß, zwischendurch irgendetwas wahllos in sich hineinzuschlingen, damit den Stoffwechsel unnötig zu belasten, was sich dann in plötzlich auftretender Müdigkeit und Antriebslosigkeit zeigt.

Essen Sie zwei- bis dreimal pro Tag: So wirken die Mahlzeiten zusätzlich als Zeitgeber und stützen das sogenannte zirkadiane System, das einen gesunden Schlaf ermöglicht. Ideal für Ihren Stoffwechsel sind Pausen von etwa sechs Stunden zwischen den Mahlzeiten und vierzehn Stunden nachts.

Wenn Sie gut und ballaststoffreich gefrühstückt haben (zum Beispiel Müsli, frisches Obst oder Vollkornbrot) und jetzt darauf achten, dass Sie ausreichend trinken – über den Tag verteilt sollten das 1,5 bis 2 Liter gutes Wasser oder vielleicht ein (Früchte-)Tee sein –, können

Sie sich mittags eine größere Mahlzeit gönnen. Ideal ist eine Zusammensetzung aus Ballaststoffen und einem hohen Anteil von Fetten und Eiweiß in derselben Mahlzeit, zum Beispiel eine Portion Fleisch oder Fisch mit etwas Reis und reichlich Gemüse oder Salat. Danach ist auch ein Dessert erlaubt. So stellen Sie Ihrem Körper für die nächsten Stunden wertvolle Energie zur Verfügung.

Zum Abendessen ist eine leichte warme Mahlzeit mit viel Gemüse ideal, etwa wenig mageres Fleisch, Fisch oder Sojaprodukte, reichlich Gemüse oder Salat und wenige oder keine Kohlenhydrate in Form von Kartoffeln, Reis, Nudeln oder Brot. Das kommt dem gesteigerten Wärmebedürfnis des Körpers entgegen. Denn um diese Tageszeit schaltet der Organismus auf Sparflamme zurück, die Pulsfrequenz und der Blutdruck sinken, Verdauungssekrete werden weniger produziert, die Leberleistung und das Wärmebedürfnis dagegen sind erhöht. Auch auf scharf gewürzte, blähungsfördernde und schwer verdauliche Speisen wie Rohkost oder Kohlgemüse sollten Sie verzichten. Hülsenfrüchte sind empfehlenswert, sofern Sie diese gut vertragen, denn sie sättigen gut.

Für Ihren guten, erholsamen Schlaf sollten Sie möglichst gegen 18.00 Uhr, spätestens jedoch um 19.00 Uhr zu Abend essen.

Eulen und Lerchen

»Eulen« (Spätaufsteher und »Spät-zu-Bett-Geher«) und »Lerchen« (Frühaufsteher und »Früh-zu-Bett-Geher«) sollten das Abendessen jeweils an ihre bevorzugte Schlafenszeit anpassen. Halten Sie auf jeden Fall zwischen dem Ende Ihrer Mahlzeit und dem Gang zur Nachtruhe einen Abstand von mindestens zwei Stunden und kommen Sie nicht auf die Idee, sich hungrig niederzulegen. Auch das hält wach. Wer dagegen regelmäßig und eher früh zu Abend isst, erleichtert sich das Ein- und Durchschlafen und entlastet auf diese Weise seinen Stoffwechsel.

Übrigens: Je müder Sie sind, desto intensiver fällt der Tiefschlaf aus, und dabei erholen Sie sich am besten. Generell gilt als »beste« Zeit das Einschlafen vor 23.00 Uhr, um die Tiefschlafphasen in der Non-REM-Zeit zwischen 23.00 und 2.00 Uhr zu nutzen. Trotzdem, der Taktgeber sind Sie, Ihr individueller Tagesablauf und Ihre innere Uhr. Wenn Ihnen danach ist, später einzuschlafen, tun Sie das, allerdings möglichst immer zu festen Zeiten.

Der ruhigste Raum: Das Schlafzimmer

Ihr Schlafzimmer sollte der ruhigste Raum der Wohnung oder des Hauses sein. Für eine behagliche Nachtruhe sollte Ihr Bett bequem und groß genug sein, die Matratze und Bettwäsche von guter Qualität und aus natürlichen Materialien. Die Matratze muss den Körper vor allem in den Tiefschlafphasen, während die Muskulatur erschlafft, gut stützen. Lüften Sie Ihr Schlafzimmer vor dem Schlafengehen. Bei offenem Fenster und möglichst kalten Temperaturen zu schlafen galt lange Zeit als gesund, ist aber falsch: Schlafmediziner der Charité Berlin empfehlen eine nächtliche Raumtemperatur zwischen 16 und 23 Grad Celsius. Finden Sie selbst heraus, welche Temperatur für Sie am erholsamsten ist. Achten Sie auch darauf, dass das Schlafzimmer gut abgedunkelt ist, da Lichteinfall von außen beim Durchschlafen stören kann.

Natürliche Einschlafhelfer

Für einen guten Schlaf gibt es natürliche, gut verträgliche Mittel, wobei die empfindliche Schlafstruktur geschützt wird. Alle Naturheilmittel sind rezeptfrei in der Apotheke erhältlich, oder Sie bauen sie selbst im Garten oder auf Ihrer Fensterbank in Töpfen an. Lassen Sie sich bei Unsicherheit von Ihrem Apotheker oder Arzt beraten und eine individuelle Dosierung empfehlen:

- **Baldrian** (Valeriana officinalis L.), der Klassiker für einen gesunden Schlaf: Von der weiß blühenden Pflanze wird nur die Wurzel mit ihrem charakteristischen Geruch arzneilich verwendet. In der Volksmedizin gilt Baldrian als Nerven- und Beruhigungsmittel.
- Vom **Hopfen** (Humulus Lupulus L.) werden die Hopfenzapfen verwendet. Sie enthalten Humulon und Lupulon, Bitterstoffe, ätherisches Öl sowie Harzsubstanzen, die die beruhigende Wirkung ausmachen. Er wirkt positiv bei nervöser Erregung und Einschlafstörungen.
- Von der **Passionsblume** (Passiflora incarnata L.) wird das Kraut verwendet, das Flavonoin, Vitexin, Cumarin, Umbelliferon und Maltol enthält. Passionsblumentee wird bei Schlaflosigkeit und Nervosität empfohlen.
- Die Blätter der **Melisse** (Melissa officinalis L.) enthalten das ätherische Melissenöl mit Citronellal, Citral und Caryophyllen. Melissentee wirkt nervenberuhigend. Honig verstärkt seine Wirkung.
- **Johanniskraut** (Hypericum perforatum L.) wird in voller Blüte geerntet. Der wichtigste Wirkstoff des stimmungsaufhellend wirkenden Krauts ist neben Flavonoiden, Harzen und Gerbstoffen das Hypericin.
- Arzneilich verwendbarer **Lavendel** (Lavandula angustifolia Mill.) wirkt beruhigend auf das Zentralnervensystem. Hauptwirkstoff neben Gerbstoffen, Flavonoiden und Phytosterolen ist duftendes ätherisches Öl.

Schlaftee

Lassen Sie sich in der Apotheke diesen Tee mischen: jeweils 10 Gramm Fenchel und Kümmel, jeweils 40 Gramm Pfefferminz und Baldrianwurzel.

Für einen Viertelliter Tee brauchen Sie 1 Teelöffel der Kräutermischung. Sie können 1 Teelöffel Honig zugeben. Trinken Sie jeden Abend vor dem Schlafengehen 2 bis 3 Tassen davon.

- **Kalte Wadenwickel:** ein Klassiker bei Schlaflosigkeit und kalten Füßen. Diese Wickel sorgen für eine gute Durchblutung und schenken Ihnen ein wohliges Wärmegefühl. Tauchen Sie zwei Leintücher in kaltes Wasser, wringen Sie sie aus, wickeln Sie sie straff um Ihre Unterschenkel und darüber noch ein trockenes Tuch und dicke Wollkniestrümpfe oder einen Schal. Lassen Sie die feuchten Wickel etwa 10 Minuten einwirken.
- **Fußbad:** Füllen Sie eine Fußbadewanne mit 1 Liter Melissentee. Dann gießen Sie so viel kaltes Wasser auf, bis eine Temperatur von 33 Grad Celsius erreicht ist. Stellen Sie die Füße hinein und erhöhen Sie in der nächsten Viertelstunde durch Zugießen von heißem Wasser die Temperatur auf maximal 42 Grad Celsius. Füße gut abtrocknen, warme Socken anziehen – und gleich ins Bett.
- **Kräuterkissen:** Füllen Sie ein kleines »Schlafkissen« aus Baumwolle mit Kräutern (jeweils 40 Gramm Johanniskraut, Hopfenzapfen, Kamillenblüten, Melissenblätter) und legen Sie es auf oder neben Ihr Kopfkissen. Die ätherischen Öle sorgen für Beruhigung und einen erholsamen Schlaf. Die Wirkung hält rund eine Woche an, danach füllen Sie neue Kräuter nach.
- **Wohlfühlbad:** Geben Sie 50 Gramm Rosenblätter, 20 Gramm Pfefferminzblätter und 3 Tropfen Rosenöl in ein Säckchen oder einen Teefilter und binden Sie es zu. Übergießen Sie es in der Badewanne mit etwas heißem Wasser. Das Badewasser sollte nicht heißer als 37 Grad Celsius sein. Verrühren Sie das Rosenöl mit 3 bis 4 Esslöffeln Bienenhonig und geben Sie es ebenfalls ins Badewasser. Das Bad wirkt lindernd, beruhigend und entspannt Ihre Muskulatur.

- **Das Plus:** Versuchen Sie, so gut es geht, **positive Gefühle** im Alltag zu **mehren** und negative zu meiden. Das sorgt am Ende des Tages für die nötige innere Ruhe, um gut zu schlafen.

»Progressive Muskelentspannung«

Eine einfache und einschläfernde Entspannungstechnik, für die Sie nicht viel Zeit brauchen und deren Effekt Sie aber sofort spüren, ist die »Progressive Muskelentspannung nach Jacobson«. So geht's:

- Sie liegen entspannt auf dem Rücken (eventuell auf einer Decke), die Beine sind hüftweit auseinander, und die Arme liegen locker neben dem Oberkörper. Atmen Sie während der gesamten Übung ruhig und entspannt.
- Ballen Sie nun Ihre Hände zu Fäusten. Halten Sie die Anspannung 5 Sekunden lang, lassen Sie dann locker und spüren Sie 30 Sekunden nach.
- Winkeln Sie Ihre Unterarme an und ballen Sie Ihre Fäuste. Halten Sie die Anspannung 5 Sekunden lang, lassen Sie locker und spüren Sie 30 Sekunden nach.
- Spannen Sie jetzt Ihre Oberarme sowie den Schulter- und Nackenbereich an. Halten Sie die Anspannung 5 Sekunden lang, lassen Sie wieder locker und spüren Sie 30 Sekunden nach.
- Kneifen Sie nun Ihre Gesichtsmuskulatur zusammen. Halten Sie die Anspannung 5 Sekunden lang, lassen Sie dann locker, spüren Sie 30 Sekunden nach.
- Spannen Sie die Muskeln am vorderen Hals und Ihre Brustmuskeln an. Halten Sie die Anspannung 5 Sekunden lang, lassen Sie locker und spüren Sie 30 Sekunden nach.
- Spannen Sie Ihre Rückenmuskeln an. Halten Sie die Anspannung 5 Sekunden lang, lassen Sie wieder locker und spüren Sie 30 Sekunden nach.
- Ziehen Sie jetzt kräftig Ihren Bauch ein. Halten Sie die Anspannung 5 Sekunden lang, lassen Sie dann locker und spüren Sie 30 Sekunden nach.

- Spannen Sie Ihre Gesäßmuskeln an. Halten Sie die Anspannung 5 Sekunden lang, lassen Sie dann locker und spüren Sie 30 Sekunden nach.
- Spannen Sie Ihre Oberschenkelmuskulatur an. Halten Sie die Anspannung 5 Sekunden lang, lassen Sie wieder locker, spüren Sie 30 Sekunden nach.
- Spannen Sie Ihre Unterschenkelmuskulatur an und ziehen Sie Ihre Füße an. Halten Sie die Anspannung 5 Sekunden lang, lassen Sie locker und spüren Sie 30 Sekunden nach.
- Spannen Sie jetzt Ihren ganzen Körper an. Halten Sie die Anspannung 5 Sekunden lang, lassen Sie dann locker und spüren Sie 30 Sekunden nach.

Wenn Sie nicht einschlafen wollen und diese Übung tagsüber zwischendurch durchführen, um sich zu entspannen, zählen Sie an dieser Stelle leise rückwärts von 4 bis 1. Öffnen Sie Ihre Augen, strecken Sie sich und fühlen Sie sich wieder fit. Wenn Sie einschlafen wollen, dann verzichten Sie einfach auf das »Zurückholen«.

Entstressen

Ältere Menschen, die wenig Kummer oder Stress haben, sind offenbar besser gegen Alzheimer gewappnet als seelisch belastete. Stress allein kann zwar keine Demenz auslösen, aber, wie Sie wissen, Abbauprozesse im Gehirn fördern. Das bestätigten auch argentinische Forscher beim Europäischen Neurologenkongress (ENS) in Prag. Sie betonten die Wichtigkeit, auch in höherem Lebensalter mehr auf die seelische Gesundheit zu achten. Für ihre Studie untersuchten sie Patienten mit einer leichten bis mittleren Alzheimer-Erkrankung sowie eine gesunde Vergleichsgruppe auf das Vorkommen besonderer Ereignisse drei Jahre vor der Diagnose. Es zeigte sich, dass 73 Prozent der Alzheimer-Patienten schwere seelische Belastungen durchgestanden hatten:

Tod des Partners, eines Kindes, Gewalterlebnisse oder Autounfälle mit geringen körperlichen, aber dafür seelischen Folgen.

Eine andere Studie unter Leitung von Richard Lipton vom Saul R. Korey Department of Neurology am Albert Einstein College of Medicine in Bronx liefert starke Belege dafür, dass gefühlter Stress die Wahrscheinlichkeit erhöht, dass man im Alter leichte kognitive Beeinträchtigungen entwickelt. Dabei stellten die Forscher einen deutlichen Zusammenhang zwischen dem wahrgenommenen Stress und dem Auftreten verminderter geistiger Leistungsfähigkeit fest, auch wenn andere Risikofaktoren wie Depressionen oder genetische Veranlagung mit einberechnet wurden. Je größer die Stressbelastung eines alten Menschen – in Form ganz alltäglicher Scherereien, die immer wieder auftreten, in Kombination mit der Art und Weise, wie man mit dem Geschehen umgeht –, desto größer war auch die Wahrscheinlichkeit, leichte geistige Probleme zu entwickeln: So stieg das Risiko mit je fünf Punkten mehr auf der Stressskala um 30 Prozent. Diejenigen mit der größten Belastung hatten, verglichen mit den übrigen Teilnehmern, eine zweieinhalbmal größere Belastung.

Die gute Nachricht: Stress als Umweltfaktor lässt sich mindern, zum Beispiel mithilfe von »Achtsamkeitsbasierter Stressreduktion« (siehe unten), Verhaltenstherapie oder auch durch Medikamente.[67]

Wie gestresst bin ich?

Welche der folgenden Stressanzeichen kennen Sie von früher oder sind Ihnen aktuell vertraut?

- Ich schlafe zwar gut ein, wache dann aber nachts auf und grüble.
- Ich habe weniger Kraft für Hobbys, Freunde und Familie als früher.
- Wenn ich mich über etwas aufgeregt habe, dann grüble ich noch lange darüber nach.

- In letzter Zeit kann ich mich über nichts mehr freuen.
- Meistens fühle ich mich müde und antriebslos.
- Ich habe mehr körperliche Beschwerden als früher, zum Beispiel Kopfschmerzen, Magen-Darm-Probleme oder Verspannungen. Körperliche Ursachen findet mein Arzt nicht.
- Ich trinke mehr Alkohol, als mir guttut.
- Manchmal bin ich so erschöpft, dass mir alles wehtut.
- Meine Stimmung schwankt.

Wenn nur drei Aussagen auf Sie zutreffen, gestehen Sie sich Ihre Erschöpfung ein und treffen Sie Gegenmaßnahmen: Versuchen Sie aktiv, Ihren Lebensstil zu ändern und das Stresshormonniveau auszugleichen. Die besten Gegenmaßnahmen, die Sie selbst treffen können, sind neben einem strukturierten Alltag (bei dem ausgewogene Mahlzeiten als wichtiger Taktgeber dienen und Essen und Trinken nicht unbewusst zum Stressausgleich eingesetzt werden) ein Bewegungsprogramm, das Spaß macht (Tipps dazu auf Seite 200ff.), gezielte Entspannungseinheiten und ein erholsamer Schlaf (siehe Seite 226ff.). Da Stresshormone zu den Stoffwechselhormonen gehören, lassen sie sich durch alle Maßnahmen, die direkt den Stoffwechsel betreffen, wirkungsvoll beeinflussen. Schaffen Sie sich zusätzlich einen Ausgleich. Dies kann ein Hobby sein, das Ihnen hilft, auf andere Gedanken zu kommen, ebenso wie ehrenamtliche Tätigkeiten und weitere Möglichkeiten, sich mit anderen Menschen zu treffen und sich auszutauschen.

Zu den Entspannungsmethoden gehören spezielle Atemtechniken oder Meditationen, die man in Kursen erlernen kann. Sie können besonders in akuten Stressmomenten helfen. Gut ist auch autogenes Training. Meditative Bewegungsformen, bei denen die Atemsteuerung eine wichtige Rolle spielt, wie Tai-Chi, Qigong, Feldenkrais oder Yoga sind sehr hilfreich, um mehr Gelassenheit zu entwickeln.

Gut auf sich und andere achten: Das Prinzip Achtsamkeit

Achtsam zu sein bedeutet, ganz im Hier und Jetzt zu sein, sich durch nichts ablenken zu lassen und sich seiner Gefühle, Gedanken und Handlungen in jedem Augenblick voll bewusst zu sein. Achtsamkeit ist das Herzstück der Lehre Thich Nhat Hanhs, eines der führenden Vertreter des engagierten Buddhismus. Die Voraussetzung für ein glückliches Leben ist demnach der achtsame und liebevolle Umgang mit uns selbst und allem, was uns begegnet. Geübt wird die Achtsamkeit in erster Linie durch Meditation, wobei auch großer Wert darauf gelegt wird, die Achtsamkeit zu einer das gesamte Leben durchdringenden Geisteshaltung zu machen.

In der Alltagspsychologie versteht man unter »Achtsamkeit« meist auch »Aufmerksamkeit«, auf Englisch *mindfulness*. Der emeritierte Professor Jon Kabat-Zinn entwickelte die Entspannungstechnik »Mindful-Based Stress Reduction (MBSR)« oder »Achtsamkeitsbasierte Stressreduktion«, um besser mit Stress und Angst umgehen zu können. Heute wird MBSR von geschulten Therapeuten gelehrt: Sie besteht aus Aufmerksamkeitsübungen, verbunden mit klassisch buddhistischen Achtsamkeitsmeditationen. Sie soll eine geistige Einstellung entwickeln helfen, die am ehesten einer Art Gleichmut nahekommt. In dieser Haltung kann man das, was einen bewegt oder stresst, in Ruhe betrachten und annehmen mit allen Gedanken, Gefühlen, Erinnerungen. Die Einübung einer solchen Achtsamkeit ermöglicht uns gewissermaßen mehr Erkenntnisse über unser Leben sowie eine Art der Bewusstseinserweiterung. Sie hilft dabei, insbesondere in Stresssituationen innerlich zurückzutreten, sich selbst oder eine bedrohliche und belastende Situation nicht mehr so wichtig zu nehmen und gelassener mit Anspannung und Ängsten umzugehen.

Durch Übungen wie etwa den sogenannten Body-Scan, Atemübungen und Meditation lernen Sie, Ihre Gefühle, Gedanken und

Körperempfindungen wahrzunehmen, ohne sie zu bewerten. So beruhigen Sie sich und sind in der Lage, mit jeder Situation angemessen und gelassen umzugehen.

Sich bewusst entspannen zu können erweitert Ihre mentalen Fähigkeiten und die Kreativität. Menschen, die sich von Ruhe nervös machen lassen, fürchten sich in aller Regel davor, mit sich selbst allein zu sein. Dabei kann jeder lernen, sich angstfrei zu begegnen und auf diese Weise positiver mit den Alltagsanforderungen umzugehen. Das bewusste Entspannen ist einer der Königswege: Auf der körperlichen Ebene werden dabei Muskelspannungen gelöst, und der Atem beruhigt sich. Auch wird eine tiefe Atmung oft dadurch erst wieder möglich. Auf geistiger Ebene bedeutet das bewusste Entspannen, Gedanken (auch störende) oder Sorgen wahrzunehmen, sie aber weiterziehen zu lassen. Auf seelischer Ebene fruchtet dies in der Entwicklung von mehr Gelassenheit, mehr Selbstakzeptanz und innerem Frieden.

Der Body-Scan

Der Body-Scan löst eine Entspannungsreaktion über die Gedanken aus und wirkt so auf das vegetative Nervensystem, das alle Organfunktionen steuert, sowie die Bewegungsmuskulatur. Bei diesem Entspannungsverfahren wendet man sich ganz seinem Körper zu. So gewinnt man einen klareren Eindruck davon, was genau in einem vorgeht, und fühlt sich Gedanken und Emotionen nicht mehr hilflos ausgeliefert. Das wirkt insbesondere in oder nach akuten Belastungssituationen sehr entspannend und ausgleichend. Der Herzschlag beruhigt sich, die Körpertemperatur normalisiert sich, und man kann wieder klar denken.

Gehen Sie beim Body-Scan wie folgend beschrieben vor und gewinnen Sie mehr und mehr die Kontrolle über Ihren Körper:

- Ziehen Sie sich an einen ruhigen Ort oder in einen Raum zurück. Legen Sie sich nun bequem auf Ihre Unterlage. Die Beine sind leicht hüftbreit gespreizt, die Füße kippen nach außen. Die Arme liegen seitlich am Körper, die Hände sind entspannt und zeigen nach oben.

- Kommen Sie zur Ruhe. Atmen Sie tief in den Bauch hinein und atmen Sie ebenso tief wieder aus. Lassen Sie den Atem wieder kommen, ohne dies zu forcieren. Spüren Sie, wie sich mit jedem Atemzug die Bauchdecke leicht hebt und senkt. Lassen Sie sich etwas Zeit.
- Lenken Sie nun Ihre Aufmerksamkeit in Ihren linken Fuß. Stellen Sie sich vor, dass Sie bis in die Zehen »hineinatmen«. Spüren Sie den großen Zeh, den kleinen, die Zehen dazwischen. Schenken Sie allen Empfindungen und Spannungen Ihre volle Aufmerksamkeit: Sind Ihre Zehen warm oder kalt? Wenn Sie nichts zu spüren glauben, ist das auch in Ordnung. Welche Empfindungen auch immer auftauchen, Sie nehmen sie einfach nur wahr. Stellen Sie sich vor, dass Sie mit dem Ausatmen alle Gefühle und Spannungen loslassen.
- Auf diese Weise lenken Sie Ihre Aufmerksamkeit der Reihe nach auf Ihre Fußsohle, Ihren Fußrücken, Ihr Sprunggelenk, Ihren Unterschenkel, Ihr Knie, Ihren Oberschenkel und die Leistengegend.
- Tasten Sie so im Geiste Ihren ganzen Körper ab: vom rechten Fuß bis zur Leiste, über den Unterleib, das Gesäß und das Becken, die Wirbelsäule hinauf bis zur Schulter. Von den Fingern der linken Hand bis zur Schulter und den Fingern der rechten Hand bis zur Schulter, dann über Nacken, Hals, Gesicht, und Kopf bis zum Scheitelpunkt. Atmen Sie währenddessen ruhig und in Ihrem Rhythmus.
- Am Ende der Übung – sie dauert etwa 30 Minuten – spüren Sie noch einmal Ihrer Atmung nach, öffnen die Augen, recken und strecken sich und kommen wieder zurück ins Hier und Jetzt.

Meditation

Meditation ist eine traditionelle Methode, spirituelle Erfahrungen zu ermöglichen, aber auch um zu sich zu kommen, Körper, Geist und Seele zur Ruhe zu bringen. Besinnung und Ruhe sind die Grundlage, auf der sich Neues aufbauen kann: Entspannung und Gelassenheit, neue Ideen und Gedanken, Selbstbewusstsein. Der Psychologe Ulrich Ott, der führende deutsche Meditationsforscher, untersucht am Bender Institute of Neuroimaging (Bion) der Universität Gießen, was beim Meditieren im Gehirn passiert. Sein Fazit: Wer regelmäßig seine Aufmerksamkeit auf das Hier und Jetzt bündelt, verändere die »Architektur« seines Gehirns.[68]

Bestätigt wird dies durch die Harvard-Psychologin und US-Pionierin der Meditationsforschung Sara Lazar.[69] Sie stellte fest, dass die Hirnrinde bei regelmäßig meditierenden Probanden bis zu 5 Prozent dicker ist als die nicht meditierender Vergleichspersonen. Zudem wiesen ihre Hirngebiete für Aufmerksamkeit und Sinneswahrnehmungen deutlich mehr Nervenverbindungen auf. Am auffälligsten waren diese Veränderungen bei älteren Meditierenden, woraus Ott schließt, dass regelmäßiges Meditieren eine Ausdünnung der Hirnrinde im Alter verhindern kann.

Der erste Schritt auf dem Weg in die Ruhe ist, Abstand zu schaffen von allem, was belastet und bedrückt. Suchen Sie ein ruhiges Zimmer auf, in dem Sie nicht gestört werden.

Die Meditationsübungen können in der Rückenlage oder im Sitzen beginnen, um sich zu entspannen. Für Anfänger empfiehlt sich das Bereitstellen eines Weckers beziehungsweise Timers, damit sie lernen, einen bestimmten Zeitabschnitt lang in Ruhe zu verharren. Geübte haben diese Zeitabschnitte verinnerlicht.

Dann schließen Sie leicht die Augen oder schauen Sie ins Leere. Sie nehmen Ihre Umgebung und Geräusche noch wahr, lassen Ihre Gedanken kommen und gehen und lassen sich dann mit jedem tiefen

Ausatmen immer mehr nach innen sinken. Begeben Sie sich auf eine Bewusstseinsreise durch Ihren Körper und lassen Sie mit jedem Ausatmen ein Stück Anspannung abfließen. So können Sie nach und nach Ihre Füße und Beine, Ihr Becken, den Rücken, Bauch, Brustkorb, Schultern, Arme, Hände, Nacken, Kopf und Gesicht entspannen. Richten Sie Ihre Aufmerksamkeit dabei mehr und mehr nach innen.

Sie nehmen das Außen noch wahr, es wird jedoch zunehmend gleichgültiger. Geräusche, Bewegungen, Gedanken können Sie ruhig wahrnehmen und ziehen lassen wie Wolken am Himmel. Schauen Sie ihnen zu, ohne daran hängen zu bleiben. Nehmen Sie die Rolle eines inneren Beobachters ein, der die Dinge wahrnimmt, aber nicht mit ihnen verschmilzt. Kommen Sie in einen Zustand der Gelöstheit und gewinnen Sie Abstand zu den Dingen, was sich auch positiv auf Ihre Gesamtverfassung auswirkt, wenn Sie wieder ins Alltagsbewusstsein zurückgekehrt sind.

Meditationsmethoden (Auswahl)

- **Atemmeditation:** Eine einfache Meditationsmethode ist die Beobachtung des Atems. Hierbei wird der Atem nicht bewusst gesteuert, sondern man schaut dem Atemfluss zu. Beobachten Sie einfach sein Kommen und Gehen und das Heben und Senken Ihrer Bauchdecke. Atmen Sie tief aus, machen Sie eine kleine Atempause und lassen Sie erst dann den Atem wieder einströmen, wenn Ihr Körper das will. Der Atem gleicht so einer Welle, die kommt und geht.
- **Klangmeditation:** Diese Art der Meditation empfiehlt sich in der Gruppe. Sie können dabei Ihren Atem auch in einen Ton geben. Dabei singen Sie die Töne »O«, »M« sowie »OM« und hören im Wechsel den andern Gruppenteilnehmern zu. »OM« gilt als der uranfängliche Laut, »der Klang der Lebenskraft«. Auch Musik oder ein Mediationstext von einer CD können die innere Ruhe vertiefen.

- **Gegenstandsmeditation:** Stellen Sie eine brennende Kerze auf und schauen Sie entspannt und mit halb geschlossenen Augen in die Flamme. Nach einiger Zeit schließen Sie die Augen ganz und bilden die Flamme vor Ihrem inneren Auge ab. Wiederholen Sie dies, bis Sie sich innerlich ruhig fühlen.

Versuchen Sie, neben regelmäßigen Meditationen auch immer wieder kurz im Alltag zu meditieren. Dabei konzentrieren Sie sich nur auf das, was Sie im Moment gerade tun. Das muss nichts Weltbewegendes sein, sondern kann sich in kleinen, banalen Alltagstätigkeiten erschöpfen: Blumen gießen, sich auf ein Gespräch konzentrieren, Fenster putzen oder den Müll hinaustragen. Gerade diese sogenannten Routinearbeiten sollten wir mit einer verstärkten Bewusstheit erleben. Denn alles, was Sie tun, geschieht in Ihrer Lebenszeit. Verschwenden Sie sie nicht durch Banalitäten und mangelnde Achtsamkeit für Ihr Tun. Je öfter es Ihnen so gelingt, vom Alltag Abstand zu nehmen, desto gelassener und weniger stressanfällig werden Sie.

Einige Lebensregeln

- **Leben Sie im Hier und Jetzt:** Darin steckt eine essenzielle Lebensweisheit: *Carpe diem* (wörtlich »Pflücke den Tag!«). Nur das »Jetzt« zählt – gestern ist vergangen, und die Zukunft ist noch nicht eingetreten. Das Leben steht Ihnen nur im Augenblick zur Verfügung!
- **Seien Sie achtsam:** Versuchen Sie, allem, was Sie tun, Ihre volle Aufmerksamkeit zu schenken. Achtsamkeit ist das Gegenteil von zerstreutem Nebenher und Nebeneinander sowie »Multitasking«. Das macht nur unruhig, hektisch und unkonzentriert, sorgt für schlechte Stimmung, und Sie sind irgendwann nicht mehr bei sich und bei den Menschen, die Sie mögen.

- **Seien Sie authentisch:** Nehmen Sie auch unangenehme, leidbringende Gefühle an, zum Beispiel Ärger oder Wut, und lernen Sie, sie in ihrer Veränderbarkeit zu erkennen, gegebenenfalls zu betrauern und loszulassen. Zur Authentizität eines Menschen gehört es auch, nicht absichtlich zu lügen und sich und anderen nichts vorzumachen. Nur so können Sie zu sich selbst kommen.
- **Lieben Sie sich selbst:** Mit Egoismus hat Selbstliebe nichts zu tun. Nehmen Sie sich stattdessen als den unvollkommenen Menschen an, der auf der Reise ist, sich entwickelt und noch nicht am Ende seines Wegs angekommen ist.
- **Lernen Sie loszulassen:** Loslassen hat im buddhistischen Sinn nichts mit Gleichgültigkeit zu tun, sondern mit dem Erkennen, dass alle Dinge, das Leben und jedes Gefühl vergänglich sind. Was Sie heute haben und lieben, kann morgen schon fort sein – und wer mit Gedanken und Gefühlen gerade dieser einen Angelegenheit, aber auch einer Erinnerung oder einem Problem anhaftet, wird sich schwertun damit, danach wieder glücklich und zufrieden zu werden.
- **Gehen Sie bewusst mit Ihren Wünschen um:** Mit Wünschen fängt das Leiden an, so die buddhistische Überzeugung. Gier bringt Ärger, Wut und Zorn, wenn die Begierden und Wünsche des Ichs nicht erfüllt oder enttäuscht werden. Genauso verhält es sich mit Erwartungen, die wir in andere Menschen setzen. Bedenken Sie, dass diese anderen – Ihre Freunde, Ihr Partner, Ihre Kinder – nicht auf der Welt sind, um Ihre Bedürfnisse zu erfüllen. Nun bedeutet das keinesfalls, dass Sie keine Wünsche mehr haben dürfen. Nur Ihre Einstellung dazu sollten Sie immer wieder überdenken und überprüfen! Erwarten Sie nicht, dass die Erfüllung Ihrer Bedürfnisse zum absoluten Lebensglück führt.
- **Vertrauen Sie dem Leben:** Versuchen Sie, dem Fluss des Lebens, auch wenn er immer wieder neue überraschende und gelegentlich unangenehme Windungen bereithält, keinen Widerstand entgegenzusetzen. Dinge geschehen, Beziehungen bleiben bestehen – oder gehen auseinander. Es geht einfach darum, in Einklang mit allem zu sein. Vertrauen Sie darauf, dass

das Leben alles auf die einzig richtige, sinnvolle Art geschehen lässt. Kämpfen Sie nicht dagegen an, sondern lernen Sie auch unliebsame Entwicklungen gelassen anzunehmen. Alles hängt miteinander zusammen – setzen Sie einen Fuß vor den anderen, gehen Sie einfach Ihren Weg.

Lebensrückblicktherapie

Viele ältere Menschen mit seelischen Problemen, Depressionen oder Kindheits- oder Kriegstraumata scheuen sich, professionelle Hilfe anzunehmen. Dabei können ungelöste biografische Konflikte tief in das Krankheitsgeschehen der Demenz hineinwirken. Manche Alzheimer-Patienten verspüren dann später das dringende Bedürfnis, eine bestimmte Aufgabe oder ein Problem zu lösen, oder sie möchten alte Konflikte beilegen.

Je früher die belastenden Erfahrungen deshalb besprochen werden, desto ruhiger werden die Betroffenen. Vor allem im Alter ist das Erinnern und Berichten wichtig, da sich viele Senioren häufig Fragen zur eigenen Persönlichkeit (»Wer bin ich?«, »Was ist aus mir geworden?«) und zum Sinn ihres Lebens stellen. Der strukturierte Lebensrückblick, bei dem Patienten im therapeutischen Gespräch lernen, einen positiven Blick auf die Vergangenheit zu werfen, wurde bereits von dem amerikanischen Gerontologen Robert N. Butler[70] in den Sechzigerjahren beschrieben. Dabei geht man in drei Schritten vor: Zunächst wird bilanziert, welche Ereignisse zu den unglücklichen und welche zu den glücklichen Erinnerungen gehören. Dann wird besprochen, welchen negativen Erfahrungen man positive Assoziationen geben beziehungsweise wie man ihnen im Nachhinein Sinn für die eigene Entwicklung verleihen kann. Zuletzt wird das Erinnerungsvermögen gefördert, indem die Frage gestellt wird, welchen Ereignissen die Patienten in Zukunft mehr Bedeutung beimessen wollen.

Zu den wichtigsten Themen im Lebensrückblick gehören die eigene Ursprungsfamilie, die Schul- und Ausbildungszeit, Liebesbeziehungen, Kinder, der berufliche Weg, Erfahrungen mit Tod und Krankheit und die Zukunft. All diese Themen bieten Konfliktpotenzial, können aber auch viel Zuversicht bieten. Hilfreich sind dabei alte Fotos, Briefe oder Tagebucheinträge. Am Ende der Therapie findet die Integration des Erlebten statt. Es wird bilanziert: Was hat man im Leben gelernt? Was würde man anders machen? Was sind die drei wichtigsten Erfahrungen im Leben? Eine überstandene Krankheit hat den oder die Betreffende(n) vielleicht gelehrt, wie gut es sich anfühlt, seine Lebendigkeit zu genießen. Der Tod eines Partners hat einem neue Wege geöffnet zu neuen Freundeskreisen. Die Wut auf einen Elternteil belastet vielleicht immer noch (unnötig) das Heute.

Eine Lebensrückblicktherapie kann so das Leben (auch von Jüngeren) bereichern, indem die eigene Biografie und das Leben selbst in seiner Endlichkeit akzeptiert wird.[71]

Gehirntraining

Zwischen dem fünfzigsten und dem achtzigsten Lebensjahr nimmt das Gehirnvolumen im Durchschnitt um 10 Prozent ab. Der frontale Kortex, also das Areal, das für Organisation und Planung zuständig ist, und der Hippocampus, der für das Langzeitgedächtnis verantwortlich zeichnet, leiden unter dem Schwund am stärksten. Trotzdem können sich im älteren Gehirn wieder neue Neurone bilden, wie wir wissen.

Gleichzeitig wurde beobachtet, dass sich die Hirnaktivität bei älteren Menschen von den hinteren in die vorderen Regionen verlagert (PASA-Effekt, *posterior-anterior shift in aging*). Dieser Prozess hilft offenbar dabei, altersbedingte neuronale Einbußen auszugleichen. Außerdem nutzen aus dem gleichen Grund Senioren beide Hemisphären für Aufgaben, die jüngere vornehmlich mit einer Hirnhälfte meistern.

In mancher Hinsicht ist das alternde Denkorgan dem jüngeren sogar überlegen. Während es in vielen Bereichen an Leistungsfähigkeit einbüßt, gewinnt es an anderer Stelle wieder dazu. Berühmte alte Menschen, die bis ins hohe Alter durch geistige Leistungen beeindruckten, waren zum Beispiel der ehemalige deutsche Bundeskanzler Helmut Schmidt, der Nobelpreisträger Eric Kandel oder der Pianist Arthur Rubinstein.

Um die kognitiven Fähigkeiten so lange wie möglich zu erhalten, können wir sehr viel tun, wie Sie auf den letzten Seiten erfahren haben. Neben gehirnschützender Ernährung, Bewegung, erholsamem Schlaf und einem effektiven Stressmanagement hilft auch das gezielte Training des Geistes. Dabei hilft ein kurzfristiges Training (»Gehirnjogging«) übrigens eher wenig. Man muss also ständig und regelmäßig üben. Besonders wichtig ist die emotionale Komponente. Das Getane muss Freude bereiten und einen im Inneren ansprechen.

Der Gehirnforscher Gerhard Roth, einer der renommiertesten deutschen Neurowissenschaftler an der Universität Bremen, betont, dass die eigene geistige Tätigkeit einen intensiv und ausdauernd emotional berühren muss. Sie muss für einen selbst relevant sein und vielleicht auch für andere Menschen. Im besten Fall bilden dann die geistige Leistung und die Emotion eine Einheit. Besonders fit im Kopf bleiben Menschen, die im Chor singen, in einem Orchester spielen, sich interessiert Vorträge anhören oder auch Kreuzworträtsel lösen und regelmäßig spielen. Wer aktiv am gesellschaftlichen Leben teilnimmt, weiterarbeitet, sich sozial oder ehrenamtlich engagiert und schöpferisch tätig ist und dabei immer wieder Neues lernt, kommt allgemein mit dem Alter besser zurecht.

Training für die Sinnesorgane

Augen, Nase, Ohren, Zunge und Haut vermitteln uns unsere Weltsicht. Im Alter werden die Sinnesorgane naturgemäß schwächer. Doch mit einigen Methoden kann man den Prozess bei manchen von ihnen wirkungsvoll verlangsamen – und wenn Sie Ihre Sinne und Ihre Wahrnehmung trainieren, trainieren Sie in erster Linie Ihr Gehirn.

Vitamine in rotem und gelbem Gemüse und Obst stärken die Augen (siehe auch Seite 152). Durch Bewegung wird der Blutfluss angeregt, und damit werden die Sinneszellen in der Netzhaut der Augen besser versorgt. Wenn man sich jeden Tag bewusst einige Minuten seinem Riechsinn widmet, kann man seine Empfindlichkeit für Düfte stärken. Riechen Sie beispielsweise mit geschlossenen Augen an Lebensmitteln und Gewürzen.

Für die Stärkung der visuellen Wahrnehmung hilft das Vorstellungsvermögen: Schließen Sie die Augen und denken Sie an einen Anblick oder ein Bild, das eine wichtige Bedeutung für Sie hat. Das kann eine Fotografie sein, eine Landschaft oder ein Symbol. Konzentrieren Sie sich stark auf dieses Bild. Wenn störende Gedanken auftauchen, lassen Sie sie ziehen und wehren Sie sich nicht dagegen. Konzentrieren Sie sich einfach weiter auf das innere Bild.

Meditationen und Übungen für geistige Fitness

Gehmeditation

Mit dieser klassischen Übung aus dem Zen-Buddhismus können Sie den Fokus auf Ihr Inneres in Bewegung halten und vertiefen. Jeder einzelne Schritt ist die Übung. Die Konzentration liegt dabei ganz auf den Fußsohlen.

Für die Zen-Gehmeditation bedecken Sie Ihre rechte innere Hand mit der linken Hand, wobei die Daumen verschränkt sind. Legen Sie Ihre Hände vor den Solarplexus und gehen Sie in normaler Geschwindigkeit.

Üben Sie zunächst im Rhythmus Ihrer natürlichen Atmung. Später können Sie Ihren Atem mit den einzelnen Schritten koordinieren und Gehen und Atmen verbinden.

Beim langsamen Gehen atmen Sie auf dem linken Schritt ein und auf dem rechten Schritt wieder aus.

Beim schnelleren Gehen können Sie die Atmung mit der Geschwindigkeit des Gehens verbinden. Gehen Sie auch beim schnelleren Gehen ruhig Schritt für Schritt.

Wichtig ist immer, die Konzentration auf die Fußsohlen zu sammeln. Im schnellen Gehen ist die Konzentration auf jeden einzelnen Schritt gerichtet. Im langsamen Gehen kann man sich mehr auf den Ablauf der Schritte konzentrieren, das heißt auf das Anheben, Nach-vorn-Bewegen und Absenken eines Fußes. Kommen Sie immer wieder zurück auf den Boden unter Ihren Füßen, achten Sie auf Ihre Fußsohlen.

Versuchen Sie, täglich 10 bis 20 Minuten Gehmeditation im Freien oder in Haus oder Wohnung zu üben. Nutzen Sie dazu alltägliche Situationen wie den Weg zum Auto, zum Bus oder Zug, zur Haustür, zur Toilette oder Bürokantine. Sie können die Übung noch vertiefen, indem Sie eine gewisse Strecke rückwärtsgehen.

Den Atem beobachten

Die folgende Übung ist ebenfalls eine einfache Meditationsübung, die den Geist wach macht (siehe auch den Abschnitt »Meditation« auf Seite 205ff.).

Ziehen Sie sich zurück, um für eine Weile in Ruhe zu sein. Setzen Sie eine bestimmte Zeitspanne zwischen 10 und 20 Minuten fest (verwenden Sie eventuell einen Timer). Achten Sie darauf, dass Sie diese Zeit ganz für sich haben.

Setzen Sie sich nun aufrecht auf ein Kissen oder einen Stuhl, Ihre Schultern sind entspannt. Ihr Blick ist nach vorn gerichtet. Legen Sie Ihre Hände ineinander vor Ihren Unterbauch und spüren Sie Ihre Atembewegungen in Ihrer Mitte.

Jetzt lassen Sie den Atem ganz natürlich in sich einströmen. Dabei hebt sich Ihr Unterbauch. Mit dem Ausatmen wird Ihr Unterbauch wieder flacher, und Sie zählen nun während des gesamten Ausatmens Ihren Atem. Sie beginnen mit: »Einsss.«

Danach folgt eine kurze natürliche Atempause, und Ihr Atem hebt wieder Ihren Unterbauch im Einatmen.

Dann zählen Sie beim nächsten Ausatmen: »Zweiii.«

Es folgt eine kurze natürliche Atempause, und Ihr Atem hebt wieder langsam Ihren Unterbauch im Einatmen.

Nun zählen Sie beim nächsten Ausatmen: »Dreiii.«

Danach folgt wieder eine kurze natürliche Atempause, und Ihr Atem hebt wieder Ihren Unterbauch im Einatmen.

Wenn der Zeitraum, den Sie sich für das Üben vorgenommen haben, zu Ende ist, öffnen Sie Ihre Augen, strecken Ihre Beine und stehen langsam wieder auf.

Sie können dieses Zählen des Ausatmens von eins bis zehn durchführen und beliebig oft wiederholen oder die gesamte Übungszeit fortwährend durchzählen. Sollten Sie während des Zählens wieder zu denken beginnen, dann fangen Sie neu bei »Einsss« an. Werten Sie störende Gedanken nicht, sondern beginnen Sie einfach immer wieder neu.

Routinen durchbrechen

Gewohnheiten schenken Sicherheit und Stabilität. Sie sind aber auch Zeichen einer reduzierten geistigen Beweglichkeit, denn sie fordern das Gehirn kaum. Brechen Sie deshalb gezielt immer wieder aus Ihren Routinen aus und beschreiten Sie neue Wege. So können Sie im Alltag nebenbei Ihr Gedächtnis trainieren.

Neue Wege erkunden

Jeden Weg, den wir regelmäßig gehen, beherrschen wir irgendwann, und es stellt sich ein gewisser Automatismus ein. Eine Herausforderung für Ihr Gehirn ist es, einmal eine ganz neue Strecke zum Supermarkt oder zu Freunden zu gehen.

Vielleicht ist es auch das Leben an sich, das festgefahren und in gewisser Weise in Routine erstarrt ist. Man erledigt seinen Alltag, doch etwas im Inneren scheint zu fehlen. Die folgende Übung kann Ihnen eine Hilfe bieten, in jeder Hinsicht neue Wege im Alltag zu beschreiten:

- Nehmen Sie sich einen Nachmittag lang Zeit und nichts weiter vor, als an diesem Tag einmal völlig unbekannte Wege zu beschreiten. Kleiden Sie sich bequem und der Witterung entsprechend.
- Verzichten Sie auf eine Uhr, ein Handy, einen Kompass, eine Wanderkarte oder einen Stadtplan. Vertrauen Sie auf sich und den Weg, der sich Ihnen darbietet.
- Nehmen Sie sich kein konkretes Ziel vor und gehen Sie hinaus.
- Versuchen Sie Ihren Weg mit jedem Schritt als Ziel zu erfahren und den Moment als Geschenk. Gehen Sie mit offenen Augen durch die Landschaft, durch Ihren Ort, den Park, einen Wald oder Ihre Stadt und nehmen Sie alles bewusst und neugierig wahr.

- Lassen Sie sich überraschen von Ihrem intuitiv gewählten Weg unter Ihren Füßen und bleiben Sie offen für das oder denjenigen, das oder der Ihnen auf Ihrem Weg begegnet.
- Wenn Sie das Gefühl haben, es ist gut, dann machen Sie sich wieder auf den Rückweg.

Staunen wie ein kleines Kind

Für das ältere Gehirn sind junge Menschen und Kinder ein echter Jungbrunnen. Kinder haben ein unbändiges Bedürfnis, die Welt zu entdecken und zu verstehen, sie lernen jeden Tag, haben echten Entdeckergeist und viel Schwung. Wer sich einmal ein paar Stunden mit einem Kind und seinen Fragen beschäftigt hat, weiß, dass dies unglaublich fordernd und zugleich sehr unterhaltsam ist. Warum ist der Himmel blau? Wie funktioniert der Motor von Papas Auto? Gibt es Gott? Komplexe Dinge dann so in Worte zu fassen, dass die Kleinen mit ihrem schnell arbeitenden Verstand dies auch verstehen, ist eine Gehirnleistung der Sonderklasse. In dem Moment, in dem Sie Ihr Wissen weitergeben, lernen Sie selbst wieder viel dazu.

Kinder sind echte Philosophen in ihrer Neugier der Welt gegenüber und vor allem ihrer Unvoreingenommenheit. Zudem geben Sie Ihre Zugewandtheit eins zu eins zurück. Wenn Sie keine eigenen Enkel haben, engagieren Sie sich gegebenenfalls in der Nachbarschaft, als »Ersatzoma« oder »-opa«, wenn dies gewünscht ist. Ihre Lebenserfahrung und Ihre Gelassenheit sind höchstwahrscheinlich sehr gefragt.

Ein neues Hobby finden

Japanisch lernen, einen Keramikkurs besuchen, an der Uni Vorlesungen hören, Zentangles zeichnen, ein Boot bauen, Saxophon lernen, sich mit Quantenphysik beschäftigen ... Es gibt zahllose anspruchsvolle Freizeitbeschäftigungen, die die Synapsen in Ihrem Kopf zum Knistern bringen.

Zudem ist der Zuwachs an Können und Wissen ein tolles Erfolgserlebnis, wodurch Sie sich immer wieder motivieren. Sie erkennen neue Zusammenhänge, haben frische Einsichten. Am besten beschäftigen Sie sich jeden Tag für eine gewisse Zeit mit etwas Anspruchsvollem, Schwierigem. Das Denken darf dabei ruhig auch einmal »wehtun«, so der bereits zitierte Professor Gerhard Roth. Aber es sollte unbedingt Spaß machen. Denkarbeiten, die keine Freude bereiten und die man nicht als Gewinn empfindet, laugen eher aus und machen negativen Stress. Denn nur durch positive geistige Anstrengungen werden im Gehirn die Neurotransmitter wie Acetylcholin oder Dopamin ausgeschüttet. Und diese fördern nachweislich die Plastizität des Gehirns.

Mit links die Zähne putzen

Klingt albern, ist aber koordinativ anspruchsvoll. Beim ersten Mal geht vielleicht etwas Zahnpasta daneben. Doch je mehr wir üben, desto schneller passt sich das Gehirn daran an, dass Sie alltägliche Tätigkeiten wie das Zähneputzen mit der ungewohnten Hand erledigen. Linkshänder probieren es natürlich mit rechts. Variieren können Sie die Übung, indem Sie mal versuchen ein, zwei Sätze ordentlich lesbar mit links zu schreiben.

Neue Kochrezepte ausprobieren

Viele von uns kochen immer das Gleiche. Dabei liebt unser Geschmackssinn, der eng mit dem Riechzentrum verknüpft ist, neue

Sinnesreize. Neue Geschmacksnoten im Küchenrepertoire regen die Sinneszentren im Gehirn an und wirken stimulierend.

Im Internet gibt es zahllose Möglichkeiten, um sich durch neue Rezepte inspirieren zu lassen. Im Buchhandel finden Sie Kochbücher mit Gerichten aus aller Welt. Oder schauen Sie einfach in Ihren Kühlschrank, was Sie alles dahaben, und suchen Sie anhand der Zutaten und eventueller Zukäufe neue Kombinationen für kulinarische Erlebnisse.

Ohne Einkaufszettel zum Supermarkt

Schreiben Sie sich immer auf, was im Kühlschrank fehlt, oder machen Sie sich Merklisten mit allem, was noch zu tun ist. Dann konzentrieren Sie sich im Vorfeld auf alles, was Sie brauchen und was ansteht, und gehen beim nächsten Mal bewusst ohne Zettel einkaufen beziehungsweise an die Erledigung Ihrer Aufgaben.

Angestammte Sitzplätze tauschen

Vater am Kopf des Tischs, Mutter gegenüber, die Kinder dazwischen. Selbst wenn diese längst aus dem Haus sind, rüttelt keiner an der Sitzordnung am heimischen Esstisch. Die meisten Menschen bevorzugen Stammplätze. Aber wetten, das Zimmer wirkt aus einer neuen Perspektive erfrischend anders? Das können Sie übrigens auch mal im Auto ausprobieren. Wenn beide Auto fahren können, sollte jeder mal ans Steuer und mal als Beifahrer auf dem Stadtplan nach dem richtigen Weg suchen.

Eine andere gute Übung könnte sein, das Auto im mehrstöckigen Parkhaus abzustellen und es nach dem Stadtbummel ohne Weiteres wiederzufinden.

Die Gehirnkapazität erweitern

Zahlreiche Anbieter von sogenannten »Gehirnjogging«-Produkten versprechen ihren Nutzern enorme Verbesserungen ihrer geistigen Fitness. Solche Behauptungen – wie eine Zunahme der Gehirnleistung um 40 Prozent und Ähnliches – sind allerdings maßlos übertrieben. Kein Mensch kann seine geistigen Kapazitäten von einem Tag auf den anderen so vergrößern. Das funktioniert nur, wenn man bereits in jungen Jahren viel für sich und seine Gehirngesundheit tut. Allerdings kann man einzelne Fähigkeiten gezielt trainieren, diese lassen sich auch testen:

- **Arbeitsgedächtnis:** Hiermit merken wir uns Zahlen, Wörter oder Zusammenhänge und verarbeiten sie.
- **Langzeitgedächtnis:** Damit merken wir uns im besten Fall ein Leben lang bestimmte Eindrücke und Fakten.
- **Kognitive Kontrolle:** Dadurch sind wir in der Lage, planmäßig und strategisch zu denken.
- **Logisches Denken:** Damit können wir Probleme lösen und Schlüsse ziehen.
- **Verarbeitungsgeschwindigkeit:** Hiermit wird das Tempo bezeichnet, mit dem wir Reize aufnehmen, verarbeiten und darauf reagieren.

Neue Medien nutzen

Nein, das Internet verblödet keineswegs. Das Gegenteil stimmt! Suchen Sie die Herausforderung durch die neuen Medien, wenn Sie es nicht ohnehin schon tun, und erhalten Sie so ein kostengünstiges Hirntraining. Multitasking und digitaler Alltag versorgen Ihre Steuerzentrale im Kopf mit jeder Menge Informationen. Nach Ansicht des Entwicklungspsychologen Prof. Detlef Rost von der Universität Marburg verbessert dies die geistigen Fähigkeiten. »Um sich in unserer Welt zurechtzufinden, braucht man schlichtweg mehr Intelligenz als früher.«[72] Wie schnell sich das Gehirn auf die neuen Bedingungen einstellt, zeigen Ergebnisse des Neurowissenschaftlers Gary Small von der University of California. Schon nach fünf Tagen Training mit dem Internet wurden bei älteren Teilnehmern Hirnbereiche wie zum Beispiel der Hippocampus immer aktiver.

Weiterarbeiten!

Viele Menschen freuen sich auf ihren Ruhestand, wenn der Stress im Job mal wieder überhandnimmt. Dann kann man sich in Ruhe um Haus oder Wohnung und Garten oder Balkon kümmern oder endlich mal viel reisen. Doch macht der Ruhestand einen wirklich glücklicher als der Arbeitsalltag? Eine Studie des kanadischen Wirtschaftswissenschaftlers Ehsan Latif von der Thompson Rivers University in Kamloops hat das Wohlbefinden von Senioren nach Eintritt in die Rente untersucht.[73] Er stellte fest, dass diese etwas zufriedener waren als die arbeitende Vergleichsgruppe. Stress, Anspannung und Leistungsdruck waren gesunken. Das hebt das Wohlbefinden. Ist zugleich die Gesundheit gut, die Beziehung zufriedenstellend und sind die Faktoren Bildung, höheres Einkommen und ein Eigenheim vorhanden, steigert dies die Zufriedenheit noch mehr. Über Glück und Unglück im Ruhestand entscheidet aber auch maßgeblich die Persönlichkeit eines Menschen. Dies zeigte eine Studie von Oliver Robinson von der University of Greenwich in London.[74] Das Forscherteam kam zu dem Ergebnis, dass besonders solche Senioren in der Lage waren, sich neuen Aufgaben jenseits von Karriere und Beruf zu widmen, die sehr offen und gewissenhaft waren. Emotional labile Ältere hingegen kehrten dem Berufsleben vor allem aufgrund von negativ erlebtem Stress den Rücken. Das wirkt sich auch negativ auf den Ruhestand und die Kreativität aus, wie man mit dieser Zeit positiv umgehen kann.

Was die italienischen Sozialökonomen Fabrizio Mazzonna und Franco Peracchi von der Universität Tor Vergata in Rom hingegen feststellten, war der rapide geistige Abbau bei Senioren, die nicht mehr arbeiteten.[75] Die Forscher vermuten, dies liege daran, dass, wer aus dem Arbeitsleben ausscheidet, den Anreiz verliert, sein Gehirn weiterhin mit anspruchsvollen Aufgaben zu schulen. Besonders schwer kann dies Menschen betreffen, die vor dem Eintritt in die Rente intellektuell herausfordernden Tätigkeiten nachgingen. Andererseits verfügen solche über eine höhere sogenannte »kognitive Reserve«. Sprich, wer keinen intellektuellen Stillstand einkehren lässt, ist auf der sichereren Seite.

Anders verhält es sich bei Menschen, die nur ihren (prestigeträchtigen) Beruf als sinnstiftenden Lebensinhalt betrachteten. Mit Eintritt ins Rentenalter steigt deren Alzheimer-Risiko beträchtlich. Auch Gerhard Roth betont die Notwendigkeit, im Alter sein Gehirn durch Arbeit zu Hochleistungen anzuspornen. So können Ärzte, Anwälte oder Ingenieure beispielsweise im Alter ihr Fachwissen zur Verfügung stellen. Dann mag man sich auch sozial oder ehrenamtlich engagieren: So können zum Beispiel bedürftige Familien sinnvoll unterstützt werden. Vor diesem Hintergrund bezeichnet der Neurowissenschaftler insbesondere die Frühverrentung als »emotionales und kognitives Desaster«.

Sex regt das Denken an

Sexualität gehört zu den elementaren Grundbedürfnissen des Lebens und ist deshalb auch wichtig für die Gehirnleistung. So werden beispielsweise während eines Orgasmus bestimmte Regionen in der rechten Gehirnhälfte aktiviert. Das löst Veränderungen in der Hormon- und Neurotransmitterproduktion aus, die positive Effekte für den gesamten Körper und Geist haben.

Tatsächlich scheint es ja so, dass beim Sex das Gehirn ausgeschaltet wird und die Regionen in der Körpermitte die Regie übernehmen. Da sollte man sich nicht täuschen, denn das Liebesspiel wirkt höchst anregend auf unsere grauen Zellen, schließlich findet ein komplexes Zusammenspiel von Nervenzellen und Botenstoffen statt, das wir als Leidenschaft empfinden. Welche Rolle das Hirn als Taktgeber der Lust spielt, ist teilweise ganz gut erforscht. Man weiß, dass beispielsweise Dopamin schon beim Schmusen und Liebkosen in großen Mengen ausgeschüttet wird. Der Botenstoff aktiviert das Belohnungssystem im Gehirn, dadurch entsteht das euphorische Gefühl. Das führt dazu, dass man unbedingt weitermachen will – bis zum Orgasmus, wonach sich die Großhirnaktivitäten und die im Hypothalamus stark verringern. Ein starker Serotoninschub sorgt dann für das Gefühl tiefer Befriedigung.

Nun ist Sexualität im Alter oft ein Tabuthema. Dabei nimmt die Zufriedenheit mit dem eigenen Sexualleben einer wissenschaftlichen Umfrage zufolge bei Senioren eher zu – zumindest, wenn sie in Partnerschaften leben. Die Rostocker Medizinsoziologin Dr. Britta Müller widmete sich innerhalb der Multicenter-Studie ILSE, die seit 1993 an den Universitäten Rostock, Leipzig und Heidelberg mit insgesamt 1390 Teilnehmern läuft, diesem Thema. Dabei hat Sexualität viele Gesichter: Mit zunehmendem Alter komme dabei auch kleinen Zärtlichkeiten größere Bedeutung zu, die auch ritualisiert würden – dem Versichern körperlicher Nähe, liebevollen Blicken.

Bei Männern und Frauen zeigten sich ähnliche Ergebnisse, allerdings räumten Männer Zärtlichkeit und Sexualität eine höhere Priorität ein als Frauen. Dabei stellte Müller auch fest, dass Menschen, die in jüngeren Jahren sexuell aktiver waren, dies auch im Alter bleiben. Umgekehrt hieße das, dass Menschen, die im Laufe ihres Lebens kein großes Interesse an sexuellen Aktivitäten hatten, dies im Alter weiter reduzieren. Auch chronische Erkrankungen und die Einnahme bestimmter Medikamente beeinflussten die sexuelle Aktivität. Wenn die

Sexualität zeitlebens eine positive Rolle spielt, wirkt sich dies auf jeden Fall positiv auf das Gehirn aus: »Nachweislich bleiben durch Aktivitäten im Alter – und dazu gehört auch ein ausgefülltes Liebesleben – die kognitiven Fähigkeiten länger erhalten.«[76]

Freundschaften pflegen

Anregungen für unseren »Denk- und Fühlapparat« bekommen wir also nicht nur aus Büchern und Zeitungen oder dem Internet. Der Input anderer im direkten Kontakt ist noch weit wichtiger. Denn der Mensch ist nicht nur ein Wesen, das rein biologisch in jeder Hinsicht auf Bewegung und Bewegtheit gepolt ist. Er ist auch ein zutiefst soziales Wesen. Seit Jahrmillionen leben wir in Gruppen. Wer einsam ist und lange allein lebt ohne Partnerschaft und/oder Freunde, aktiviert dieselben Hirnareale, die bei Schmerz arbeiten. Alleinlebende haben ein doppelt so hohes Alzheimer-Risiko wie Menschen in einer Partnerschaft. Wenn wir uns hingegen mit Menschen umgeben, die wir mögen und mit denen wir uns wohlfühlen, schüttet das Gehirn Botenstoffe aus, die Stress abbauen und uns Wohlgefühl schenken. Nichts regt außerdem den Geist so an wie menschliches Miteinander. Wenn wir im Kontakt sind, müssen wir unentwegt Gesten, Mimik, Gedanken und Gefühle richtig deuten, um angemessen auf das Gegenüber einzugehen. Außerdem müssen wir gleichzeitig auf uns achten und sensibel für die eigenen Bedürfnisse bleiben.

In Gemeinschaft mit anderen ist der Geist immer gefordert. Insofern stellt Mannschaftssport oder alles, was wir mit anderen gemeinsam tun (zum Beispiel im Chor singen, wandern), eine ganz besondere Herausforderung für unsere grauen Zellen dar.

Ob mit Partner, Freunden oder Fremden – bleiben Sie im Austausch mit anderen! Informieren Sie sich, welche Gruppenangebote es in Ihrer Umgebung gibt. Volkshochschulen oder ehrenamtliche Einrichtungen sind oft gute Anlaufstellen, um Kontakte zu knüpfen und zu pflegen.

Spielen

Spiele wie Schach, Siedler von Catan, aber auch Canasta oder Bridge bieten Herausforderungen und berühren durch ihre Komplexität viele Facetten unseres Denkens und Fühlens. Dabei ist der emotionale Prozess beim Spielen oft entscheidender als der Inhalt. Jedes Spiel erfordert Konzentration, Kreativität, Wachsamkeit, Bewertung von Ideen und das Treffen von Entscheidungen. Durch den Wettbewerbs- und sozialen Charakter ist der Kontext immer komplex und weckt Emotionen.

Lebenslanges Training der grauen Zellen

William Jagust ist Professor für Neurowissenschaften und Public Health an der University of California in Berkeley bei San Francisco. Er ermittelte bei sechzig Studienteilnehmern im Seniorenalter die Menge an Beta-Amyloid-Ablagerungen im Gehirn.[77] Dabei zeigte sich, dass Personen, die ihr Leben lang geistig wenig aktiv waren, ähnlich viele Ablagerungen aufwiesen wie Alzheimer-Patienten. Geistig rege Senioren dagegen wiesen eher Werte auf wie junge Erwachsene. Wichtig ist dabei offenbar: Das Training für die grauen Zellen muss lebenslang erfolgen. Erst im Alter damit zu starten nützt nicht mehr so viel.

Soziales Engagement stiftet Lebenssinn

Soziales Engagement im Alter, sei es innerhalb der eigenen Familie oder für andere Menschen, scheint unabhängig vom Bildungsgrad am meisten zum Erhalt unseres Denkorgans beizutragen. Auch dieses Muster scheint tief in unserem biologischen Programm verankert zu sein. Wir brauchen seit jeher unsere Mitmenschen, um im Verbund zu überleben. Bei zwischenmenschlichen Interaktionen schüttet unser Gehirn zahlreiche hormonelle Wachstumsfaktoren aus. Das gilt besonders für das Alter. Eine Studie zeigte, dass ein Sinn im Leben den kognitiven Abbau bei einer beginnenden Alzheimer-Demenz verzögern kann. Patricia Boyle von der Rush University in Chicago[78] ermittelte dabei mit zehn Fragen der Ryff's Scale of Psychological Well-Being, wie sinnhaft die Teilnehmer ihr Leben empfanden. So wurde beispielsweise gefragt, ob sie noch gern Pläne für die Zukunft schmiedeten, ob sie sich noch Ziele setzten oder dies für Zeitverschwendung hielten, ob sie zu den Leuten gehörten, die »ziellos durchs Leben streiften«, oder ob sie ihre täglichen Aktivitäten für banal und unwichtig hielten.

Nach etwa vier Jahren waren 264 der Teilnehmer gestorben. Bei ihnen schauten die Forscher in Gehirnautopsien nach Alzheimer-Spuren wie Amyloid-Plaques und Tau-Fibrillen. Das Ergebnis: Menschen, die ihr Leben als sehr sinnhaft empfinden, können den Prozess nicht bremsen, denn in ihren Gehirnen fanden sich nach dem Tod ähnlich viele Alzheimer-Plaques und Tau-Fibrillen wie bei Teilnehmern, die in ihrem Leben keinen großen Zweck mehr sahen. Allerdings unterschieden sich diese Personen bei den kognitiven Fähigkeiten: Bei ähnlichen histologischen Befunden hatten Teilnehmer mit einem starken Lebenssinn vor ihrem Tod eine deutlich bessere kognitive Leistung als solche, die im Ryff's-Test schlecht abschnitten.

Fazit: Wer sein Leben als sehr sinnvoll erachtet, ist in der Regel auch geistig und sozial aktiv, ist eher glücklich und zufrieden und tendiert zu einem hohen soziökonomischen Status. Dies, so die Studienautoren, könnte die neuronale Reserve verstärken: Das Gehirn arbeitet effizienter und ist dadurch noch länger in der Lage, schädliche Prozesse auszugleichen. Woran das liegt: Menschen, die einen Lebenssinn empfinden, haben in der Regel Ziele, müssen Prioritäten setzen und lassen sich nicht fremdbestimmen oder »stressen«. Zudem haben sie wesentlich mehr Erfolgserlebnisse als andere und sehen sich selbst in einem größeren Zusammenhang. Ihr Tun, Fühlen und Denken verbindet sie mit anderen.

So schließt sich der Kreis, denn einmal mehr wird bestätigt, was schon in der Einleitung dieses Buches gesagt wurde: Unser Gehirn mag das, was auch dem Herzen guttut. Bewegung und Training – in körperlicher wie geistiger Hinsicht –, indem wir viel für unsere grauen Zellen tun: das Richtige essen und trinken, auf unsere Schlafqualität achten und ein anregendes Leben führen mit liebevollen Sozialkontakten und einer beständigen, vielfältigen Forderung unseres Denkorgans.

Anhang: Infos aus der Neuro-Biochemie

Maßnahmen, die den körpereigenen Schutz und die Reparatursysteme aktivieren

Eine körpereigene Substanz aus der Glykobiologie ist das Glucosamin. Glucosamine gehören in die Gruppe Zucker-Eiweiß-Zucker-Moleküle, der sogenannten Glykosaminoglykane und der Heteroglykane. Diese Moleküle sind essenziell für viele Reparaturprozesse im Körper. Bekannt sind sie aus dem Bereich der Orthopädie und Schmerztherapie. Glucosamin kann vor diesem Hintergrund antientzündliche und schmerzhemmende Wirkungen entfalten.

Umgekehrt ist ein Mangel an Glucosamin regelmäßig mit hohen toxischen Ammoniakspiegeln verbunden. Dieser Zusammenhang wurde schon Ende der Neunzigerjahre von dem Professor für Anatomie Hartmut Heine beschrieben. Sehr detailliert konnte Heine die Stoffwechselwege von Zuckerüberfrachtungen zu toxischen Glykierungen (wie bei HbA1c) mit AGEs *(advanced glycated endproducts)* und zu überschießendem oxidativem Stress (ROS) entschlüsseln. Dadurch reduzierte Aktivitäten der Glutaminsynthetase führen über vermindertes Glucosamin und erhöhtes Ammoniak zur Schwellung und Funktionsminderung der Astrozyten und darüber zu Nervenzelltot. Zusammenfassend sagt schon er: »Das Ammoniakproblem bei AD [bei Alzheimer] sollte intensiver untersucht werden.«[79]

Am Max-Planck-Institut für Biologie des Alterns in Köln haben Wissenschaftler entdeckt, dass körpereigenes N-Acetylglucosamin zudem die Abwehrmechanismen gegen neurodegenerative Erkrankungen wie Alzheimer und Parkinson-Syndrom stärken kann.

Zum einen können Glucosamine den regelrechten Faltungsprozess von Proteinen fördern, zum anderen ist es offenbar in die Maschinerie der Qualitätskontrolle von Proteinen ebenso involviert wie in die Stärkung des Organismus, toxische Ablagerungen und Aggregationen abzubauen und zu entsorgen.[80] Außer der vorbeugenden Verhinderung von toxischen Ablagerungen konnten in manchen Fällen sogar bereits existierende Aggregate beseitigt werden.[81]

Die Bedeutung der gesunden Aktivitäten unserer Energiekraftwerke des Körpers, der Mitochondrien, ist inzwischen klar verständlich. Diese Erkenntnisse eröffneten den Weg, wie man die Funktion der mitochondrialen Schlüsselenzyme in Schwung bringen kann.

Vorreiter im Feld der Neuroregeneration setzen schon seit Jahrzehnten das Coenzym Q10, das Monosaccharid Ribose und den zentralen Baustein des Komplex 1 der Mitochondrien, NADH, ein. Prof. Dr. med. Jörg Birkmayer konnte die positiven Wirkungen der oralen NADH-Gabe in mehreren Studien auch für Alzheimer- und Parkinson-Patienten zeigen.[82]

Aktuell erlebt auch dieses Wissen eine Renaissance. Die Seniorautorin einer Studie der University of Nottingham, Dr. Laura Conforti, konnte zeigen, wie wichtig die Symmetrie der Bausteine für das Vorläufermolekül Nicotinamid-Mononucleitid NMM hin zum entscheidenden Nicotinamin Adenin-Dinucleotid für Nervenzellen und das Zusammenspiel von NAD/NADH im Citratzyklus der Zellen wirklich ist.[83] Aus dem Lot geratene NMM-Aktivitäten führen zu toxisch hohen Calciumsignalen, leiten den programmierten Zelltod ein und initiieren den Untergang von Nervenzellen und deren Axonen. NADH bewirkt nicht nur eine Stärkung des Energiehaushalts, sondern gleichzeitig einen Schutz gegen Nervenzellsterben.

Zwei körpereigene Stoffe aus der Familie der Glyxolasen, die für ihre Entgiftungswirksamkeit bekannt waren, können ebenfalls Nervenzellen schützen, ihren Abbau hemmen und die Mitochondrien stärken, D-Laktat und Glykolat.

Störfaktoren Ammoniak & Co.

Wie von neurobiologischen und biochemischen Forschungen vorhergesagt wurde, weiß man heute, dass Antidementiva, Psychopharmaka und Medikamente gegen Beta-Amyloid für betroffene Patienten ebenso nutzlos sind wie Impfungen gegen das Tau-Protein und das Beta-Amyloid. Obwohl innerhalb aller Fachgesellschaften gesichert ist, dass weniger als 2 Prozent der von Alzheimer betroffenen Patienten an einer direkten genetischen Belastung über Presenilin-1, Presenilin-2, Apoe ε4, Trisomie-21 oder ein defektes Beta-Amyloid bindendes Protein und sein abbauendes Enzym BACE leiden, wird bis heute vor einer »Saat des angeborenen Vergessens« Angst gemacht. Diese unhaltbaren Hypothesen beziehen sich auf den angeblichen Übeltäter Beta-Amyloid, der inzwischen sogar als Schutzmechanismus erkannt werden konnte. Die gute Botschaft lautet: Prävention ist über Ernährung, Lebensstil und Bewegung sehr gut möglich!

So lässt selbst das Bundesministerium für Gesundheit im August 2013 verlauten: »Auch wenn die Ursachen der Alzheimer-Demenz noch nicht im Detail bekannt sind, lässt sich aus epidemiologischen Daten ableiten, dass zum Beispiel durch körperliche Bewegung und gesunde Ernährung, geistige Aktivität und soziale Teilhabe das Risiko, im späteren Leben an Demenz zu erkranken, verringert werden kann. Da der neurobiologische Krankheitsprozess bereits 15 bis 30 Jahre vor dem Auftreten der klinischen Symptome beginnt, ist die Prävention vor allem für die Altersgruppe ab vierzig Jahren relevant.«[84]

Sehr viele Forschungs- und Arbeitsgruppen konnten zeigen, dass ein gestörter Energiestoffwechsel, eine verminderte Glukoseverwertung und Insulinresistenzverhältnisse im Gehirn als zentrale Stoffwechselmechanismen neurodegenerativen Erkrankungen vorgeschaltet sind und mit der Alzheimer-Demenz vergesellschaftet sind.[85] In der Tradition des Pioniers in diesem Feld, Siegfried Hoyer, konnte gezeigt werden, dass die Rolle des insulinresistenten Gehirns eine zentrale Rolle in der Ätiopathogenese der Demenz spielt.[86]

Weitere pathophysiologische Mechanismen, die von essenzieller Bedeutung für den Energiestoffwechsel und die mitochondrialen Funktionen im Gehirn sind, leiten sich aus der PECM (perineuronale extrazelluläre Matrix) und der Rolle der Astrozyten ab.[87] Dysfunktionen des Energie- und Zuckerstoffwechsels im Gehirn, Insulinresistenzverhältnisse und Störungen der Insulinsignal-Transduktion, mitochondriale Dysfunktionen, Metalltoxizität, Belastungen der PECM und Astrozytenentgleisungen münden in eine gemeinsame Endstrecke: die toxische Hyperammonämie. Seit über fünfzehn Jahren wurde diese Thematik, die Effekte von Ammoniak auf das Gehirn, die Neurobiologie von Ammoniak und die Bedeutsamkeit der Rolle von Ammoniak für demenzielle Erkrankungen sehr genau erforscht.[88]

Die aktuellen Leitartikel in der Fachpresse sowie in der breiten Öffentlichkeit zum Thema Alzheimer-Forschung lassen sich auf zwei Systemebenen zusammenfassen: Für die Vergangenheit gilt, dass bisher alle Therapien am Menschen fehlgeschlagen sind! Zweiter Satz: Neue Ideen dringend gesucht!

Für die Zukunft gilt jetzt auch in etablierten Forschungszentren, dass ein Kräfteverschleiß der Mitochondrien, eine gestörte Energieversorgung und ein entgleister Zuckerstoffwechsel zentrale Wurzeln in der Entwicklung der Alzheimer-Erkrankung sind. Die Thematik »Zuckerkrankheit Alzheimer« und Diabetes Typ 3 nimmt immer größeren Raum bei Experten ein.

Vieles spricht dafür, dass Ammoniak neben den Transportern für Aminosäuren und Neurotransmitter die Glukosetransportsysteme schädigt. Ein besonderer Kandidat in dieser Hinsicht ist der Glut-3-

und Glut-2-Transporter. An dieser Stelle sind weitere Untersuchungen notwendig.

Die Rolle der Astrozyten

»Bei der nicht erblichen AD [Alzheimer'schen Erkrankung], die ca. 95 % der Fälle ausmacht, steht der Astrozyt und nicht das Neuron im Mittelpunkt.«[89] Die Astrozyten können mit den Worten von Hartmut Heine als »Kontrolleure der Intrazellulärsubstanz« betrachtet und als »Ammen der Neuronen« bezeichnet werden. Die Intrazellulärsubstanz des Nervensystems wird wie gesagt auch als »perineurale extrazelluläre Matrix (PECM)« definiert. Die PECM bildet ein dynamisches Gerüst, ein Puffersystem, ein Versorgungssystem und ein Molekularsieb zwischen Blutgefäßen, Astrozyten und Nervenzellen. Die wesentlichen Bestandteile dieser Grundsubstanz sind Proteoglykane und Glykosaminoglukane (PG und GAG) C.[90]

Ein entscheidender Neurotransmitter des PECM ist ATP. Die Astrozyten sind für die Versorgung der Neuronen in mehrfacher Hinsicht relevant. Im physiologisch gesunden Zustand versorgen die Astrozyten die Nervenzellen mit Energie, indem sie diese biphasisch mit Glukose, Laktat und bei Bedarf mit Ketonkörpern ausstatten. Ketonkörper können dabei mit einem Supertreibstoff wie Kerosin verglichen werden. Zudem bilden und sezernieren sie lebensnotwendiges Cholesterin und das Apolipoprotein E als Bau- und Gerüstsubstanz für die Nervenzellen. Sie sind weiter für die Bereitstellung von Glutamin, Glutamat, die Glutamatsynthase, die Enzyme des Citratzyklus und im Besonderen für die Aktivität der Alpha-Ketoglutarat-Dehydrogenase verantwortlich. Zudem steuern die Astrozyten die Ionenkonzentrationen im PECM und die Myelinisierung von Nervenfasern. Dabei koordinieren sie die Synthese von PG, GAGs, Appican, des Amyloid-Vorläufer-Proteins APP und die Bildung der Blut-Hirn-

Schranke. Als Schutzsystem gegen zu hohe und damit neurotoxische Glutamatbelastungen puffern die Astrozyten Glutamat und 98 Prozent des Ammoniaks im Gehirn ab. Bei Bedarf organisieren sich Astrozyten und die Wächter der PECM, die Mikroglia, über den Austausch von Cytokinen und Wachstumsfaktoren, um die Nervenzellen bestmöglich zu schützen.[91] Die Energieversorgung der Astrozyten ist über insulinunabhängige Glut-1- und Glut-3-Transporter ebenso sichergestellt wie gegebenenfalls über Ketonkörper und einen geringen Laktatspiegel.

Mikroglia sind im biologischen Kontext ja nicht krank machend, sondern gehören zum Spektrum der Notfallmaßnahmenkataloge des Gehirns. Wenn im Gehirn von toten Alzheimer-Patienten erhöhte Konzentrationen von Mikroglia gefunden werden, zeigt das, dass Entzündungsgeschehen im weitesten Sinne abgelaufen sind. Diese Entzündungen können ihre Ursachen und Hintergründe in viralen Infektionen haben, in Postinfektionssyndromen oder in Störungen des Zucker- und Fettstoffwechsels, welche mit Hyperglykämie, Ischämie, Hypoxie, Insulinresistenz und Hyperinsulinämie korrelieren.

Entgleisungen des Energiehaushaltes in der PECM

Energieversorgungsstörungen und Insulinresistenzverhältnisse führen auf mehreren Ebenen zu Neurotoxizität über Ammoniak, Glutamat und oxidativen Stress.

Ammoniak führt zur pathologischen Schwellung der Astrozyten und zum Erliegen des Glutamatrecyclings. Über eine gesteigerte Glutaminsynthetase entsteht schließlich ein Glutamatüberschuss mit Übererregung der NMDA-Rezeptoren. Die Glutamattoxizität wird über die NMDA-receptor-coupled-NO-cGMP-Aktivierung, den Zusammenbruch der Neuron-Astrozyten-Stoffwechseltransportwege, die Glutamat- und Glycintransporter, die Eskalation von oxidativem und nitrosativem Stress bis über pathologische Calciumkonzentrationen und deren Signale in die Apoptose und den Nervenzelltod übersetzt. Die Astrozyten produzieren als »Rescue Attempt« zur Krisenintervention vermehrt Appican, APP, Apolipoprotein E und Entzündungscytokine.

Die Entzündungscytokine TNFα, IL1, IL6, IFNγ und freie Radikale heizen gemeinsam mit den zunehmenden Glykierungsvorgängen durch toxisches AGE, die pathologische Aggregation von PGs und GAGs im PECM, die Bildung von Beta-Amyloid, hyperphosphoryliertem Tau-Protein, neurofibrillären Tangles-Defekten der Astrozyten-Strukturproteine (GFAP) ein. Im Rahmen dieser Entgleisung sind mitochondriale Dysfunktionen gleichgeschaltet. Über die Aktivitätseinbußen der Pyruvatdehydrogenase, der Alpha-Ketoglutaratdehydrogenase, der Cytochrom-C-Oxidase, der Glutathionperoxidase, der Mn-Superoxid-Dismutase der Cholinacetyltransferase bricht der ATP-Haushalt ein.[92]

Glukose und Pyruvat gehen vornehmlich in die Stoffwechselwege zu Laktat über. Der pH-Wert sinkt in Richtung metabolischer Acidose auf mitochondrialer und ECM-Ebene. Gleichzeitig steigen neben den neurotoxischen NMDA Rezeptoraktivitäten die Monoaminooxidase B und die Benzodiazepinrezeptoren-Aktivierungen an.

Während die Verfügbarkeit von Cholin und ATP weiter abnimmt, bricht die gabaerge und serotonerge Hemmung weiter zusammen. Die Nervenzellen werden so von ihren Energieversorgungslinien abgeschnitten und leiden unter Hypoglykämie und ATP-Mangel. Die letzten Meilensteine dieser Entgleisungsschritte sind durch aktivierte Mikroglia gezeichnet, welche in ihren Abräumarbeiten defekte Nervenzellen, Mitochondrien, Plaques, PGs und GAGs ebenso zu entsorgen versuchen wie defekte Astrozyten innerhalb der Blut-Hirn-Schranke.

Anmerkungen

1 Informationsblatt »Die Epidemiologie der Demenz – Zahlen zur Häufigkeit der Erkrankung« der Deutschen Alzheimer Gesellschaft e. V. (2012), www.deutsche-alzheimer.de/fileadmin/alz/pdf/factsheets/FactSheet01_2012_01.pdf, 11.12.2013.

2 Website des Bundesministeriums für Gesundheit, www.bmg.bund.de/pflege/demenz/krankheitsbild-verlauf.html, 5.12.2013.

3 F. Georgescauld, K. Popova, A.J. Gupta, A. Bracher, J.R. Engen, M. Hayer-Hartl und F.U. Hartl: »GroEL/ES Chaperonin Modulates the Mechanism and Accelerates the Rate of TIM-Barrel Domain Folding«, *Cell*, 8.5.2014 (»Hochgeschwindigkeits-Origami in der Zelle: Max-Planck-Forscher klären den wichtigen Mechanismus der Proteinfaltung auf«, www.mpg.de/8169430/proteinfaltung_mit_zwischenschritten).

4 Martin S. Denzel et al.: »Hexosamine pathway metabolites enhance protein quality control and prolong life«, *Cell*, 13.3.2014 (»Alzheimer: N-Acetylgucosamin verhindert Verklumpung von Proteinen«, www.mpg.de/8003077/alzheimer_N-Acetylgucosamin).

5 S. Hoyer, K. Oesterreich und O. Wagner: »Glukose metabolism as the site of the primary abnormality in early-onset dementia of Alzheimer type?«, *J Neurol*, 235 (3) 1988, S. 143–148; S. Hoyer, L. Frölich und R. Sandbrink: »Molekulare Medizin der Alzheimer-Krankheit«, in: D. Ganten und K. Ruckpaul (Hrsg.): *Handbuch der molekularen Medizin. Band 5: Erkrankungen des Zentralnervensystems*, Springer, Berlin 1999, S. 195–225; S. Hoyer: »Brain glucose and energy metabolism abnormalities in sporadic Alzheimer disease. Causes and consequences: an update«, *Exp Gerontol*, 35 (9–10) 2000, S. 1363–1372.

6 M. Salkovic-Petrisic, J. Osmanovic, E. Grunblatt, P. Riederer und S. Hoyer: »Modeling sporadic Alzheimer's disease: the insulin resistant brain state generates multiple long-term morphobiological abnormalities including hyperphosphorylated tau protein and amyloid-beta«, *J Alzheimers Dis*, 18 (4) 2009, S. 729–750; M. Salkovic-Petrisic, A. Knezovic, S. Hoyer und P. Riederer: »What have we learned from the streptozotocin-induced animal model of sporadic Alzheimer's disease, about the therapeutic strategies in Alzheimer's research«, *J Neural Transm*, 120 (1) 2013, S. 233–252.

7 H. Heine: »Das System der Grundregulation als physiologische Basis der Ganzheitsmedizin«, in: A. Stacher und W. Marktl (Hrsg.): *Ganzheitsmedizin in der Zukunft. Bericht des 1. Zukunftssymposiums der Wiener Internationalen Akademie für Ganzheitsmedizin (17.–18. November 2000)*, Facultas, Wien 2001, S. 30–44.

8 P.C. Gotzsche: *Deadly Medicines and Organised Crime: How Big Pharma has corrupted Healthcare*, Radcliffe Medical Press, London/New York 2013 (deutsch: *Tödliche Medizin und organisierte Kriminalität: Wie die Pharmaindustrie unser Gesundheitswesen korrumpiert*, Riva Verlag, München 2014).

9 B. Goldacre: *Die Pharma-Lüge*, Kiepenheuer & Witsch, Köln 2013.

10 M. Roser, D. Josic, M. Kontou, K. Mosetter, P. Maurer und W. Reutter: »Metabolism of galactose in the brain and liver of rats and its conversion into glutamate and other amino acids«, *J Neural Transm*, 116 (2) 2009, S. 131–139; M. Salkovic-Petrisic, J. Osmanovic-Barilar, A. Knezovic, S. Hoyer, K. Mosetter und W. Reutter: »Long-term oral galactose treatment prevents cognitive deficits in male Wistar rats treated intracerebroventricularly with streptozotocin«, *Neuropharmacology*, 77C, 2013, S. 68–80.

11 S.M. de la Monte, M. Tong, N. Lester-Coll, M. Plater jr. und J.R. Wands: »Therapeutic rescue of neurodegeneration in experimental type 3 diabetes: relevance to Alzheimer's disease«, *J Alzheimers Dis*, 10 (1) 2006, S. 89–109; S.M. de la Monte und J.R. Wands: »Alzheimer's disease is type 3 diabetes-evidence reviewed«, *J Diabetes Sci Technol*, 2(6) 2008, S. 1101–1113.

12 A. Karabatsiakis, C. Böck, J. Salinas-Manrique, S. Kolassa, E. Calzia, D. Dietrich et al.: »Mitochondrial respiration in peripheral blood mononuclear cells correlates with depressive subsymptoms and severity of major depression«, *Translational Psychiatry*, 4/2014, e397; doi: 10.1038/tp.2014.44.

13 L. Haider: »Inflammation, Iron, Energy Failure, and Oxidative Stress in the Pathogenesis of Multiple Sclerosis«, *Oxid Med Cell Longev*, 725370/2015.

14 *USA Today*: 1.3.2002/Health & Science.

15 L.E. Hebert et al.: »Alzheimer disease in the US-Population«, *Arch Neurol* V. 60, 2003, S. 1119–1122; C. Ogura et al.: »Prevalence of senile dementia in Okinawa, Japan«, *Int J Epidemiol V*, 24/1995, S. 373–380.

16 J. Gilliard und J. Keady: »Living with the Early Experience of Alzheimer's Disease: The Perspective of the Person with Dementia«, in Alzheimervereinigung (Hrsg.), *Kongressbericht 8. Europäischer Alzheimer Kongress*, Luzern, 7. und 8.5.1998.

17 M. Dik et al.: »Early life physical activity and cognition in old age«, *J Clin Exp Neuropsychol V*, 23/2003, S. 643–653.

18 Baptist Gallwitz et al.: *Diabetologie und Stoffwechsel*, Deutsche Stoffwechsel Akademie, 2005.

19 Kristine Yaffe et al.: »Association Between Hypoglycemia and Dementia in a Biracial Cohort of Older Adults With Diabetes Mellitus«, *Arch Neurol*, University of California, San Francisco 2013.

20 *Annals of Internal Medicine*, 2.12.2014.

21 *Arch Neurol*, 2012; doi: 10.1001/archneurol.2012.1117.

22 S. M. de la Monte und M. Tong: »Brain metabolic dysfunction at the core of Alzheimer's disease«, *Biochemical Pharmacology*, 88 (4) 2014, S. 548–559.

23 Laura D. Baker: »Insulin Resistance and Alzheimer-like Reductions in Regional Cerebral Glukose Metabolism for Cognitively Normal Adults With Prediabetes or Early Type 2 Diabetes«, *Arch Neurol*, 68 (1) 2011, S. 51–57.

24 Vgl. www.dailytimes.com.pk/islamabad/15-Dec-2015/stress-likely-to-contribute-to-alzheimer-s-disease sowie www.firstcoastseniorinforeporter.com/2015/12/stress-appears-to-contribute-to-alzheimers.

25 G. T. Shishkina, T. S. Kalinina, V. V. Bulygina, D. A. Lanshakov, E. V. Babluk und N. N. Dygalo: »Anti-Apoptotic Protein Bcl-xL Expression in the Midbrain Raphe Region Is Sensitive to Stress and Glucocorticoids«, *PLoS One*, 10 (12) 2015, e0143978.

26 Vgl. L. A. Demetrius und D. K. Simon: »An inverse-Warburg effect and the origin of Alzheimer's disease«, *Biogerontology*, 13 (6) 2012, S. 583–594.

27 G. Olias: *Kohlenhydrate schädigen Insulin-produzierende Zellen durch oxidativen Stress*, DIfE – Deutsches Institut für Ernährungsforschung (Presse- und Öffentlichkeitsarbeit), Potsdam-Rehbrücke, 12.11.2009.

28 Vgl. C. Holmes: »Systemic inflammation and disease progression in Alzheimer disease«, *Neurology*, 73 (10), 8. September 2009, S. 768–774.

29 Vgl. D. Krstic et al.: »Systemic immune challenges trigger and drive Alzheimer-like neuropathology in mice«, *Journal of Neuroinflammation*, 9 (151), 2.7.2012.

30 Gerard van den Berg, Dorly Deeg, Maarten Lindeboom und France Portrait: »The Role of Early-life Conditions in the Cognitive Decline due to Adverse Events Later in Life«, *Economic Journal*, 11/2010.

31 Vgl. zum Beispiel www.klinikum.uni-heidelberg.de/ShowSingleNews.176.0.html?&no_cache=1&tx_ttnews[tt_news]=4477&cHash=a77d0e4bfb7a471ea055e86e474433a4.

32 Joachim Bauer: *Das Gedächtnis des Körpers. Wie Beziehungen und Lebensstile unsere Gene steuern*, Frankfurt a. M. 2002.

33 Vgl. zum Beispiel https://de.wikipedia.org/wiki/Nonnenstudie.

34 Vgl. zum Beispiel http://www.dife.de/forschung/abteilungen/kurzprofil.php?abt=EPI.

35 Vgl. M. C. Morris et al.: »Consumption of fish and n-3 fatty acids and risk of incident Alzheimer disease«, *Arch Neurol V*, 60/2003, S. 940–946.

36 Vgl. www.zeit.de/zeit-wissen/2011/04/Alter-Ewige-Jugend/seite-2.

37 M. O. Grimm et al.: »Trans fatty acids enhance amyloidogenic processing of the Alzheimer amyloid precursor protein (APP)«, *J Nutr Biochem V*, 23/2012, S. 1214–1223.

38 Nach Ruediger Dahlke: *Das Geheimnis der Lebensenergie in unserer Nahrung. Die neue vegane Ernährung*, Arkana, München 2015.

39 Vgl. Y. Gu et al.: »Food combination and Alzheimer disease risk: a protective diet«, *Arch Neurol V*, 67/2010, S. 699–706.
40 Vgl. Mary Newport, *Alzheimer vorbeugen und behandeln*, VAK, Kirchzarten bei Freiburg 2014.
41 BMI: Körpergewicht in Kilogramm geteilt durch das Quadrat der Körpergröße in Meter.
42 N. Mody et al.: »Susceptibility to diet-induced obesity and glucose intolerance in the APP (...)«, *Diabetologia V*, 54/2011, S. 2143–2151.
43 Vgl. zum Beispiel https://de.wikipedia.org/wiki/Selfish-Brain-Theorie.
44 Martha Morris: »Homocysteine and Alzheimer's disease«, *Lancet Neurol*, 2 (7) 2003, S. 425–428.
45 M. M. Corrada et al.: »Reduced risk of Alzheimers's disease with high folate intake: the Baltimore Longitudinal Study of Aging«, *Alzheimers Dement V*, 1/2005, S. 11–18.
46 Mitchell, P.: »Coupling of phosphorylation to electron and hydrogen transfer by a chemi-osmotic type of mechanism«, *Nature*, 191/1961, S. 144–148.
47 K. Lang: *Biochemie der Ernährung*, Dietrich Steinkopff Verlag, Darmstadt 1974.
48 A. M. James et al.: »Antioxidant and prooxidant properties of mitochondrial Coenzyme Q«, *Arch Biochem Biophys*, 423/2004, S. 47–56.
49 H. K. Biesalski et al.: *Vitamine, Spurenelemente und Mineralstoffe*, Georg Thieme Verlag, Stuttgart 2002, S. 50–56.
50 S. M. Poulose et al.: »Protective effects of Blueberry and strawberry rich diets on neuronal stress following exposure to 56Fe particles«, *Brain Research* 2014; doi:,10.1016/j.brainres.2014.10.028.
51 Siehe www.eurekalert.org/pub_releases/2013-04/foas-meb041813.php.
52 F. A. Sorond et al.: »Neurovascular coupling, cerebral white matter integrity, and response to cocoa in older people«, *Neurology*, September 2013, S. 904–909; doi: 10.1212/WNL.0b013e3182a351aa.
53 M. H. Eskelinen und M. Kivipelto: »Caffeine as a protective factor in dementia and Alzheimer's disease«, *J Alzheimers Dis*, 20/2010, Suppl. 1, S. 167–174; doi: 10.3233/JAD-2010-1404.
54 Vgl. Dan Negoianu und Stanley Goldfarb: »Just Add Water«, *J Am Soc Nephrol*, Juni 2008, 19 (6), S. 1041 ff.
55 F. Laura, M. D. DeFina et al.: »The Association Between Midlife Cardiorespiratory Fitness Levels and Later-Life Dementia: A Cohort Study«, *Ann Intern Med*, 158 (3) 2013, S. 162–168; doi:,10.7326/0003-4819-158-3-201302050-00005.
56 Wer körperlich rege ist, kann das Demenzrisiko um ein Viertel reduzieren und das Alzheimer-Risiko sogar knapp um die Hälfte. Das ergab eine Metaanalyse, eine Auswertung von sechzehn prospektiven Studien, für die 163 797 Menschen untersucht wurden. Das Ergebnis: Bereits regelmäßige Spaziergänge tragen dazu bei, das Gehirn im Alter fit zu halten. Ungefähr 2

bis 4 Kilometer am Tag senken das Demenzrisiko deutlich sowohl bei Männern als auch bei Frauen. Vgl. auch *Psychol Med*, 39 (1) 2009, S. 3–11; doi: 10.1017/S0033291708003681.

57 Vgl. Katja Krull: *Der Einfluss von Aktivitäts-Lebensstilen auf die motorische und kognitive Leistungsfähigkeit im Alter*, Masterarbeit am MOIG Stuttgart, siehe auch *Der Spiegel* 32/2015, www.spiegel.de/spiegel/print/d-137878579.html.

58 Tiia Ngandu et al.: »A 2 year multidomain intervention of diet, exercise, cognitive training, and vascular risk monitoring versus control to prevent cognitive decline in at-risk elderly people (FINGER): a randomised controlled trial«, *The Lancet*, 385 (9984), 6. Juni 2015, S. 2255–2263.

59 Ebenda.

60 S. L. Wolf et al.: »Reducing frailty and falls in older persons: an investigation of Tai Chi and computerized balance training. Atlanta FICSIT Group. Frailty and Injuries: Cooperative Studies of Intervention Techniques«, *J Am Geriatr Soc*, 44 (5) 1996, S. 489–497.

61 A. Trombetti et al.: »Effect of music-based multitask training on gait, balance, and fall risk in elderly people: a randomized controlled trial«, *Arch Intern Med*, 171/2011, S. 525–533.

62 Vgl. zum Beispiel http://socialdance.stanford.edu/syllabi/smarter.htm.

63 Vgl. zum Beispiel www.br.de/themen/ratgeber/inhalt/gesundheit/schlafstoerungen102.html.

64 Sharon Ooms et al.: »Effect of 1 Night of Total Sleep Deprivation on Cerebrospinal Fluid β-Amyloid 42 in Healthy Middle-Aged Men«, *JAMA Neurol*, 71 (8) 2014, S. 971–977; doi:10.1001/jamaneurol.2014.1173.

65 Siehe zum Beispiel www.spektrum.de/news/wie-alzheimer-und-schlechter-schlaf-zusammenhaengen/1349073.

66 Vgl. Jürgen Zulley und Barbara Knab, *Wach und fit. Mehr Energie, Leistungsfähigkeit und Ausgeglichenheit*, Mabuse, Frankfurt a. M. 2009.

67 Vgl. Richard Lipton, Mindy J. Katz et al.: »Influence of perceived stress on incident amnestic mild cognitive impairment: Results from the Einstein Aging Study«, *Alzheimer's Disease and Associated Disorders*, 10.12.2015; http://journals.lww.com/alzheimerjournal/Abstract/publishahead/Influence_of_Perceived_Stress_on_Incident_Amnestic.99545.aspx.

68 Vgl. zum Beispiel Ulrich Ott: *Meditation für Skeptiker. Ein Neurowissenschaftler erklärt den Weg zum Selbst*, O. W. Barth, München 2010.

69 Vgl. zum Beispiel www.stern.de/panorama/wissen/mensch/meditationsforscher-achtsamkeit-veraendert-das-gehirn-3560756.html.

70 Vgl. zum Beispiel https://en.wikipedia.org/wiki/Robert_Neil_Butler.

71 Vgl. A. Maercker und R. Bachem: »Lifereview as Psychotherapeutic Technique in Psychotraumatology«, *Eur J Psychotraumatology* 4/2013, S. 1–9.

72 Siehe www.focus.de/gesundheit/gesundleben/donna/input-fuer-das-gehirn-machen-sie-sich-schlau_id_4322161.html.

73 Ehsan Latif: » The Impact of Retirement on Health in Canada«, *Canadian Public Policy/Analyse de Politiques,* 38 (1), März 2012, S. 15–29, www.jstor.org/stable/41445227.

74 Oliver Robinson et al.: »Values and adult age: Findings from two cohorts of the European Social Survey«, *Eur J Ageing,* 10/2013, S. 11–23.

75 Fabrizio Mazzonna und Franco Peracchi: »Ageing, Cognitive Abilities and Retirement«, Einaudi Institute for Economic and Finance (EIEF), Working Paper No. 10151, 2.1.2010, http://ssrn.com/abstract=2004289 oder http://dx.doi.org/10.2139/ssrn.2004289.

76 Vgl. zum Beispiel www.welt.de/gesundheit/article13852647/Sex-haelt-Menschen-fit-bis-ins-hohe-Alter.html und Ärztezeitung vom 5.2.2012.

77 Susan M. Landau, Shawn M. Marks, Elizabeth C. Mormino, Gil D. Rabinovici, Hwamee Oh, James P. O'Neil, Robert S. Wilson und William J. Jagust: »Association of Lifetime Cognitive Engagement and Low β-Amyloid Deposition«, *Arch Neurol,* 69 (5) 2012, S. 623–629; doi: 10.1001/archneurol.2011.2748.

78 Patricia Boyle et al.: » Effect of Purpose in Life on the Relation Between Alzheimer Disease Pathologic Changes on Cognitive Function in Advanced Age«, *Arch Gen Psychiatry,* 69/2012, S. 499–504.

79 H. Heine: »Alzheimer-Demenz: Bedeutung der perineuronalen extrazellulären Matrix (PECM)«, *Schweiz Zschr GanzheitsMedizin,* 19 (2) 2007, S. 116.

80 Vgl. www.mpg.de/8169430/proteinfaltung_mit_zwischenschritten.

81 M. S. Denzel et al.: »Hexosamine pathway metabolites enhance protein quality control and prolong life«, *Cell,* 156 (6) 2014, S. 1167–1178.

82 George D. Birkmayer: *Das Buch über NADH. Der biologische Wasserstoff, das Geheimnis unserer Lebensenergie,* https://birkmayer-nadh.com/de.

83 M. di Stefano et al.: »A rise in NAD precursor nicotinamide mononucleotide (NMN) after injury promotes axon degeneration«, *Cell Death Differ,* 22 (5) 2015, S. 731–742.

84 Website des Bundesministeriums für Gesundheit, www.bmg.bund.de/pflege/demenz/krankheitsbild-verlauf.html, 5.12.2013.

85 S. Hoyer: »The aging brain. Changes in the neuronal insulin/insulin receptor signal transduction cascade trigger late-onset sporadic Alzheimer disease (SAD). A mini-review«, *J Neural Transm,* 109/2002, 991e1002; ders.: »Glukose metabolism and insulin receptor signal transduction in Alzheimer disease«, *Eur J Pharmacol,* 490/2004, 115e125; S. Hoyer und H. Lannert: »Long-term effects of corticosterone on behavior, oxidative and energy metabolism of parietotemporal cerebral cortex and hippocampus of rats: comparison to intracerebroventricular streptozotocin«, *J Neural Transm,* 115/2008, 1241e1249; S. Craft:. »Insulin resistance syndrome and Alzheimer's disease: age- and obesity-related effects on memory, amyloid, and inflammation«, *Neurobiol Aging* 26/2005 (Suppl. 1), 65e69; S. M. de la Monte und J. R. Wands: »Review of insulin and insulin-like growth factor expression, signaling, and

malfunction in the central nervous system: relevance to Alzheimer's disease«, *J Alzheimer's Dis*, 7/2005, 45e61; S. M. de la Monte und J. R. Wands: »Alzheimer's disease is type 3 diabetes-evidence reviewed«, *J Diabetes Sci Technol*, 2/2008, 1101-1113 – et passim.

86 M. Salkovic-Petrisic et al.: »Modeling sporadic Alzheimer's disease: the insulin resistant brain state generates multiple long-term morphobiological abnormalities inclusive hyper-phosphorylated tau protein and amyloid-b. A synthesis«, *J Alzheimer's Dis*, 18/2009, 729e750; D. Bosco et al.: »Possible implications of insulin resistance and glucose metabolism in Alzheimer's disease pathogenesis«, *J Cell Mol Med*, 15/2011, 1807-1821 – et passim.

87 H. Heine: »Alzheimer Demenz: Bedeutung der perineuronalen extrazellulären Matrix (PECM)«, *Schweiz Zschr GanzheitsMedizin*, 19 (2) 2007, S. 109–117.

88 R. F. Butterworth: »Effects of hyperammonaemia on brain function«, *J Inherit Metab Dis*, 21/1998, 21 Suppl. 1, S. 6–20; V. Felipo und R. F. Butterworth: »Neurobiology of ammonia«, *Prog Neurobiol*, 67 (4) 2002, S. 259–279; R. F. Butterworth: »Metal toxicity, liver disease and neurodegeneration«, *Neurotox Res*, 18 (1) 2010, S. 100–105; doi: 10.1007/s12640-010-9185-z – et passim.

89 Heine: »Alzheimer Demenz«, a. a. O., S. 112.

90 Ebenda, S. 109–117.

91 Ebenda.

92 Butterworth: »Effects of hyperammonaemia on brain function«, a. a. O. – et passim.

Register